한의학
탐사여행

한의학 탐사여행

서울대 의대생, 한의학을 만나다

개정판

윤영주 편저

서울대 의대생, 한의학을 만나다

한의학
탐사여행

제1판 1쇄 발행 2008년 8월 20일
제3판 1쇄 발행 2022년 4월 4일

지은이 윤영주
디자인 김주경
발행인 차정인
펴낸곳 부산대학교출판문화원

출판등록 제1983-000001호 1983. 11. 10.
부산광역시 금정구 부산대학로 63번길 2 (우편번호 46241)
대표전화 051-510-1932 팩시밀리 051-512-7812
https://press.pusan.ac.kr

ISBN 978-89-7316-740-1 93510

값 19,500원

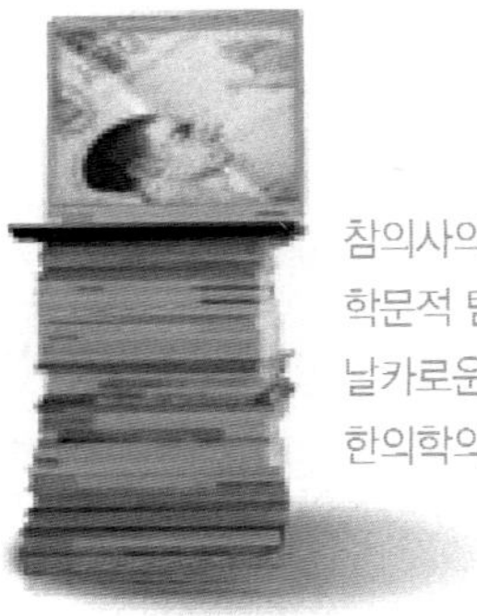

참의사의 길을 걷겠다는 사명감과 의학에 대한
학문적 탐구심이 투철한 의과대학 본과 4학년.
날카로운 비판 정신으로 무장한 서울대 의대생들이
한의학의 과학성과 한방 의료의 현실에 문제를 제기한다!

개정판을 내면서

꿈을 현실로 만들어 나가는 길 위에서

개정판 작업을 시작하려 책을 다시 펼치고서, 2006년 서울대에서 처음 강의가 있었던 때로부터 6년, 2008년 이 책의 첫 판이 출간된 지 5년이 되어간다는 사실을 새삼스레 깨닫게 되었다. 5년이라면 짧다면 짧은 시간이지만, 필자에게는 책 출판이 아주 오래전 일처럼 느껴졌기에 놀랍기조차 했다. 5년 동안 한국 의료계가 급변했을 뿐 아니라 그 소용돌이 한가운데에서 개인적으로도 아주 많은 변화가 있었기 때문이리라.

2009년 1월 1일부터 복수면허자의 의원 한의원 동시 개설이 허용되었고, 2010년 2월 1일부터는 병원급 의료기관의 상호 과목 설치와 의료인 고용이 허가되어서 병원에 한의과를 개설하거나 한방병원에 의과를 개설하는 곳이 점차 늘어나고 있다. 양한방협진을 활성화하기 위한 이러한 법·제도의 개선과 더불어 의과대학에서의 한의학 강의도 점점 확대되어 2013년 현재 41개 의과대학/의학전문대학원 거의 대부분에서 한의학 강의가 이루어지고 있다. 2008년 3월 최초이며 유일한 국립대 한의대인 부산대학교 한의학전문대학원이 개교한 데 이어, 2010년 3월에는 부속 한방병원인 부산대학교 한방병원이 개원, 진료를 시작했다. 필자는 진료와 교육, 연구를 함께 하고 싶다는 오랜 소망을 이루기 위해 이곳에 몸담고 일하고 있다.

제도권 밖의 논객으로 있다가 제도권에 진입하여 3년 넘게 고군분투 하면서 한 개인이 할 수 있는 일의 한계를 절실히 느낄 때도 있었고, 때로는 꿈을 잊어버리거나 꿈을 포기하고 싶은 심정마저 들기도 했었다. 또한 여러 가지 문제가 산적해 있는 한국 의료의 현실에서, 양한방 협진의 실현은 그 자체가 절대적인 목적이 아니라 다른 문제의 해결들과 함께 맞물려 있음을 더 분명하게 알게 되었다. 한국 의료가 '많은 의료'에서 '좋은 의료'로 나아가는 데 한의학이 어떤 역할을 해야 하는가, 또 할 수 있는가에 대한 고민도 깊어지고 있다. 이런 고민들에 대한 구체적 해답을 찾아내지 못했고, 이 책에서 언급된 한의학 내부의 과제들도 아직 해결되지 못하고 있는 것들이 많은데, 책의 개정판을 내야 하는 상황이 되었다.

쉽지 않은 내용의 교양서이며 부족함이 많은 책임에도 불구하고 이 책 1판에 대해 독자들은 매우 큰 성원을 보내 주셨다. 많은 분들의 격려와 관심, 책 출판으로 얻게 된 분에 넘치는 유명세가 부담스럽기도 했지만, 내가 하고 싶은 일, 해야만 할 일이라고 생각했던 일들을 밀고 나갈 수 있는 힘을 여기에서 얻은 것 또한 사실이다.

강의 교재로 사용하기 위해 첫 판이 매우 급하게 출판되었기 때문에 전면 개정판을 빠른 시일에 내야 한다는 부담감을 항상 느끼고 있었다. 그러나 2판에서도 급한 출판으로 인한 오탈자를 수정하고 의료제도의 변화나 새로운 연구결과를 설명에 추가하는데 그쳤고, 한의학 자체에 대한 설명은 많이 수정하지 못한 아쉬움이 있다. 본 책 자체가 한의학에 대한 오해로 인한 질문이나 비판에 대한 해명과 반론이라는 기본 형식을 가지고 있다는 것도 내용의 전면 수정에는 한계로 작용했다. 다행히 한국연구재단이 기초

연구사업으로 수탁한 "의사 대상 한의학 교육과정 개발" 연구과제를 수행하게 되어 연구의 성과물로 멀지 않은 시기에 〈의사를 위한 한의학〉이 출간될 수 있을 것 같다.

"이상적인 양한방 협진"이라는 것이 진정 내가 이루어야 할 꿈일까? 나만의 욕심으로 되지 않을 일에 집착하고 있는 것인가? 항상 머리를 떠나지 않는 질문이다. "이루지 못했을 때 괴로움에 빠지면 욕심과 집착이고, 즐겁게 다시 시도할 수 있다면 꿈"이라는 스승의 가르침에 다시 시작할 수 있는 용기를 얻는다. 책을 낸 지 벌써 5년이 아니라 이제 겨우 5년이 지났을 뿐이다. 꿈을 현실로 만들기 위해 이제 총론에서 각론으로 나아가야 할 때다. 혼자 할 수 있는 일이 아니니 그 꿈을 더 많은 사람들이 함께 꿀 수 있도록 만들어야 하리라. 뜻을 함께 하는 '드림팀' 속에서 내 역할을 잘 찾아야 하리라. 긴 호흡으로 다시 길을 나서면서 스스로에게, 독자들에게 드리는 약속이다.

2013년 6월
편저자 윤 영 주

추천사

의학도에게 꼭 필요한 한의학에 대한 이해

우리나라 반만년 역사에서 서양의학이 도입된 지는 100년이 좀 지났다. 지난 100여 년 동안 우리나라에서 서양의학은 눈부신 발전을 거듭하였고, 이제는 모두가 인정하는 우리나라 의료의 중심에 서있다. 한편 역사적으로 전통 의학으로 체제를 유지하고 있던 한의학은 광복 이후 체제와 제도를 정비하였고, 국가의료체계에서 한의학을 인정하고, 또 전국에 한의과대학이 설립되고 우수한 학생들이 한의사로 양산되면서 한국적 한의학의 발전에 전기가 되었다.

일반인에게 양한방洋韓方으로 더욱 익숙한 의학과 한의학은 사람에 따라 그 이해의 폭이 많이 다르다. 현재 이와 같은 두 가지 의료 체계는 우리 사회에 공존하면서 국민건강을 책임지고 있다. '환자'라는 같은 진료대상을 가지고 한 나라 안에서 이원화된 의료가 행해지고 있는 것이 한편으로는 이상하지만, 우리의 역사를 돌아보면 충분히 이해되는 일이다. 오히려 이상한 것은 이와 같은 의료체계에 종사하는 사람들 사이에 이해와 소통이 부족하여 환자들에게 혼동과 불신을 주고 있다는 것이다.

의학과 한의학의 관계 설정에 있어서 성급한 판단이나 결정은 금물이다. 그러나 제일 먼저 해야 할 일은 있다. 서로에 대해 관심을 가지고 알아보려고 노력하는 것이다. 이런 점에서 최근에 학문적 전문가 단체인 대한의학회와 대한한의학회가 서로의 이해와 소통을 위한 모임을 주관하고, 더 나아가 현대 의학과 전통 의학 간의 소통과 협력을 위한 국제적 노력을 선도하는 것은 대단히 고무적이다.

이런 점에서 볼 때 서울대학교 의과대학에서 졸업을 앞둔 4학년 학생들을 대상으로 한의학에 대한 강의와 더불어 특별히 마련된 질의와 응답을 통하여, 평소 막연히 알고 있었거나, 궁금해 하던 것을 솔직하게 털어놓고 토의할 수 있는 프로그램을 마련한 것은 참으로 훌륭한 기획이었다고 생각한다.

이 책은 위에서 말한 프로그램의 실무를 담당하였던 윤영주 선생이 편저자가 되어 한의학에 대한 설명을 서양의학 전공자들이 쉽게 이해할 수 있게 서술하고 있다. 그 뿐 아니라 서양의학이 한의학의 입장에서는 어떻게 이해되는지도 아울러 기술하고 있다. 특히 총론에 해당하는 '한의학에 대한 올바른 이해'를 통해 저자는 근거에 입각한 편견 없는 서술을 통해 질의응답 편에서 취급되는 사실에 대한 이론적 근거를 제시하고 있다.

이 책의 진수는 질의응답편이라고 할 수 있다. 저자가 최선을 다해 성의껏 답변한 응답편을 통해 독자들은 한의학에 대한 올바른 이해는 물론 의학 전반에 대한 문제들을 찾아 낼 수 있으리라 생각한다. 이 책을 특히 의사, 한의사, 그리고 의대생과 한의대생들에게 추천하고 싶다. 그리고 앞으로 이와 같은 의학과 한의학을 동시에 접할 수 있는 좋은 읽을거리가 많이 나와 양한방 의사소통에 숨통을 터주기 바란다.

서울대학교 의과대학 명예교수, 전 대한의학회 회장 **지 제 근**

추천사

'온고이지신'의 자세로 두 의학을 유기적으로 발전시키자

유구한 역사를 가진 오늘날의 한의학은 다양한 현실의 변화에 부응하며 끊임없이 미래를 준비해 나가고 있다. 최근 서양의학에서 대체의학의 일부라는 관점이긴 하지만 한의학에 대한 관심과 이해의 폭을 점차 넓혀 나가는 모습을 볼 때 한의학을 하는 사람으로서 한의학의 우수성과 학술적 고귀함에 자부심을 느끼고 있다.

하지만, 우리나라에서는 한의학과 의학이 이원화되어 공존하면서 소통의 부재로 인한 오해와 반목이 끊이지 않고 있다. 마치 다른 출발점에서 목표지점을 향하는 굴착기의 방향이 계속 어긋나기만 하는 모습을 보이고 있는 현실을 개탄하지 않을 수 없다.

환자가 가지고 있는 질병은 하나인데, 두개의 의학이 서로 소통·이해되지 않고 존재할 수 있는 이런 현실의 원인은 여러 가지로 설명할 수 있겠지만, 두 의학 모두 한계를 가지고 있다는 것이 가장 중요한 이유가 아닐까?

한국의 전통의학인 한의학은 단지 우리 민족의 혼이 담겨 있다는 것 외에도 충분히 탐구할 가치가 있는 학문으로서, 자타가 공인하는 많은 인재들이 모여 연구하고 있다. 현대 인류문명 발전의 기초가 되어온 '과학'이라는 테두리가 '초과학'적인 한의학을 무조건 과거의 유물이라고 치부하고 외면하여 학문의 유기적 발전을 "온고이지신溫故而知新"의 자세를 가지고 미래 지향적으로 설계하지 못하는 현실이 안타깝다.

최근 두 의학계 간의 교류에서 한의학과 서양의학의 만남을 자발적이던, 피동적이던 진행해 온 것은 사실이다. 하지만 서로를 진실 되게 충분히 이해할 수 있는 교육과정이 없는 한 성숙한 자세로 서로에게 접근하는 일은 '의료제도'라는 걸림돌을 넘기가 힘들 수밖에 없다. 이 책을 추천할 수 있는 가장 큰 이유는 바로 의학을 공부하는 의대생들이 한의학을 조금이나마 이해하는 계기가 될 수 있다는 점이다.

향후 한의학도들은 한의학을 과학과 소통시켜 나가고, 의학도들은 우리의 뿌리 깊은 의학의 역사를 공유하는 것을 통해 한국 의료가 글로벌 시대의 세계 의료계를 선도할 수 있는 기반을 마련해 나가야 한다.

분명 서두르는 것은 아니한 만 못할 수도 있다. 하지만, 치열하게 고민해보지도 않고 주저하는 비겁함은 후학들에게 참으로 큰 학문적 죄를 저지를 수 있는 것이라는 점을 심각하게 두려워해야 한다. 우리나라 의학의 백년지계를 보지 않는 근시안적 자세와 임시방편적인 해결책에 대해 우리는 더욱 냉철하고 당당한 자세로 맞서야 할 것이다. 이런 노력을 토대로 앞으로 미래 지향적 세계화의 일환으로 우리만의 특색을 한층 더 살릴 수 있는 의학을 발전시키고, 한의사와 의사가 충분히 상의해서 협진하는 시대가 올 수 있다고 믿어 의심치 않는다.

본서를 계기로 상호 이해의 폭이 넓어져서 바람직한 협진이 이루어졌으면 좋겠다. 국악과 현대음악이 어울려 신명나게 감흥을 돋우는 사물놀이패와 비보이들의 협연처럼, 학문적인 소통을 통해 한방과 양방의 어우러짐을 소망하며 추천사를 마친다.

동국대학교 한의과대학 교수, 전 대한한의학 회장 **김 장 현**

서 문

두 의학의 활발한 소통을 위하여

2006년 당시 서울대학교 의과대학(이하 서울대 의대로 약칭)에서 한의학을 처음 강의한다는 것은 일간 신문의 지면을 장식하는 뉴스거리였다. 그로부터 2년이 지나면서 "보완대체의학 교육의 실시"가 한국의학교육평가원의 평가항목 중 권장기준에 들어가기에 이르렀고, 의료의 모습도 숨가쁘게 변화했다. 양한방 협진을 표방하는 병의원의 수는 계속 늘어나고, 일부이긴 하나 한의학을 배우고 활용하고 싶어하는 의사들도 생기고 있다. 하지만 한의학에 대한 전체 의사들의 인식에는 큰 변화가 없어 보이고 양한방 갈등은 오히려 증폭되는 양상이기도 하다. "한의학과 서양의학이 오랫동안의 갈등을 해소하고 진정한 협력으로 나아가기 위해 무엇이 가장 필요한가"라는 고민에서 이 책은 출발했다.

학문과 경험이 부족함에도 불구하고, 의사·한의사 복수면허를 가지고 있다는 이유로 지금까지 서울대 의대의 '한의학과 보완대체의학' 강좌의 기획과 운영, 강의의 일부를 맡아왔던 필자에게 이 책은 항상 마음의 짐이 되는 숙제였다. 의과대학 공부부터 시작했지만 우여곡절 끝에 한의대를 먼저 졸업한 이후 한의사 신분으로서 다시 의대를 다니던 몇 년 동안 비슷한 질문들에 부딪치면서 '의사를 위한 한의학' 책을 써보고 싶다는 소망을 품었을 때부터 숙제가 시작되었는지도 모른다. 2006년 첫해의 강좌가 뜨겁고 긴장된 분위기에서 진행된 직후부터 학생들의 질문과 그에 대한 답변 내용을 편집하여 출판하려는 계획이 있었으나, 필자의 게으름으로 인해 다시 한해를 넘겨서야 책이 나오게 되었다.

이 책은 2006년 수업이 진행되는 기간에 질의응답게시판에 올라온 질문과 답변 내용을 기본으로 하고, 2007년의 질의응답게시판에서 일부 내용을 추가하여 주제별로 재편집하여 만들어졌다. 보완대체의학 강의도 동시에 이루어졌기 때문에 그에 대한 질문과 답변도 있었으나 본 책의 내용에서는 제외했고, '의사의 태도'라는 면에서 한의학에도 적용될 수 있는 부분만 남겨두었다. 강의와 답변을 해주신 교수님과 질문한 학생들의 실명은 삭제하거나 ○○○으로 표시하기도 했다. 학생들의 질문이나 댓글의 내용은 불필요한 인사말이나 중복내용 등을 빼고, 분위기를 그대로 전달하기 위해 영어로 된 의학용어를 한글로 고치는 것 외에는 거의 손대지 않았고, 이모티콘도 남겨두었다. 답변은 여러 사람의 도움을 얻어 2008년 8월 현재 시점에 맞게 수정, 보완한 것이 많다.

이 책을 하나의 토론이라고 본다면, 주제에 대한 이해가 먼저 필요하다고 생각되어 총론에 해당되는 내용은 따로 써서 질문 답변 앞에 두었다. 또 보다 많은 분들이 이 책에서 정보를 얻고 시각을 넓힐 수 있기 위해서 전문 의학용어는 되도록 풀어서 쓰거나 각주로 설명하려고 했다. 그러나 기본적으로 의사, 한의사, 의대생, 한의대생을 비롯한 의료인을 대상으로 한 책이어서 다소 딱딱하게 느껴질지도 모르겠다. 의학계열에 진학을 희망하며 준비하고 있는 많은 분들께는 두 의학을 비교 조망하고, 의료 현실의 여러 문제들을 고민하는데 좋은 길 안내서가 되기를 바란다.

책을 읽으면서 한숨을 내쉬거나 때로는 답답해서 가슴을 치는 독자들의 모습이 상상된다. 어찌 보면 동어반복, 동문서답으로 평행선을 달리는 모습이 눈에 많이 띄기 때문일 것이다. 그것을 논리적으로 일관되고 정연하게 재정리하기에는 필자의 역량이 부족하기도 했지만, 그런 모습 자체가 소통이 부재한 현실을 반영한다고 생각했기에 크게 손을 보지 않았다. 서로 어떤 것을 궁금하게 여기는가, 서로 얼마나 모르는가, 모르기 때문에 어떤 질문이 나오게 되는가에 대해서 독자들이 생생하게 느끼는 것으로 이 책의 소임은 충분하다고 생각된다.

필자 임의의 순서와 체계로 재편집하는 과정에서 내용의 선후가 맞지 않거나 중복을 피할 수 없는 부분이 있었고, 여러 교수님들의 답변이 섞여 있으므로 일관성이 떨어지는 부분이 눈에 띄기도 할 것이다. 또 본과 4학년 학생들의 질문이므로, 실제 임상경험이 많은 의사들이 할 수 있는 질문들이 누락되었을 가능성도 있다. 필자가 현재 한의계를 대표할 수 있는 학문적, 임상적 역량을 가지지 못했기 때문에 답변의 부족함에 대한 동료 한의사들의 비판이 두렵기도 했다. 그러나 모자란 대로 책을 세상에 내놓는 것은 이 책이 작은 밑거름의 역할은 할 수 있으리라는 희망 때문이다. 이것을 시작으로 활발한 대화와 소통, 상호이해가 이루어진다면 더욱 훌륭한 '의사를 위한 한의학'이 곧 탄생할 수 있을 것이다.

이 책이 나오기까지 도움을 주신 많은 분들께 감사드리고 싶다.

먼저 부족한 필자에게 강의의 기회를 주시고 많은 충고를 아끼지 않으신 이윤성 교수님, 은희철 교수님, 신좌섭 교수님께 감사드리고, 강좌운영을 맡아 물심양면으로 도움을 주신 의학교육실 여러 분들의 노고에도 감사드린다. 또 바쁜 가운데서도 기꺼이 강의를 해주시고 토론에 패널로 참여해주신 모든 교수님들께 다시 한 번 감사를 표하고 싶다. 만학도인 필자를 항상 격려하고 도와주시며, 교육에 대한 변함없는 열정으로 첫 해 패널 참여와 이 책의 추천사를 흔쾌히 허락해 주신 전임 대한의학회장이신 서울대 의대 지제근 명예교수님께 깊은 감사를 드린다. 한의학의 진수를 가르쳐주시고, 한의학의 미래에 대해서도 고민하게 만들어 주신 두 분 은사님, 이혜정 교수님과 김태국 교수님이 계시지 않았다면 이 책이 세상에 나올 수는 없었을 것이다. 변함없는 믿음과 사랑으로 필자를 지켜보며 도와주셨던 모든 분들께도 이 책이 작은 감사의 표시가 되었으면 한다.

답변 작성에 많은 도움을 주신 이충열 교수님과 김용석 교수님, 복수면허자로서 대한 동서의학회에서 왕성한 활동을 하시며 원고 검토와 수정을 해주신 나도균 원장님과 한재복 원장님, 이 분들께서는 공저자로 되셔도 부족함이 없을 만큼 많은 수고를 해주셨다. 개원 한의사, 의사의 입장에서 원고를 검토하고 귀중한 조언을 해주신 박왕용 원장님, 김용훈 원장님, 최현석 원장님께도 감사의 말씀을 드리고 싶다. 이렇게 많은 분들이 원고 작업에 참여하셨음에도 불구하고 공저자 없이 필자를 이 책의 편저자로 표시한 것은, 대부분의 답변과 총론을 필자가 쓰기도 했지만, 이 책의 부족함과 오류를 모두 필자의 책임으로 두고자 하는 것이 가장 큰 이유이다.

의사 국가고시를 앞둔 빡빡한 일정 속에서, 심정적인 불편함, 거부감과 낯설음 가운데서도 용감하게 예리한 질문을 던지고, 수업과 토론에 치열하게 참여했던 2006년, 2007년의 서울대 의대 본과 4학년 학생들 360여명이 이 책의 진정한 저자이며 주인임은 두말 할 필요가 없을 것이다. 각자의 꿈을 이루는 길 위에서 언젠가는 다시 만날 것을 약속했던 젊은 그들, 사랑하는 후배들에게 이 책을 바친다.

2008년 8월

재판을 찍으면서 김장현 대한한의학회장님의 추천사를 추가한다. 학교와 병원, 학회 모두에서 중책을 맡아 바쁘신 와중에서도 귀중한 추천사를 써주신 것에 진심으로 감사드린다.

2008년 9월
편저자 **윤 영 주**

서울대학교 의과대학 '한의학과 보완대체의학' 강좌의 내용과 진행과정

서울대 의대에서는 2006년부터 정규 교과과정에서 한의학과 보완대체의학을 강의하게 되었다. 본과 4학년을 대상으로 한 '환자-의사-사회 6'[1] 2주 70여 시간의 강의 중에서 8시간이 할애되었다. 서울대의 강의는 국립 의대 중에서는 최초였고, 2005년까지 전국 41개 의과대학 중에서 한의학이나 보완대체의학을 강의하는 곳은 10여 곳에 불과했다. 2006년부터 강좌를 개설하는 곳이 급격하게 늘어나기 시작하여 2011년 현재는 38개 대학에서 강의가 진행되고 있으나 아직 표준적인 교육안은 없고 학교에 따라 다양한 방식으로 운영되고 있다.

〉〉〉 **학습목표**(폐쇄적, 배타적 태도에서 개방적, 포용적 태도로의 변화)

1. 보완대체의학의 개념과 구성요소, 보완통합의학으로의 개념 변화를 이해한다.
2. 국내와 세계 각국에서의 보완대체의학 현황과 이용 실태를 이해한다.
3. 환자들의 보완대체의학 이용 행태와 의식을 이해한다.
4. 한의학의 기본 이론체계와 한방의료의 실제를 이해한다.
5. 보완대체의학의 오남용으로 생기는 문제에 대해 진료현장에서 대처할 수 있는 능력을 기른다.
6. 보완대체의학 중에서 임상과 연구에 활용할 수 있는 자원을 찾아낼 수 있는 안목을 기른다.

1) 의료윤리, 의료관리학, 의료와 커뮤니케이션 등의 내용을 담은 통합 블록 강의로 8월 말경에 정규 강의 거의 마지막 즈음에 진행된다

〉〉〉 2006년 강의 내용

1. 보완대체의학 총론(이성재, 고려대 의대 교수, 통합의학)
2. 한의학 개론(이충열, 경원대 한의대 교수, 생리학)
3. 침구경혈학 개론(이혜정, 경희대 한의대 교수, 경혈학)
4. 생약치료에 대한 이해(윤영주, 서울대 보완대체의학 연구소 연구원, 복수 면허자)
5. 진료현장에서의 문제와 대처(옥선명, 가톨릭대 의대 교수, 가정의학과)
6. 연구자원으로서의 활용(김용석, 경희대 한의대 교수, 침구과)

7~8. 총괄토론 : 사회－이윤성(서울대 의대 교수, 법의학), 패널－이성재, 이충열, 지제근(서울대 의대 명예교수, 병리학), 김용태(서울대 의대 교수, 내과), 강승완(서울대 보완대체의학 연구소 연구원, 가정의학과), 윤영주

〉〉〉 2007년 강의 내용

1. 보완대체의학 총론(이상철, 서울대 의대 교수, 마취통증의학과, 서울대 보완대체의학 연구소장)
2. 진료현장에서의 보완대체의학(옥선명, 가톨릭대 의대 교수, 가정의학과)
3. 암환자에 대한 보완대체요법 치료(전미선, 아주대 의대 교수, 방사선종양학과)
4. 한의학 총론(이충열, 경원대 한의대 교수, 생리학)
5. 침구경혈학 개론(김용석, 경희대 한의대 교수, 침구과)
6. 한약치료에 대한 이해(윤영주, 서울대 보완대체의학 연구소 연구원, 복수 면허자)

7~8. 총괄토론 : 사회－신좌섭(서울대 의대 교수, 의학교육실), 패널－이윤성, 권준수(서울대 의대 교수, 신경정신과), 강승완, 윤영주

〉〉〉 강좌 운영

2006년, 2007년 모두 강의 6시간과 학생들도 함께 참여하는 토론 2시간으로 구성되었다. 수강 학생들의 의식이나 태도 변화를 파악하기 위해서 강의 전후에 설문조사를 했고, 서울대 의대의 의학교육시스템 안에 강의 관련 CUGClosed User Group를 개설하여 강의록 외에 다양한 참고자료를 인터넷을 통해서 파일로 제공하였다.

또 수업시간의 부족을 보충하기 위해서 CUG 내에 학생들이 질문하면 강의 교수가 답변을 올리는 질의응답게시판을 운영하였다. 이 책은 그 질의응답게시판의 문답 내용을 기본으로 해서 만들어진 것이다.

〉〉〉 2008년~2011년 강의의 변화

세부 강의주제와 강사의 변화는 있었지만, 큰 틀은 그대로 유지된 상태로 강좌가 진행되었다. 2010년부터는 '보완통합의학'과 '한의학'으로 강좌가 분리되어 서울대 보완통합의학연구소(2008년부터 서울대 보완대체의학 연구소가 보완통합의학 연구소로 명칭이 변경됨)가 '보완통합의학' 강좌 4시간을 진행하고, 의학교육실과 필자가 함께 '한의학' 강좌를 주관했다. '한의학' 강좌는 강의 3시간, 토론 2시간으로 진행되었다.

차 례

1부
한의학의 과학화 논쟁

한의학의 과학화 논쟁 / 61

2부 한방 의료의 실제

Ⅳ. 한방 의료의 실제 - 한약 / 247

3부 한국 의료제도 속의 한의학

한국 의료제도 속의 한의학 / 289

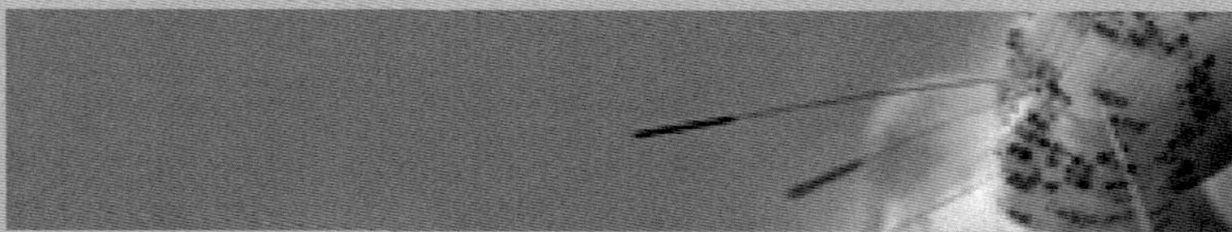

INTRODUCTION

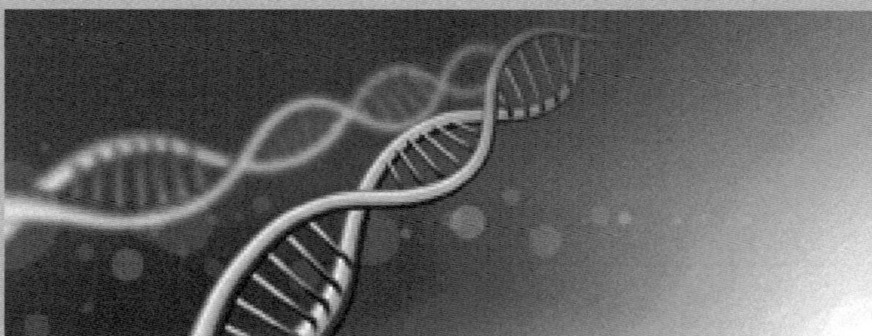

한의학에 대한 올바른 이해

짧은 글로 한의학 전반에 대한 소개를 하는 것은 쉽지 않은 일이다. 이 글에서는 한의학에 대해 흔히 가지는 몇 가지 오해를 바로 잡고 현대 서양의학과 한의학이 조화, 협력할 수 있는 바람직한 의료체계를 모색해 보는 데 초점을 맞추고자 한다. 물론 서양의학과 한의학에는 기본 관점에서부터 실제 의료행위에 이르기까지 큰 차이가 존재하지만, 차이의 강조는 부당한 왜곡을 가져올 수 있기 때문이다. 양자의 차이, 우열을 논하기보다는 이원화된 의료 체계라는 현실을 인정한 상태에서 양자의 관계, 상호 보완성에 주목하고자 한다. 한의학에 대해 보다 깊이 있게 체계적으로 공부하기를 원하는 독자는 참고도서 목록을 활용하기 바란다.

한의학과 서양의학의 차이점

한의학과 서양의학은 같은 사람과 같은 질병을 다루지만, 기본적인 철학과 이론이 다름으로 해서 많은 차이를 가지고 있으며, 거의 정반대의 경향을 가지는 것으로도 볼 수 있다. 두 의학의 차이에 대해서 철학적 vs 과학적, 방어적 vs 공격적, 기능 위주 vs 구조(해부학) 위주 등과 같이 여러 가지 표현을 써서 기술할 수 있지만, 구체적인 의료 수행에서 보면 다음 세 가지로 요약할 수 있다.

첫째, 한의학에서는 서양의학에서 병으로 인식하지 않았던 소위 반半건강 상태[1]까지도 병으로 포착해서 치료하는 특징이 있다. 한의학의 질병 개념은 기질적인 문제만 아니라 기능적인 문제까지도 포괄하는 개념이므로 치료의 대상이 되는 질병의 범위가 더 넓다. 물론 최근에는 서양의학에서도 기능성질환[2]functional disorder을 설정하여 치료 대상으로 삼기도 하지만, 아직까지는 질병의 진단기준(구체적인 검사 수치 등)에 미치지 못하면 치료의 대상이 되지 못하는(특별한 치료법이 없기도 함) 것

1) 건강과 질병의 중간상태. 未病이라 하기도 한다

2) 구조적 이상이 생기지는 않았으나, 기능 장애가 발생한 단계의 질환. 예를 들면 기능성 소화불량, 만성피로증후군 등

이 대부분이다. 반면 한의학에서는 일견 사소해 보이는 증상(목이 잘 쉰다, 식은땀을 자주 흘린다 등)도 신체상태의 심각한 문제를 보여주는 징후sign로 보고 치료목표로 삼는다. "한약은 치료약은 없고 (아무 병이 없는데도 먹는) 보약 뿐이다"라는 오해도 이런 문제와 많은 연관이 있다.

둘째, 한의학은 전체로서의 인간에 대해 총체적으로 접근하지만, 서양의학은 부분으로서의 장기, 조직, 세포, 유전자, 질병disease entity에 보다 주목하는 경향이 있다. 서양의학에서는 세포 수준의 전기적 활동electrical activity, 인체를 구성하는 각종 물질 분자들의 이동과 변화생성과 분해로 인체 생리를 설명한다. 정신활동도 신경의 전기전도, 신경전달물질의 활동으로 환원되어 해석될 수 있다. 반면 한의학에서의 인체관은 기氣일원론[3]으로 볼 수 있다. 여기서의 기는 마음정신과 몸을 아우르는 물리적인 효과를 가진 에너지로서 인체의 생리, 병리를 설명하는 핵심이 된다.

셋째, 인체에 대한 접근 방식이 다르기 때문에 당연히 치료 원칙이나 방법도 차이가 생긴다. 한의학은 치료에서 병의 원인이 되는 병독病毒 혹은 사기[4]邪氣를 공격하는 방법도 사용하지만, 전체적인 조화와 균형의 복구, 전신적인 저항력正氣의 증강을 더 중요하게 보는 경향이 있다. 반면 서양의학은 병인(외부의 세균이든, 내부의 콜레스테롤 수치이든)을 특정화하여 직접 공격하거나 제거하는 치료를 주로 한다. 이렇게 접근 방향이 다르기 때문에 잘 결합되면 상보적, 상승적인 치료 효과를 낼 수 있는 것은 자명한 일이다.

서양의학의 장점은 응급 상황에 대처를 할 수 있는 방법이 다양하다는 것, 여러 가지 정량적 검사나 영상 검사를 통해 정확한 진단과 예후

3) 인체의 구성요소를 형形과 기, 정기신혈(精氣神血) 등으로 나누어 보더라도 인체의 발생과 각종 생리활동을 궁극적으로는 기의 작용으로 설명하는 것

4) 병을 일으키는 나쁜 기운, 발병인자

판단이 가능하다는 것, 수술 기법이 매우 높은 수준으로 발달했다는 것 등이다. 그런데 이렇게 서양의학은 응급상황, 급성기에 장점을 발휘하여 사람을 살려낼 수 있지만, 살려낸 환자를 다시 건강하게 만들기 위해 해줄 수 있는 특별한 방법이 없을 때가 많다.

그에 비해 한의학의 장점은 환자 자신이 가지고 있는 원기元氣, 原氣,(생명력)의 고양을 통해 질병이 물러나게 하며, 건강을 회복하거나 나아가 더 건강해지게 만들 수 있는 여러 가지 방법을 구사할 수 있다는 것이다. 또한 서양의학이 침습적[5]侵襲的 : invasive이고 공격적인 수술치료, 약물치료가 많은 데 비해 한방의료는 덜 침습적이거나 비침습적非侵襲的 : non invasive인 방법을 사용함으로써 부작용을 줄일 수 있다는 장점이 있다. 한방의료가 각종 생활습관병, 만성병, 난치병에 시달리는 현대인들에게 새로운 가능성으로 인식되면서 오히려 서구에서 한의학에 대한 관심이 증대되고 있는 것도 이 때문이다.

이론적으로는 이렇듯 상호보완적일 수 있는 두 의학이 실제로 협력, 협진이 잘 이루어지지 못하고 오히려 상호 비방, 대립함으로써 많은 의료 소비자들을 혼란에 빠뜨리기도 하는 모습이 현재 한국의 안타까운 의료현실이다. 그런 사태를 초래한 이유는 여러 가지를 들 수 있지만, 철저하게 분리되어 상호 불신을 키우는 의학·한의학 교육과정과 의료제도, 수용적이기보다는 배타적인 의사들의 인식이 주된 원인이라 볼 수 있다.

그러나 현대 의학과 과학기술이 눈부시게 발전하면서 한의학과 서양의학은 새롭게 만나고 있다. 현대 의학의 발전 경향은 한의학을 낡고 비과학적인 것으로 도태시키기보다는 오히려 과학기술이 한의학적 원리를 증명해내는 도구로도 사용되면서, 협진이나 두 의학의 접목에 긍정

5) 관, 기구 등을 체내에 삽입하거나 신체를 절개, 병소를 제거하는 등 인체 내부로 침입해 들어가는 방식이 많다는 의미이다

적으로 작용하고 있다. 침의 효과를 뇌영상 변화를 통해 파악하려는 연구, 생체광자biophoton 측정으로 경락의 실체를 찾으려는 연구 등이 그 좋은 예이다.

또한 현대 의학은 '면역', '유전', '개별화된 맞춤치료', '기능의 측정과 영상화'를 중심으로 발전하고 있다. 한의학에서 사기보다는 정기[6]正氣를 강조하는 것은 모든 질병을 '면역력', '면역반응'의 개념으로 설명하는 현대 의학이론과 다르지 않다. 개체의 특성과 체질을 기본적으로 고려하는 체질의학은 그대로 유전체 연구에 접근할 수밖에 없다. 그리고 한의학에서는 병명이 같더라도 사람에 따라, 나타내는 증상에 따라 각각 다른 처방을 사용하는 경우가 많은데, 현대 의학에서는 최근 이런 '맞춤 치료individualized therapy'를 본격적으로 추구하고 있다.

이제까지는 관찰이나 측정이 불가능했던 신神, 기氣를 핵심개념으로 하는 한의학의 여러 선험적 명제들이 fMRI[7]functional MRI, MEG Magneto Encephalo Graphy 뇌자기장 측정 등 최신 영상진단기나 양자의학을 응용한 측정기기들에 의해 증명될 가능성이 높아지고 있다. 이제 한의학은 비과학의 오명을 벗고, 최첨단 과학이 가장 관심을 가지는 분야의 하나로 되고 있다.[8] 대부분의 의사와 서양과학자들은 아직 이러한 점을 깨닫지 못하고, 여전히 더욱 작게 쪼개어 분석하고 직접 개입하는 서양의학의 기본태도에서 벗어나지 못하고 있지만, 연구의 수준이 높아질수록 한의학 이론과 만나고, 한의학 이론의 정당성이 입증되는 결과를 가져오리라고 예상된다.

6) 건강상태를 유지하려는 인체 본연의 생명력

7) 기존 MRI가 뇌 구조를 보여주는 것에 비해 fMRI는 뇌혈류변화와 포도당

8) 『월간 과학과 기술』 2007년 3월호 특집 '한의학과 현대과학' 참조

한의학의 역사와 제도 : 중국·일본·한국 비교

한국 한의학韓醫學의 뿌리는 물론 수천 년의 전통을 가진 전통 중국의학이다. 전통 중국의학은 한국, 일본뿐 아니라 베트남, 티벳 등 아시아권 전체에 영향을 미쳤으나, 주로는 동아시아 3국인 중국, 한국, 일본에서 체계적으로 계승 발전되어졌다. 먼저 세 나라의 서로 다른 역사와 현황을 살펴보자.

중국

중국에서는 1949년 새로운 정부가 들어서면서 국가 주요정책으로 중서中西醫의 결합을 주창하고, 이 정책을 실현하기 위하여 다수의 중서결합를 배출하였다. 2006년 현재 중서결합병원이 211개에 달하고, 2001년까지 14,938명의 중서결합의사를 배출했다(2002년부터는 중서결합의사를 따로 잡지 않고 통계방식을 바꾸었다). 국내적으로는 중의, 서의, 중서의 3자를 병행 발전시켜 3원체계를 유지하면서, 풍부한 인력과 한약자원을 무기로 서구에 진출하여 동양의학=전통 중국의학=TCMTraditional Chinese Medicine이라는 인식을 세계에 심어 나가고 있다. 사실 TCM의 내용은 영어표기와는 달리 전통 중국의학과는 구분되는 현대화된 형태이므로 현대화된 중국의학, 즉 중의학中醫學으로 표기하는 것이 맞다고 본다. 이 책에서는 '전통 중국의학'과 '중의학'으로 구분해서 표기하도록 하겠다.

구체적인 중의 진료 과정에서 서의학적 진찰이나 진단기기에 의한 검사를 하는데 어떤 제한도 받지 않지만, 약은 중약의 사용을 우선으로 한다. 중약만으로 치료가 너무 늦어진다든가 힘들다고 하면 중의사가 서약도 사용할 수 있고, 입원할 정도의 중한 병에는 대부분 서약과 중약을 같이 사용한다.

중국의 의과대학은 5년제에서부터 8년제에 이르기까지 다양한 학제를 가지고 있으나 대부분은 5년제이며, 동일한 학교 내에서도 다양한 과정을 개설하고 있다. 중국의 의학원(의과대학)과 중의학원(중의대학)은 중의 관련 과목과 서의 관련과목을 상호 교육시키고 있는데, 의학원 교과과정의 10~15% 정도는 중의 관련 과목으로 중국의 모든 의사들은 중의학에 대한 교육을 받고 있다.

일본

일본은 2원화체계의 한국과는 달리 메이지유신 이후 한의사제도가 사라지고, 의료가 일원화된 상태에서 침구 대학에서 배출된 침구사와 의과대학을 졸업하고 한방약을 사용하는 의사가 존재한다. 침구사는 한방약을 사용할 수 없으나, 의사들은 한방을 공부한 후 사용할 수 있다. 그러나 일반적으로 의사들의 관심은 한방약이고, 전체 의사의 74%가량이 한방처방(보험적용이 되는 엑기스제 위주) 경험을 가지고 있고 산부인과, 피부과에서의 비율이 특히 높다고 한다. 참고문헌 12의 설명 참조 일본에서의 전통 중국의학은 한방의학漢方醫學 (영문 표기는 Kampo Medicine)으로 불린다. 고방古方, 즉 『상한론』傷寒論, 『금궤요략』金櫃要略 등 고의서에 기재된 처방 위주로 사용하고, 진찰에서는 설진舌診과 복진腹診을 강조하며, 생리학에서는 독특한 기혈수氣血水 이론[9]을 가지고 있으며, 탕증[10]湯證을 강조한다는 점에서 한국의 한의학과는 많은 차이를 보인다. 한방치료의 질이나 깊이는 한국에 비해 떨어진다고 볼 수 있지만, 의사들이 한약을 사용하기 때문에 임상연구가 더 활발하고 많은 성과를 내고 있는 점은 주목할 만하다.

2001년 문부과학성에서 의과대학 핵심교육과정에 한방의학 교육의 필요성을 제기한 이후, 2006년부터 모든 의과대학에서 8코마(16시간) 이상의 한방의학 교육을 실시하고 있다. 또한 법인 형태의 연구소나 학회가 개설한 특별강좌를 통하여 교육하는 경우도 있는데, 그중 가장 규모가 크고 대표적인 것이 일본 동양의학회이다. 일본동양의학회가 정한 연수시설에서 3년 이상 한방의학 임상수련을 쌓고 임상보고를 제출, 인정시험에 합격하면 한방전문의 인정을 받을 수 있다. 2009년 7월 현재 한방전문의 수는 2,755명으로 전체 의사 수의 1% 정도이며 한방전문의가 아니더라도 한방처방에 제한은 없다.

9) 한의학이나 중의학에서는 정기신혈(精氣神血)을 인체 구성요소로 설명하는데 비해 일본에서는 기혈수를 기본 요소로 보는 이론이 있다

10) 특정 처방을 일정한 증상 묶음이나 환자의 특징에 일대일 대응시켜 사용하는 방법

한국

한국에서는 19세기말 서양의학이 도입되고, 일본제국주의의 식민지화 정책의 일환으로 한의학은 공공의료에서 완전히 배제되어 서양의학 일변도의 정책이 시행되었다. 해방 후 혼란의 시기를 거쳐 1951년도에 국민의료법이 제정되어 한의학도 제도권으로 들어와 의사, 한의사의 2원화된 의료제도를 갖게 되었다. 동양의약대학이 경희대 한의대로 바

뀐 이후에 전국에 12개 한의과대학(한의학전문대학원 1개 포함)이 하나씩 설립되고, 한의대부속 한방병원들도 설치되면서 의료의 한 축을 형성하게 된다. 1987년 한방의료보험이 시범사업을 거쳐 전국으로 확대 실시된 것이 한의학의 제도적 대중화에 크게 기여하였다. 인구의 고령화 및 만성퇴행성 질환의 증가로 양한방 의료간 상호 보완적 진료의 방안이 모색되면서 1990년 이후에는 양한방 협진이라는 의제가 대두되어, 새로운 의료의 흐름을 형성하고 있다.

1990년에는 한의사 전문의 제도가 도입되었고, 1998년부터 한의사도 공중보건의로 배치되었으며, 2003년에는 한의약육성법이 제정되었다. 정부의 한의약 분야 조직도 지속적으로 보완되어 1993년 보건복지부 의정국에 한시 직제로 한방의료를 전담하는 한방의료담당관실이 설치된 이후, 1996년 한방정책관실(현 한의약정책관실)로 승격했고, 현재는 한의약정책과와 한의약산업과로 직제 개편이 이루어져 의료분야 뿐 아니라 한약, 의료기기산업까지 정책을 확대 추진할 수 있는 계기를 마련했다. 2006년부터 10개년의 한의약 육성발전계획이 수립되어 추진 중이다.

한국 한의학은 전통 중국의학에 뿌리를 두고 있지만, 조선시대 이후에는 독자적인 발전의 길을 걷는다. 이 땅에서 쉽게 구할 수 있는 향약鄕藥을 강조하고, 광해군 때 기존 중국 의서들을 새로운 관점에서 집대성한 『동의보감』이 완성되면서 청대의 온병학[11]溫病學, 중서회통의학[12]中西會通醫學과는 확연히 다른 모습으로 되었다고 할 수 있다. 『동의보감』 이후 한국에는 청대의 의학이 수입되지 않았다. 이는 한국의 유생들이 명明을 받들고 청을 업신여기면서 청대의 의학까지도 업신여겨 청대의 온병학이 한국에서 발달하지 못했으며, 이것이 한국 한의학의 결점이라고 보는 사람도 있다.

11) 장티프스, 콜레라 등의 급성 전염병 치료를 중심으로 발달한 의학

12) 서양의학이 도입되면서 기존의 전통 의학과 서양의학을 결합시키려는 시도로 발전한 의학

그러나 한국에서는 『동의보감』 이후 사암도인에 의해 만들어졌다는 사암침법[13], 동무 이제마의 사상의학[14]四象醫學, 유의儒醫였던 석곡 이규준의 부양론[15]扶陽論, 지산 박인규의 형상의학[16]形像醫學 등이 출현 발전했다. 이들은 중국식 변증론치에 대비되는 한국 한의학의 고유한 부분으로 현재까지 계승되어 실제 임상에서 많이 활용되고 있다.

일본은 제도적으로 한의사 제도가 사라지고, 중국도 공산화와 문화대혁명 과정을 겪으면서 유물론적 입장에서 전통 의학이 실용주의적으로 재편되었다. 이에 비해, 한국은 유불선의 전통이 비교적 잘 보존·계승되었고, 한의학이 대중의 생활 속에 많이 뿌리내리고 있다는 배경 때문에 한의학 이론이나 실제 임상이 전통적인 동양 철학, 전통 의학의 관점에 충실한 모습으로 남아있다는 장점을 가지고 있다. 서양의학 수준도 선진국에 필적할 만큼 높은 수준이고, 한의사들의 사회적 지위가 높아 계속적으로 우수한 인력이 충원된다는 점은 한국 한의학의 잠재적 발전 가능성을 높여주는 또 다른 요소이다.

전통 중국의학 내에서 수천 년 동안 등장했던 여러 학파의 이론들에 더해서, 한국에서 한의학 이론들이 새롭게 형성, 발전되고, 일본 한방의학까지 도입되어 현대 한국 한의학을 복합적으로 구성하고 있다. 한의학의 내적 통일성이 떨어지고 한의사들마다 다른 말을 하는 것처럼 보이는 이유도 상당 부분 여기에 기인한다. 한의학 공부를 하는 데서 한의사들도 어려움을 겪지만 의사의 입장에서는 더욱 곤란함이 능히 짐작된다. 그러므로 구체적인 요법 혹은 한 학파의 이론을 공부하기보다는 가장 핵심적인 원리와 개념을 파악, 이해하는 데서 출발하는 방법이 효과적일 것이다.

13) 침구치료에서 오행의 상생(相生 : 생성, 도와줌)과 상극(相剋 : 억제와 조절) 이론에 따라 경혈과 자침방법을 정해 12경락을 보사(補瀉)하는 방법

14) 태양인, 소양인, 태음인, 소음인 네 개의 체질로 나누어 질병의 치료와 예방을 논함

15) 양기(陽氣)를 북돋우는 것을 더 많이 강조하여 따뜻한 성질의 약을 많이 사용함

16) 얼굴, 체형 등 외부로 드러난 형상을 중심으로 질병을 진단 치료함

한의학/중의학/정통의학 등 용어의 개념적 관계

본서에는 '한의학'의 정체성과 관련된 여러 가지 용어가 사용되고 있다. 본서에서 사용된 관련 개념들의 정확한 의미는 다음과 같이 정의된다.

정통의학(orthodox medicine)은 원래 학문적 체계가 없는 민간요법과 대응되는 '제도권 의학'이라는 개념이다. 이런 의미에서는 한의학도 여기에 포함시킬 수 있으나, 일반적으로는 주류 서양의학(conventional western medicine)의 개념으로 사용된다.

한국에서는 양방(洋方), 서양의학에 대응하는 개념으로 한방(漢方), 한의학(漢醫學)이라는 용어가 사용되었으나, 漢方이라는 말이 일본에서 건너온 것이고, 漢이 중국을 의미하는 문자이므로, 1986년 법률에 의해 韓으로 바꾸어 현재는 한방(韓方), 한의학(韓醫學), 한의사(韓醫師), 한약(韓藥)이라는 용어를 사용한다. 한방(韓方)이라는 말도 '한의약(韓醫藥)'으로 변화되고 있는 추세이다. 또한 서양의학과 대비해 동의학(東醫學)이라는 용어가, 두 의학을 함께 지칭할 때는 동서의학(東西醫學)이라는 표현도 사용된다. 영어 표기는 TKM(Traditional Korean Medicine)을 사용하자는 주장이 있으나, 아직은 OM(Oriental Medicine)과 혼용되고 있다.

중국에서는 전통 의학을 서의학(西醫學)과 대비시켜 중의학(中醫學), 중의(中醫), 중약(中藥)으로 표기한다. 영어표기는 TCM(Traditional Chinese Medicine)으로 하고 있으나, 그 내용은 전통 중국의학이라기보다는 현대화된 중의학을 지칭한다.

일본에서는 중국에서 건너온 의학을 한방의학(漢方醫學), 자국의 전통 의학을 화의학(和醫學), 이들을 총칭하여 화한의학(和漢醫學)이라 하였다. 명치유신이후 서양의학이 주류 의학으로 자리잡으면서 동양의학이라는 용어도 사용되었고, 현재는 한방의학, 화한의학, 동양의학 세 가지가 혼용되며 한약(漢藥), 한방약(漢方藥)으로 표시한다. 영어 표기는 Oriental Medicine이었으나 2003년에 일본 동양의학회에서 한방(漢方)의 일본어 발음을 살려 Kampo Medicine으로 변경하였다.

과학으로서의 한의학 :그 기본체계와 핵심개념

"한의학은 과학이 아니다"라고 비판하는 사람들은 한의학을 미신적인 것으로 보거나, 좋게 봐주어도 몇 가지 경험적인 치료 행위를 모아 놓은 것에 불과하다고 평가한다. 그러나 일관된 논리와 방대한 체계를 갖춘 학문이라는 의미에서 한의학은 과학이다. 한의학은 동양의 자연철학을 바탕으로, 독자적인 한의韓醫철학 위에 인체를 설명하는 생리학, 질병의 원인과 발생, 전변轉變을 설명하는 병리학, 진단학, 침구학, 본초학, 방제학 등 치료에 관한 학문뿐 아니라 예방의학양생의학까지 전체적인 체계를 갖추고 있다. 앞에서 언급한 것처럼 현대 의학과 과학기술, 방법론에 의한 검증이 아직 다 이루어지지 못했다는 의미에서 한의학은 비과학非科學이 아니라 미과학未科學이라는 주장을 하기도 한다.

철학적 토대

한의학에서는 우주–자연–인간을 개별적인 분석대상으로 보지 않고 하나의 연결된 전체로 보는 관점을 견지한다. 인간은 하나의 작은 우주이고, 자연에서 적용되는 여러 원리들은 인간의 몸과 마음, 생리, 병리 현상을 설명하는데도 그대로 적용된다. 동양철학의 핵심개념의 하나이기도 한 음양, 오행은 한의학 이론에서도 중심에 놓인다.

음양陰陽은 여러 가지 철학적 개념으로 설명할 수 있지만, 한의학에서 가장 중요한 것은 동정動靜과 변화, 즉 쉬지 않는 생명력의 활동과 균형을 표현한다는 점이다. 하늘과 땅, 해와 달, 물과 불, 남과 여, 형形과 기氣 등이 음양의 대표적인 표상들이다. 음양은 조화와 균형이 중요할 뿐 아니라, 절대적인 것이 아니라 관계 속의 상대적인 개념이라는 것, 한 존재 안에 통일되어 존재한다는 것, 고정되어 있지 않고 역동적으로 변화한다는 것 등이 중요하다. 음양은 다시 사상[17]四象, 팔괘八卦 등으로 계속 분화해 나가기도 하지만, 태양太陽, 양명陽明, 소양少陽의 삼양三陽과, 태음太陰, 소음少陰, 궐음厥陰의 삼음三陰으로 분화하기도 한다(삼양 삼음 개념은 인체의 공간적 개념과도 결부되며 12경락의 명칭, 경락병증을 묘사할 때 주로 사용된다).

목화토금수木火土金水의 오행五行을 나무, 불, 흙, 쇠, 물의 구체적인 다섯 가지 물질로 비유하여 설명하기도 하지만, 이런 설명은 오행에 대한 풍부하고 정확한 이해를 가로막을 수도 있다. 오행은 음양이 분화하여 나타나는 다섯 가지 기운이라 할 수 있고, 사계절의 변화에서 그 기상을 어렴풋하게나마 느껴볼 수 있다. 태극기의 원이 음양을 상징하며, 음양을 대표하는 일월日月과 오행인 화수목금토로 요일 이름을 사용하는 것에서도 나타나 듯이 음양오행은 한국인의 생활 깊숙이 스며들어 있는 개념이다.

목木은 봄의 기상으로 승달升達기운[18]며 생生 : 탄생을 주관한다. 화火는 여름의 기상으로 염상炎上기운[19]이며 장長 : 성장을 주관한다. 토土는 여름

17) 태양, 소양, 태음, 소음, 이것은 사상의학에서 말하는 개념과는 다른 의미이다

18) 아지랑이가 피어오르듯, 새싹이 돋아나듯, 나무가 쭉쭉 뻗어 올라가듯 하는

19) 불이 활활 타 오르고, 여름에 풀과 나무들이 무성하게 번창하는 모습

과 가을 사이, 혹은 사계절이 바뀌는 각 시기들의 기상으로 유습濡濕기운[20]으로 화化 : 변화, 성숙를 주관한다. 금金은 가을의 기상으로 조량燥涼기운[21]으로 수收 : 수렴를 주관한다. 수水는 겨울의 기상으로 윤하潤下기운[22]이며 장藏 : 저장을 주관한다.

우주와 자연의 변화는 인체의 생리와 질병에도 중요한 영향을 미친다. 자연의 변화에 맞게 기거와 섭생을 하면 건강할 수 있지만, 그렇지 못하면 병이 생긴다. 인체에 가장 큰 영향을 미치는 자연의 기운을 육기六氣라 하는데 풍한서습조화風寒暑濕燥火이다. 육기는 외부에만 존재하는 것이 아니라 인체 내부에서도 생기는 기운으로, 적절히 조화되지 못하면 또한 질병을 일으킨다. 예를 들면 풍바람은 목木기운으로, 인간의 감정 중에서는 갑자기 심하게 화를 내는 것을 내부의 풍으로 본다. 우리가 흔히 쓰는 중풍中風이란 말은 "바람에 맞았다, 바람이 인체에 적중했다"는 의미로, 여기서의 풍은 외부 자연의 바람일 수도 있지만 인체 내부의 바람일 수도 있는 것이다.

생리학

한의학에서는 인체의 구성요소를 크게 정기신精氣神 혹은 정기신혈精氣神血로 설명한다. 정精은 인체가 호흡과 음식물 섭취를 통해 만들어낸 가장 정미精微로운 물질을 가리키며, 영양소, 호르몬 등을 포함하는 개념으로 이해될 수 있다. 혈血은 단지 물질적인 혈액만이 아니라, 혈액을 전신으로 순환시켜주는 기운까지 포함한 개념이다. 신神은 인체의 정신작용으로 모든 인체 기능을 총괄한다. 음양의 개념으로 대별해서 가장 음적인 것부터 양적인 것으로 나열하면 정-혈-기-신 순서가 된다. 음의 대표로 혈, 양의 대표로 기를 들 수 있다. 3가지(혹은 4가지) 구성요소의 상호 작용과 상호 생성은 여러 가지로 설명할 수 있으나, 기를 가장 중

20) 촉촉한 습기를 머금은 땅이 만물을 포용하고 길러내는 기운

21) 가을의 건조한 공기와 맑고 파란 하늘, 가을 서리 같은 엄정한 기운

22) 물이 흘러내리며 적시는 모습, 봄의 탄생을 위해 생명체가 씨앗을 만들듯, 겨울잠을 자듯 좋은 것을 저장하는 기운

심에 놓고 이해하는 것이 좋다.

인체의 구조와 기능은 크게 장부와 경락으로 설명한다. 장부는 오장五臟 : 간(肝), 심(心), 비(脾), 폐(肺), 신(腎)과 육부[23]六腑 : 담, 소장, 위, 대장, 방광, 삼초 로 이루어져 있는데, 각각 오행에 배속되어 있고, 인체의 이목구비·피부·근육·골격 등의 다른 구조들도 각 장부에 연관되어 있다. 인체의 내부에 존재하는 장부의 상태는 외부로 표현되는 여러 가지 상象으로 미루어 짐작할 수 있다는 장상론臟象論이 한의학적 생리학의 핵심개념이다. 예를 들면 폐–대장–코–피부–흰색–매운 맛 등은 모두 오행 배속상 금金에 해당되는 것으로 서로 밀접한 연관을 가지고 있다. 그래서, 피부에 나타나는 변화로 폐, 대장의 상태를 유추해 볼 수 있는 것이다.

그러므로 한의학에서 말하는 장부는 현대 의학에서 지칭하는 해부학적 장기organ와 일대일로 대응하는 것이 아니라 인체 내 장기들을 기능적 유사성에 따라 오장五臟 계열로 분류하여 체계화한 일종의 유類기능체계 안에서의 장부라고 할 수 있다. 한 예로 한의학에서 말하는 신腎은 신장kidney : 콩팥이라는 장기뿐만 아니라, 인체의 성, 생식기능과 시상하부–뇌하수체–부신호르몬 축이 담당하는 기본적인 생명활동 기능까지도 포괄하는 개념으로 이해해야 한다. 심허心虛라는 용어를 구체적인 심장질환이 있다는 식으로 이해해서도 안 된다. 지라spleen를 가리키는 비장脾臟은 서양 해부학 용어가 일본을 통해 들어오면서 생긴 오역의 대표적인 예이다. 김용옥, 『東洋學 어떻게 할 것인가』, 통나무, 1993 오장 중의 하나인 비장은 현대 의학에서의 췌장이자, pancreas에 오히려 가까운 장부이다.

고대 동양철학에서는 인체뿐만 아니라 색, 맛, 방위, 계절 등 모든 것을 철저하게 오행으로 분류하고, 같은 오행 속성을 가진 것들은 상호 연관되어 있고, 상호 작용한다고 본다. 이것을 오행귀류五行歸類라고 한다.

23) 이 중 삼초는 서양의학 개념에는 없는 장부로서 상초, 중초, 하초로 나누는데, 그 실체에 대해서는 한의학내에서도 여러 가지 설이 존재한다

또 오행의 상생과 상극의 이론으로 모든 현상을 설명하려고 했다. 한의학에서도 한 장부의 병이 다른 장부에 영향을 미치거나 다른 장부의 병으로 전화하는 것을 설명하는 데 적용되고, 오행이론에 근거한 침법도 있다. 그러나 최근에는 한의학 임상에 오행이론, 특히 상생, 상극이론을 기계적으로 적용하는 것에 대해서 반대하는 입장도 많아졌다.

오행귀류의 대표적인 예

오행	오장	육부	오관(五官)	오체(五體)	오지(五志)	맛	색	오화(五化)	방위	계절
木	간	담	눈	근(筋)	혼(魂)	신맛	청(靑)	생(生)	동	춘
火	심	소장	혀	맥(脈)	신(神)	쓴맛	적(赤)	장(長)	남	하
土	비	위	입	육(肉)	의(意)	단맛	황(黃)	화(化)	중앙	장하(長夏)
金	폐	대장	코	피모(皮毛)	백(魄)	매운맛	백(白)	수(收)	서	추
水	신	방광	귀	골(骨)	지(志)	짠맛	흑(黑)	장(藏)	북	동

경락은 인체를 종횡으로 운행하는 경맥經脈과 낙맥絡脈을 합해 가리키는 말이다. 인체에는 중요한 기혈氣血의 통로로서 육장[24]六臟, 육부와 연결되는 12경맥과 기경팔맥이 존재한다. 기경팔맥 중에서도 인체 중앙의 전면과 후면을 종으로 연결하는 독맥과 임맥을 12경맥에 합해서 14경맥이라고도 한다. 낙맥은 주로 횡으로 분포하면서 경맥 사이를 연결해주고, 경맥이 직접 분포하지 않는 인체 영역에서의 기혈진액 순환을 보조해 준다. 경락이 인체의 기가 흐르는 도로라면 경혈은 그 도로의 주요한 정거장으로 비유될 수 있다. 경락과 관계된 장부나 인체 영역의 질

24) 오장에 심포(心包)라는 무형의 장을 합하여 육장이 된다

병 상태를 경혈 부위의 피부색이나 압통, 이상감각 등으로 알 수 있기 때문에 경혈은 진단점으로도 사용될 수 있고, 침구시술부위라는 점에서는 치료점으로 사용된다.

병리학

한의학의 질병관에서 가장 큰 특징은 정기와 사기의 싸움, 힘의 관계로 질병 발생을 설명한다는 것이다. 인체에 정기가 강하면 사기가 감히 틈탈 수 없고, 사기가 인체에 들어와 머문다면 정기가 반드시 허약한 것이다. 이런 원리는 사기를 직접 공격하여 제거하기보다는 정기를 북돋아 사기가 스스로 물러가도록 하는 치료원칙으로 연결된다.

병인은 크게 외인外因, 내인內因, 불내외인不內外因으로 나누고, 이들 3인에 의해 생기는 병을 크게 외감과 내상으로 나눈다. 외인은 육음[25]六淫으로 외감병[26]外感病을 주로 일으킨다. 지나친 과로나 칠정[27]七情이 내인이고, 기타 음식, 추락이나 창상, 사고 등은 불내외인이라 한다. 칠정이나 음식 등은 주로 내상병內傷病을 유발한다.

한의학에도 물론 병명은 존재하지만, 각각 독립적으로 구분되는 실체를 가진 병명보다는 어느 시점에서 환자가 나타내는 증상들의 총합의 성격을 더 중요하게 본다. 이것을 증證을 판별한다 하여 변증辨證이라 한다. 인체의 주요 장기를 상중하 세 부분으로 나누어 어느 부분의 병인지를 살피는 삼초三焦변증, 오장육부 중에서 주로 어느 장부의 병인지를 밝히는 장부 변증 등도 많이 시도되지만, 가장 기본은 팔강八綱변증이다. 팔강이란 음양陰陽, 허실虛實, 한열寒熱, 표리表裏를 말하며, 이렇게 8가지 기준으로 병태를 규정(예 : 양허증, 표한증, 이실증 등)하는 것이 팔강변증이며 한의학 진단의 기초가 된다. 한열이란 체온의 고저와는 다른 개념으로 판단과 적용이 어려운 개념 중의 하나이다. 체표에서는 열

25) 외부 육기가 정상 변화를 잃고 크게 문란해진 것, 큰 추위나 더위 습기 등

26) 감기, 독감, 전염병 등

27) 정신적 스트레스, 심한 감정의 기복

이 난다고 해도, 실제로는 몸이 찬 상태인 진한가열眞寒假熱의 상태가 있을 수 있고, 정상적인 수승화강[28]水昇火降이 안 되어 인체 상부에는 열이, 하부에는 한이 존재하는 상열하한의 상태도 있을 수 있다.

기허氣虛, 기체氣滯 등의 원인으로 인체의 혈액, 진액 대사가 정체되면 여러 가지 병리적 산물이 만들어지는데, 자주 쓰이는 몇 가지 용어들을 이해할 필요가 있다. 수습[29]水濕, 담음[30]痰飮, 어혈[31]瘀血, 적[32]積 등이 그 대표적 용어이다.

진단학

전통적인 한의학의 진단법을 사진四診이라고 한다. 망진望診은 환자의 모습을 관찰하는 것으로 피부색이 희고 검은 것, 살찌고 마른 것, 안색, 혀의 색깔이나 상태, 환자의 기세나 의사를 대하는 태도 등을 중요하게 본다. 문진聞診은 환자의 음성을 듣거나 냄새를 맡아 보는 것으로 호흡의 길고 짧음, 기침 소리, 입에서 나는 냄새 등이 특히 중요한 진단적 가치를 지닌다, 문진問診은 환자에게 증상에 관한 여러 가지를 물어보는 것으로 서양의학에서의 계통적 문진과 다르지 않다. 절진切診은 환자의 맥을 짚어 보거나, 피부를 만지거나 배를 눌러보아 진찰하는 것이다. 이렇게 네 가지를 합해서 망문문절望聞問切이라 약칭하기도 한다.

과거의 한의학이 오로지 인간의 오감을 통한 직접 관찰에 의존하는 것이었다면 현대 한의학에서는 전통 한의학의 이론과 방법을 계승하면서도 보다 객관화되고 재현성이 있는 진단을 할 수 있는 한방진단기기 개발에도 힘쓰고 있다. 경락진단기, 맥진기, 한열진단기 등 여러 종류가 개발, 사용되고 있다.

그런데 CT, 초음파, 각종 혈액검사 등의 서양의학적 방법을 한의사가 사용하는 것에 대해서는 많은 논란이 있다. 한방 의료기관 내에서 한의

28) 더운 기운은 내려오고 차가운 기운은 올라가는 기운의 대류상태

29) 체내의 비정상적 수액

30) 수습이 정체되어 좀 더 농도가 짙은 유형 물질화 한 상태

31) 정체된 혈액 혹은 혈액 정체 상태

32) 종괴, 징가라고도 하며 확실히 형체를 가지고 만져질 수도 있는 유형의 덩어리를 형성한 것

사가 이런 의료기기를 사용할 수 있는가라는 의료법이나 제도상의 문제를 논외로 한다면, 검사 결과를 한의학적으로 해석하여 진료에 참고하거나, 환자의 예후 추정, 경과 추적 관찰에 사용하는 것은 한의학을 더욱 발전시키고 풍부하게 하는 방법으로도 될 수 있을 것이다.

치료의 원칙

한의학적 치료의 대원칙은 아직 병이 들기 전에 치료하는 것治未病, 즉 양생을 잘하여 병을 예방하는 것이다. 서양의학에서도 예방의학의 영역이 있고, 예방, 건강증진의 개념이 점점 강조되고 있지만, 실제 임상에서는 뒷전으로 밀리는 양태를 보이는 것은 부인할 수 없는 사실이다. 예방 자체를 치료의 1단계로 보고, 병이 아직 깊지 않은 상태반(半)건강의 상태에서도 적극적으로 치료하는 것이 한의학의 가장 큰 특징이라 할 수 있다.

병이 걸린 후에는 자연치유력을 극대화하고, 깨어진 음양, 기혈의 균형을 회복하는 것이 중요하다. 인체를 상중하로 나누었을 때, 머리와 가슴 부위는 맑고 시원하게 해주며, 위장 등의 소화기관은 기운 소통, 물체의 소통이 잘 되도록 해주고, 아랫배와 발 쪽은 따뜻하게 해주는 청상통중온하淸上通中溫下의 방법을 사용하여 전신의 기운이 잘 활동하도록 해주는 것이 치료의 대법大法이다.

치료법은 크게 병인사기(邪氣)을 공격하는 공법攻法과, 정기를 강화하는 보법補法으로 나누며, 이를 세분하면 한토하화온청보소汗吐下和溫淸補消의 팔법이 있다. 한汗법은 땀을 내는 것, 토吐법은 구토시키는 것, 하下법은 설사시키는 것, 화和법은 화해시키는 것, 온溫법은 따뜻하게 하는 것, 청淸법은 서늘하게 하는 것, 보補법은 부족한 것을 보충하고, 정기를 강화하는 것, 소消법은 담, 어혈, 적 등을 녹여내어 사라지게 하는 것이다.

구체적인 치료 수단별로 그 이론적 바탕이 다르다. 침, 도인안교[33]導引按는 기 이론을, 뜸은 온열자극과 경락이론을 결합한 치료이다. 한약은 약재가 가진 고유한 기운[34]氣과 맛[35]味을 설명하는 기미론氣味論에 의해 처방된다. 기는 크게 사기四氣 한량온열, 미는 크게 오미[36]五味가 있는데, 예를 들면 몸이 찰 경우에는 맵고 뜨거운 성질의 약생강, 계피 등을 사용하여 몸을 덥게 하는 것이다. 주主약과 그것을 보조하는 약들을 적절하게 배합하는 군신좌사君臣佐使이론[37]은 처방을 구성하는 중요한 원리로 사용된다. 최근 한약에서 유효성분을 찾아내려는 연구나 그 성분을 이용하여 신약을 개발하려는 연구가 활발하지만, 약재 하나씩 일반 화학적인 분석으로만 접근하기보다는 한의학 이론에 입각한 처방 단위로 접근 연구하는 것이 필요해 보인다.

요즘 많은 한의원에서는 전통적인 한의학의 치료 도구인 침, 뜸, 한약 이외에도 추나 요법[38], 테이핑 요법, 아로마 치료, 동종요법 등의 각종 보완대체요법을 사용한다. 한의학과 보완대체의학, 서양의학의 경계가 허물어지고 있는 것이다. 한의학 원리에 입각하여 다양한 요법이나 시술 등을 활용할 수 있지만, 그것은 어디까지나 한의학의 지엽에 해당하는 것이지 근본이 된다고 볼 수는 없다.

33) 기공, 맛사지 등

34) 덥고 찬 성질, 방향성 등을 포함하는 개념

35) 성분물질을 포함하는 개념

36) 신 맛, 쓴 맛, 단 맛, 매운 맛, 짠 맛

37) 군은 군약(君藥)을 의미하며, 하나의 처방에서 주된 작용을 하는 약물, 즉 주된 증상을 치료하는 약물이다. 신은 신약(臣藥)을 의미하며 군약의 효력을 보조해주고 강화시켜 주는 약물들로 구성된다. 좌는 좌약(佐藥)을 의미하며 군약이 유독한 경우 그 독성을 완화시켜 주거나 혹은 주된 증상에 수반되는 증상을 해소시킬 목적으로 사용되는 약물을 말한다. 사는 사약(使藥)을 의미하며 처방이 작용하는 힘을 질병 부위로 인도하는 작용과 여러 가지 약들의 작용을 중화시키는 역할을 한다

38) 대체요법 중 카이로프락틱과 유사함

한방 의료의 실제

진찰

한의원 하면 많은 사람들이 우선 생각하는 것은 진맥이다. 진맥 만으로 종양 여부와 그 부위까지 진단하는 것으로 유명한 중국 한의사의 이야기가 매스컴에 보도되기도 했다. 그렇다면 과연 불문진단[39]不問診斷이 명의의 조건이며 한의학의 특징인가? 그렇지는 않다. 맥은 생기생명력의 표현이며, 질병의 상태가 급격하게 변할 때 더 많은 정보를 준다. 하지만 앞에서도 언급했듯이 맥만으로 모든 것을 알 수 있는 것이 아니고, 맥은 망문문절의 네 가지 진단법 중에서도 가장 하위에 위치한 절진 진단법의 일부일 뿐이다. 따라서 정확한 진단을 위해서는 관형찰색[40]觀形察色, 자세한 문진問診, 혀나 복부에 대한 진찰이 종합적으로 필요하다.

39) 묻지 않고 다 아는 것

40) 환자의 모습과 색을 관찰하는 것

침과 뜸

침이 서방세계에 알려지기 시작한 것은 1972년 미국 대통령 닉슨의 중공 방문시 침술 마취 수술로부터였다. 그 후 많은 서양의사들이 침에 대해 관심을 가지게 되고, 특히 독일을 중심으로 한 유럽에서는 침 시술과 연구가 활발하게 이루어졌다. 1997년 NIH National Institutes of Health : 미국 국립보건원 전문가 합의에서는 침 치료가 외과수술이나 화학 요법에 의한 오심, 구토, 치과 수술 후 통증, 중독, 중풍재활, 두통, 월경통, 테니스 엘보우, 섬유근육통, 근막동통, 관절염, 요통, 수근관증후군, 천식에 효과가 있음을 확인하였다. 한국의 의사들도 한약에 비해서는 침에 대한 저항감이 적고, 정형외과, 재활의학과, 마취통증의학과 등에서는 IMS[41)]Intra Muscular Stimulation라 하여 전통 침 치료와 유사한 시술을 하는 곳이 점점 늘고 있다.

일침一針 이구二灸 삼약三藥이라는 말이 있다. 이 말을 침이 가장 중요하다고 해석하는 사람도 있지만, 각 치료법이 쓰이는 곳이 다르며 적용 순서가 중요하다는 뜻으로 이해하는 것이 더 올바를 것이다. 침은 급성병일수록 원기왕성할수록 효과가 빠르고, 효과가 오래 지속된다. 신체 건장한 젊은이가 허리를 삐거나, 발목을 삐었을 때 등이 좋은 적응증이다. 새롭게 기를 만든다기보다는 환자 자신이 가지고 있는 기를 운행시켜 치료하는 것이므로 쇠약한 노인일수록 효과가 적고, 효과 지속시간도 짧을 수 밖에 없다. 만성병이거나 몸이 차서 생기는 한랭병寒冷病의 경우이거나 또 원기가 부족할수록 꾸준히 뜸을 뜨는 것이 효과가 좋다. 난치병이거나 원기부족일 경우 약의 도움이 필요한 때가 많고, 약과 침을 함께 하면 효과가 더 빨리 나타나기도 한다.

침의 원리는 한마디로 기운의 소통, 즉 기운이 막혀 있는 곳을 뚫어주고, 상하·좌우·내외의 균형을 잡아주는 것이다. 이런 원리 때문에 다양한 침법이 나올 수 있다. 침을 꼭 아픈 부위에 맞아야 하는 것이 아니며 반대로 건강한 쪽이거나 환부와는 멀리 떨어진 곳에서 취혈하여 침

41) 근자 침술 혹은 근육내 자극술

치료를 하는 경우가 많은 것도 이 때문이다. 침이 표피를 뚫고 들어가기 때문에 순간 따끔하게 아픈 것은 어쩔 수 없으나, 침이 들어간 후에는 묵직하거나 뻐근한 느낌, 뭔가 퍼져나가는 느낌(아프거나 불쾌한 느낌이 아니라 좋은 느낌이어야함) 등이 드는 것이 좋다. 이것을 득기得氣라고 하는데, 득기의 정도에 따라 침 치료의 효과도 많이 달라진다.

침은 어느 정도 맞아야 효과가 있는가, 많이 맞을수록 효과가 좋은 것인가라는 문제에 대해서도 정확히 이해할 필요가 있다. 일시적인 병일 경우 침 치료도 단기간으로 끝나지만, 오래된 지병의 경우, 최소한 주 2~3회의 간격으로 일정기간 지속적으로 치료를 하는 것이 좋다. 침의 개수, 침의 굵기, 자침의 깊이, 침을 꽂아두는 유침 시간 등 여러 가지 요소에 의해 침 치료의 자극강도를 달리할 수 있다. 침의 개수가 많고 오래 꽂아 두어야만 좋은 것이 아니고, 경혈의 위치를 정확히 잡아서 확실하게 득기를 하는 것이 가장 중요하다. 침이 별 효과를 내지 못하는 경우에 대해서는 앞에서 이야기했지만, 침을 맞아서는 안 되는 경우도 있다. 지나치게 쇠약하거나, 음주, 심한 운동으로 몸이 흥분한 상태, 기가 어지러운 상태에 있을 때는 침을 맞지 않는 것이 좋다.

예부터 뜸은 장수 양생법의 하나로 알려져 왔다. 뜸은 침에 비해서는 안전하고, 일반인들도 사용할 수 있는 제품이 많이 나와 있기 때문에 추위를 많이 타거나 몸이 찬 사람, 일정 부위에 오랫동안 지속적으로 통증이 있는 경우에는 자가요법의 하나로 시도해 볼 수도 있다. 그러나 침만큼 강한 자극은 아니지만 뜸 역시 다다익선은 아니므로 먼저 한의사의 진단과 처방, 상담이 반드시 필요하다. 부항이나 사혈 요법은 피부관리실, 찜질방 등에서의 시술, 자가치료로 더 많이 대중화되어있는 요법이나 기본적으로 기혈은 보補하는 것이 아니라 사瀉하는 것이므로, 남용해서는 안 된다. 특히 사혈과 부항을 겸하는 요법은 급성 염증반응으로 부종과 통증이 심하거나 근육 뭉침 등이 심할 때 보조적인 요법으로 활용할 수 있지만, 습관적으로 시술하면 출혈량이 많아져서 국소적인 허혈상태를 유발하거나, 빈혈 등의 부작용도 생길 수 있다.

한약

한의학에 대해 많은 사람들이 하는 오해 중의 하나가 한약에는 치료약은 없고, 보약뿐이라는 생각이다. 그러나 어떤 의미에서는 한약은 모두 치료약이다. 몸의 이상이 구조적 이상까지 발전하기 전의 기능적 이상 단계에서 치료한다는 입장에서 보아도 그렇고, 실즉사實卽瀉 허즉보虛卽補라는 치료원칙으로 설명해도 그렇다. 즉 사기가 실實할 때는 사기를 사瀉하는, 즉 사기를 공격하여 없애는 약을 쓰지만, 정기가 허할 때는 정기를 보補하는, 즉 정기를 도와주고 보충해주는 약을 써야 한다. 그러므로 보약은 몸에 특별한 이상이 없을 때 먹는 약이 아니라 허증虛證의 치료약으로서의 개념인 것이다. 한의원에 와서, 특정한 양방 병명을 지칭하면서 "이런 병도 한약으로 치료되나요?"라는 질문을 하는 환자들이 많다. 한의학에서 질병을 보고 치료하는 관점이 다르기 때문에 서양의학적으로는 치료 방법이 없다 해도 한의학적으로는 치료 가능성이 더 열려 있는 경우가 있다.

과거의 질병과 현대의 질병이 다르므로 보약의 개념도 많이 달라졌다. 항상 먹을 것이 부족하던 과거와 달리 오히려 영양 과잉으로 여러 가지 생활습관병이 문제가 되고 있는 요즘에는 부족한 영양을 보충하는 것보다는 오히려 막힌 기운을 소통하고, 마음을 편안하게 해주는 안신安神이 중요해졌다. 보약의 대표로 이해되고 있는 녹용만 보더라도 그렇다. 녹용이 들어가는 비싼 약이어야 보약이라고 생각하는 사람들이 있지만, 녹용을 먹어서는 안 되는 경우가 있고, 녹용이 필요 없는 경우(영양상태가 좋고 체력도 심하게 떨어지지 않은 경우)도 있다. 한약을 먹으면 살이 찌는 것이 겁나서 한약을 기피하는 사람도 있으나, 모든 한약이 살을 찌게 하는 것은 아니다. 입맛이 없고 소화도 잘 안되어 마른 사람에게는 당연히 식욕과 소화력을 도와주는 한약을 사용하기 때문에 살이 찌게 할 수 있지만, 반대로 요즘은 비만을 치료하는 목적으로도 한약을 많이 복용하고 있다. 체내의 신진대사가 전체적으로 저하되면 똑같은 양을 먹어도 살이 찌기 쉽기 때문에, 원기를 돋우어 주는 한약을 사용하면 자연스럽게 체중 감소 효과가 생긴다.

대부분의 의사들은 환자들에게 "한약을 먹으면 간에 안 좋다", "간질환이나 신장질환이 있는 경우 한약을 복용해서는 안 된다"는 말을 많이 한다. 그러나 일본 의사들의 74%가 한방약 처방 경험이 있고, 일본 내과의사들이 가장 많이 한방약 처방을 내리는 병중의 하나가 '만성 간염'이다.[42] 한약은 무조건 간에 나쁜 것이 아니라 어떤 약을 어떻게 사용하는 가에 따라 다른 것이다. 물론 한약재 중에도 독성이 알려진 약이 있고, 소염제, 항생제의 작용을 하는 약, 설사시키는 약도 있다. 그러나 이런 약은 오래 쓰지 않을 뿐 아니라 독성을 약화시키는 약재 가공(수치修治, 법제法製라고 한다)을 미리 하며 단일 약재만으로 처방을 하지도 않는다. 강렬한 약의 작용을 조절, 중화시키는 다른 한약재와 조화된 복합처방을 하는 것이 원칙이다. 또한 차나 음식물로 사용될 정도로 순하게 몸을 도와주는 약은 얼마든지 오래 먹을 수 있다.

42) 조기호, 『동서의학 진료 가이드 북』, p.5, 고려의학, 2001

특정 약재가 위험하다기보다는 환자의 증상에 맞지 않거나 용량이 부적절했을 때 한약의 부작용이 생기기 쉽다. 즉 양약의 부작용이 어느 정도는 피할 수 없는 것이라면, 한약의 부작용은 그 정도도 덜하며, 올바른 처방으로 피할 수 있다는 점이 다르다고 볼 수 있다. 그러나 한의사의 진단과 처방 없이 민간요법으로 단일약재[43]만을 다량으로 장기 복용하는 것은 위험할 수 있다. 한약과 양약을 같이 복용하는 경우는 약물 상호작용의 문제가 있기 때문에 더 주의가 필요하지만 함께 복용하는 것이 유익할 경우도 있으므로 무조건 금기시해서는 안 된다. 같은 효과를 나타낸다 하더라도 작용 기전은 다르기 때문에 서로 상승적인 효과를 나타낼 수도 있고, 항암제 등 불가피하게 사용하는 양약의 부작용을 치료하기 위해서 한약을 복용하는 경우도 있기 때문이다.

양생법(건강생활법)

1) 음식과 체질

한의사들이 환자에게 가장 많이 듣는 질문의 하나가 "저는 무슨 체질인가요? 어떤 음식이 맞고, 어떤 음식을 가려 먹어야 하나요?"라는 것이다. 사상의학을 창시한 이제마를 주인공으로 한 TV 드라마가 방영될 정도로 사상체질론은 대중화 되어 있고, 체질별로 금하는 음식과 권하는 음식은 웬만한 건강관련 사이트에서 쉽게 찾아볼 수 있다. 과연 음식을 가려 먹는 것이 가장 중요한 것일까?

한의학은 개인의 특성에 따른 맞춤의학이라는 면에서 기본적으로 체질의학이라고 할 수 있다. 그러나 체질의 분류법은 여러 가지이며 사상체질만이 체질이론의 전부라고 보기는 힘들다. 체질이란 출생시부터 정해지며 평생 변하지 않는 것으로 보는 입장[44]도 있지만, 개인의 경향성이며 변할 수 있는 것으로 보기도 한다. 사상의학은 분명 한국 한의학의 귀중한 유산이지만 한의학의 전부는 아니며 한의학의 일부분으로 보고 자리매김을 해야 한다. 또 사상의학 이론체계 내에서도 체질에 따른 식이조절이 양생법의 중심은 아니다. 사상의학에서 가장 강조한 것

43) 홍삼, 인진쑥, 오가피 등

44) 사상의학회의 공식 입장

은 마음의 수양을 통해 타고난 성격의 편향을 극복하고 음양화평지인[45) 陰陽和平之人이 되는 일이다. 예를 들면 태음인은 간대폐소肝大肺小하여 발산하는 기운은 적고, 응취하는 기운이 많으므로 성내는 것을 절제하고, 음식이든 일이든 욕심을 버리는 수양을 하는 것이 가장 중요하다.

몸에 좋은 음식을 먹는 것은 물론 중요하다. 그러나 먹는 것만으로 모든 문제를 해결할 수는 없다. 운동 등 다른 생활습관의 변화는 없이 몸에 좋은 특정 음식이나 영양제, 건강기능식품을 먹는 것만으로 건강을 유지하려는 것은 어떻게 보면 쉽고 편하게 건강해지는 길을 찾는 마음 때문이다. 해롭다고 알려진 음식을 먹지 않는 것, 소박하고 절제된 식생활을 하는 것이 보양식을 찾아다니며 먹는 것보다 더 중요할 것이다.

한의학적으로 '잘 먹는 방법'의 핵심은 음식의 종류를 가리는 것보다는 올바른 식사 습관을 가지는 것에 있다. 아침을 굶는 것이 좋다는 주장도 있지만, 한의학 이론으로 보면 하루 세끼를 시간 맞추어 규칙적으로 먹는 것이 무엇보다 중요하다. 냉장고의 보급으로 찬 물과 찬 음료수를 지나치게 많이 마시는 것도 위장 기능을 약하게 만들기 때문에 피해야 할 일이다.

나에게 맞는 음식을 먹는다는 것은 복잡한 음식 분류표에 따라 철저하게 음식을 가려먹는 것이 아니라 내가 소화를 잘 시키고 좋아하는 음식, 몸이 원하는 음식을 골고루 적당히 즐겁게 먹는 것이다. 호흡으로 천기天氣를 흡수하고, 음식으로 지기地氣를 흡수하는 것이므로 육류나 어류보다는 곡류나 채소, 과일 위주로 먹는 것이 좋다. 우리가 흔히 섭취하는 곡식은 모두 그 생물의 종자로서 가장 정미로운 물질이고, 따라서 인체의 정혈精血을 구성하는 데서도 기본이 된다.

45) 타고난 음양의 편차를 수행으로 조절하여 음양이 균형, 조화된 상태

2) 기거와 섭생

우리 조상 때부터 한의학은 의학이나 의료 이전에 생활 전반을 지배하는 원리였으며 '삶의 방식'이었다. 설사를 심하게 하면 쌀로 묽은 죽이나 미음을 끓여 먹인다. 과거에는 부족한 전해질을 보충하기 위해 병원에서 수액주사를 맞는 것이 더 중요한 것처럼 생각하기도 했으나, 최근에는 미음이 손상된 장 점막을 재생하는 효과가 어떤 약보다 크다는 것이 밝혀져 있다. 감기에 걸리지 않으려면 목과 어깨와 등을 따뜻하게 해야 한다는 어른들의 말에 감기는 바이러스에 의해 생기는 질환인데 무슨 소리냐고 비웃을 수도 있다. 그러나 감기를 일으키는 바이러스 중 대표격인 라이노 바이러스가 33~34℃에서 가장 잘 증식한다는 사실이 밝혀짐으로써 노출로 인해 쉽게 체온이 떨어질 수 있는 목 주위를 부분 보온해주는 것이 감기를 예방하는 데 효과적인 방법임이 과학적으로 설명된다. 또한 최신 연구들에 의해 태아의 성장 과정이 자세히 밝혀질수록 태교의 중요성을 강조했던 조상의 지혜에 머리를 숙이지 않을 수 없다.

그렇다면 어떻게 사는 것이 '잘 사는 것'인가? 여러 가지로 말할 수 있지만, 가장 중요한 것은 자연의 기운에 맞추어, 즉 춘하추동 사계절의 기상에 맞추어 사는 것이다. 미숙하고 어리석은 사람을 철(계절, 계절의 기상과 계절에 해야 할 일)을 모르는 사람이라 하여 철부지라 부른 데서도 이것이 얼마나 중요한지 알 수 있다. 지구 온난화로 인한 기상이변과 자연재해가 연일 지구촌을 강타하는 요즘은 정상적인 사계절의 운행마저도 흐트러지는 양상을 보인다. 환경을 지켜야 건강하게 살 수 있다는 것은 한의학 이론에서는 당연한 결론이다. 한의학의 최고경전으로 일컬어지는 『황제내경 소문』黃帝內經 素問 중에서 「사기조신대론」四氣調神大論의 일부를 읽어보자.

"봄 석 달을 일컬어 묵은 곳에서 발한다고 합니다. 천지의 기운이 모두 살아나 만물이 이로써 파릇파릇하게 차츰 커 올라옵니다. 밤에 자고 아침에 일찍 일어나서 느긋하게 뜰에 걸음을 하고 겨울에 동여매었던 머리를 풀어헤치며 생기가 자유로이 활동할 수 있도록 껴입었던 것을 느슨하게 해서 뜻으로 하여금 살게 하니, 살리되 오그리지는 말며, 베풀되 빼앗지를 말고, 상을 주되 벌하지 말 것이니 이것이 봄기운에 순응하는 것이요 생生을 기르는 도道입니다.

여름 석 달을 일러 무성하고 빼어난 것이라 합니다. 이제는 천지기운이 활발히 사귀어 만물이 화려하고 실답습니다. 밤에 자고 아침에는 봄보다 더 일찍 일어납니다. 또 해를 싫어하지 말아야겠습니다. 성을 내지 말아서 꽃이 활짝 피듯이 하고, 기운을 설泄하기를 마치 밖에 사랑하는 것이 있는 것처럼 하니 이것이 여름기운에 순응하는 것이요 장長을 받드는 도道입니다.

가을 석 달을 일러 용납容納함이 평평平平하다고 합니다. 천기天氣는 급急해지고 지기地氣는 밝아집니다. 일찍 자고 일찍 일어나 닭과 더불어 같이 일어나고, 뜻으로 하여금 평안케 함으로써 가을 형벌을 완만히 하고, 신기神氣를 수렴收斂하여 가을 기운으로 하여금 평평하게 해야겠습니다. 그 뜻을 밖으로 부리지 말고 잘 수렴하여 폐의 기운이 맑도록 합니다. 이렇게 하는 것이 가을 기운에 응하는 것이요 수收를 받드는 도道입니다.

겨울 석 달을 닫고 간직한다고 일컫는데 물도 얼고 땅도 갈라집니다. 겨울에는 생기를 너무 흔들어 낭비하지 말아야겠습니다. 일찍 자고 늦게 일어남으로써 반드시 날이 환할 때까지 기다려 일어나고, 뜻으로 하여금 마치 엎드려 있는 것 같이 하고, 마치 숨어 있는 것 같이 하고, 마치 내가 얻어 가지고 있는 것 같이 해야겠습니다. 찬 것을 멀리하고 따뜻한

데로 나아가며, 피부로 설泄을 해서는 안 되며 기운으로 하여금 꼭 오그려 쥐어야겠습니다. 이것이 겨울 기운에 잘 응하는 것이요, 장藏을 기르는 도道입니다."

아침형 인간, 올빼미형 인간 어느 쪽이 능률적이며 건강한가에 대해 많은 주장들이 있지만 한의학적으로 보면 모두가 옳지 않다. 계절마다 낮의 길이의 길고 짧음, 외부 기온의 차이 등에 따라 자고 일어나는 시간을 달리하는 것이 옳다. 또 해를 싫어하지 말고, 사랑하는 바가 밖에 있는 것 같이 왕성하게 활동해야 할 여름에 지나친 냉방이 되어 있는 사무실 안에서 꼼짝 않고 있는 것이 자연의 이치에 맞지 않음도 자명하다. 이러한 사계절의 기운의 흐름, 생장수장生長收藏의 도는 일 년을 단위로만 적용되는 것이 아니라 하루 중의 아침-점심-저녁-밤, 일생에서 유년-청년-장년-노년에도 해당된다. 장藏을 해야 할 한밤중까지 일을 하는 것, 수렴의 단계에 들어선 장년의 나이에 격렬한 운동을 시작하는 것 등은 피해야 할 일이다.

성생활에 있어서도 지나치지도 모자라지도 않는 중용의 도가 필요하다. 서양의학에서의 정액은 몇 그램의 단백질에 불과하지만, 정액이라는 말에 정精이라는 글자가 들어가는데서 추측할 수 있듯이 한의학에서는 가장 정미로운 물질로 여기고 함부로 누설하지 말아야 한다고 본다. 『동의보감』에서는 성욕은 있으나 욕구를 이룰 수 없을 때 생기는 기울증氣鬱症에 대한 처방도 있지만, 과도한 성생활로 인해서 생기는 병을 방로상房勞傷이라 하여 중요하게 다루고 있다. 운동 역시 마찬가지이다. 무조건 운동을 많이 할수록 좋은 것이 아니라 체력과 나이에 맞는 운동을 해야 한다. 노화를 설명하는 많은 이론 중의 한 가지가 총열량설total calorie인데, 사람이 일생동안 소비할 수 있는 열량은 일정하기 때문에 일찍 많은 열량을 소모하는 운동선수 같은 경우에 노화가 매우 빨리 온다는 것이다. 한의학에서는 이런 병을 허로증虛勞症, 노권상勞倦傷이라 부른다. 격렬한 운동보다는 기공, 요가, 스트레칭 등 신체에 부드러움과 유연함을 주는 운동, 기 소통을 원활하게 해주는 운동이 모든 사람에게 권할 수 있는 운동이다. 반신욕, 찜질방, 냉온욕도 새로운 건강법으로 유행하고 있는데, 어떤 것도 지나친 것은 모두 좋지 못하다.

3) 마음 다스리기

한의학에서는 병을 크게 외감병과 내상병으로 나누는데, 내상병은 다시 음식상, 노권상으로 나누고, 노권상은 노력상勞力傷, 노심상勞心傷을 포함한다. 마음을 과도하게 사용하여 생긴 병을 따로 하나의 범주로 설정할 정도로 한의학은 마음의 작용을 중요하게 보고 있다. 한의학은 '삶의 방식'이면서 또한 '생각의 방식'이며, 그런 의미에서 한의학은 의료, 의술, 의학 이상의 의도醫道라고도 볼 수 있다.

한의학에서는 뇌를 오장육부와는 다른 기항지부奇恒之腑의 하나로 보고 뇌수腦髓 부족 등으로 생기는 질병에 대한 언급이 있으나, 정신작용의 대부분은 신神의 기능, 심心의 작용으로 설명한다. 기쁨, 분노, 우울함, 생각[46], 슬픔, 놀람, 공포 이렇게 일곱 가지의 정서를 칠정[47]七情이라고 한다. 칠정이 과도했을 때는 장부에 영향을 미치는데, 각각 주로 손상되는 장부와 유발하는 질병이 다르다고 본다. 현대의 유방암이라 볼 수 있는 유암乳巖의 병리와 치료에 대한 동의보감의 설명을 살펴보면 다음과 같다. "부인이 분노하고 억울한 것이 오래 되면… 마침내 숨어있는 핵核이 되고, 바둑돌과 같아서 아프지도 않고, 가렵지도 않다가 십 수년 후에 바야흐로 피부가 헐고 허물어지니 치료할 수 없다…. 만일 병의 초기에 마음을 맑히고 신神을 편안히 해서 치법을 베풀면 고칠 수 있다." 현

46) 걱정스럽게 골똘하게 하는 생각

47) 희노우사비경공(喜怒憂思悲驚恐)

대의 심리치료에 해당하는 이정변기移情變氣법을 사용한 치료 사례들도 의서에서 많이 찾아볼 수 있다.

현대로 올수록 마음에서 오는 병이 많아지고 있으며, 뇌 기능의 영상화, 뇌 신경전달물질에 대한 연구들이 발전하면서 뇌의 작용, 마음이 건강에 미치는 영향과 그 기전들이 하나하나 밝혀지고 있다. 스트레스 호르몬은 고혈압, 당뇨를 유발 악화시키는 원인의 하나로 되고 면역력을 떨어뜨린다. 명상이나 이완 요법, 감정 표현법 등 자신에 맞는 방법을 통해 지나친 감정의 기복과 만성적인 스트레스를 조절하는 것은 건강을 위한 실천에서 가장 중요하다고도 볼 수 있다. 약/한약에 의존하거나 의사/한의사와 병원에 의존하는 것이 아니라 스스로 건강의 주체가 되는 실천을 하고자 할 때 한의학적 양생법은 많은 도움을 줄 것이다.

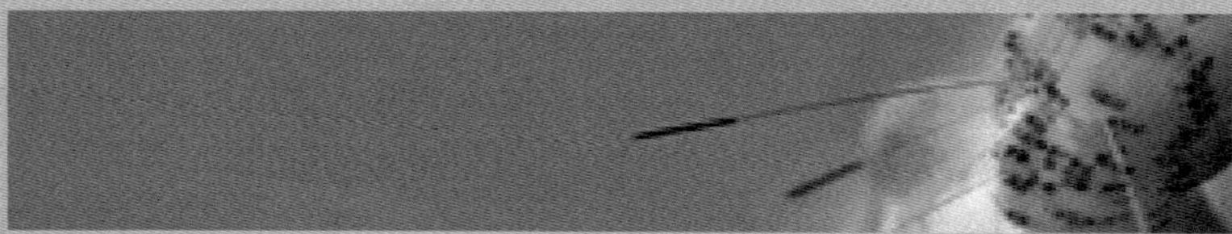

1 PART

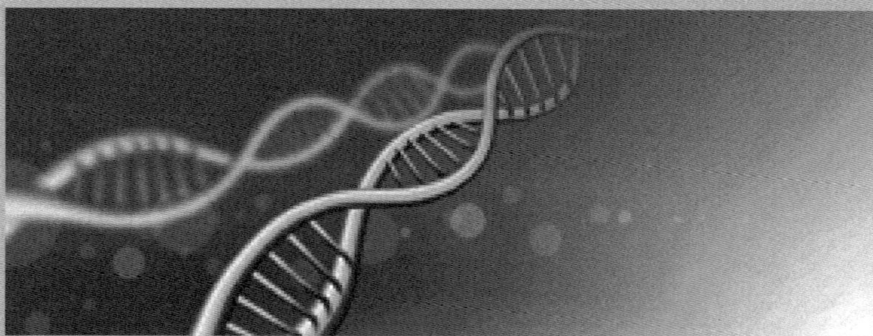

한의학의 과학화 논쟁

'현대화', '과학화'는 한의학의 정체성을 위태롭게 만들지 않을까

Q 한의학의 변화 방향에 관한 질문입니다. 근대 이후 데카르트와 뉴턴 철학의 엄밀한 인과율에서 헤어 나오지 못했던 근대 서양학문은 20세기 들어서 양자역학 등 새로운 물리학 이론이 등장하면서 흔들리게 되지요. 서양의학에서도 항상성[1] homeostasis을 마치 새롭게 '발견'이라도 한 듯이 외쳐댔었지요. 하지만 일찍부터 동양철학은 음양조화나 평형을 중시했고, 저는 그 지점에서 한의학에 흥미를 느끼고 있습니다.

한의학의 '과학성' 운운하는 논쟁은 관점 자체가 다르기 때문에 논쟁의 틀부터 따져봐야 합니다.

그렇다면 왜 상극적, 기계론적인 양의학적 체계를 빌려 한의학을 다시 설명하고 혹은 잡종 같은 형태로 개량하려 하는지요? 제가 이전에 용하다는 한의원에 이끌려 갔을 때에 거기서는 체질 혹은 기에 대한 설명을 간기능검사, 혈액수치로 환산해서 설명하는 등, 제 얕은 지식으로도 "이것은 아니다"라고 생각되는 잘못된 설명들이 있었습니다.

한의학은 왜 서양의학의 논리를 빌어서 자신을 해명하려는 듯이 행동하는 것입니까. 변증법적 발전에 대한 희망에서입니까? 아니면 한의학의 정체된 상황을 타개하기 위한 노력입니까? 정말로 한의학의 발전은 답보상태입니까?

1) 인체의 체온, 혈압, 맥박 등 여러 가지가 일정한 상태를 유지하는 성질로 생명체 일반의 특징이기도 하다. 이것은 고정된 상태를 의미하지는 않고, 교감신경과 부교감신경, 산, 알칼리대사 등 서로 반대작용을 하는 인체의 두 가지 기능들이 상호작용, 피드백하면서 균형을 이루는 동적인 평형 상태라는 점이 중요하다

A 이 질문에 대답하기 위해서는 몇 가지 용어를 구분할 필요가 있을 것 같습니다. 현대화, 과학화 같은 용어입니다.

현대화로도 번역되고, 근대화로도 번역되는 'modernization'은 합리주의, 실증주의, 역사의 진보에 대한 믿음을 기초로 하는 근대modernity 개념에 기반을 두고 있습니다. 동아시아 3국인 한국, 중국, 일본은 모두 이 근대화의 과정을 거쳤으며, 지금도 일부 분야에서는 여전히 진행 중입니다. 여기서 근대화의 공과에 대해 이야기할 필요는 없을 것입니다. 그러나 동아시아에서 근대화란 기본적으로 서양의 우수한 과학기술, 정치·경제·사회 제도, 가치와 이념을 받아들여 이들 나라에 이식하는 과정을 의미했습니다. 그러므로 이 근대화 과정에서 동아시아의 전통적인 가치, 철학 사상, 과학기술들이 변화되고 도태되는 것은 피할 수 없는 일이었습니다. 한의학 역시 이 근대화 과정에서 예외가 아니었습니다. 국가의 보건의료제도가 서양의학을 중심으로 하는 제도로 바뀌면서 한의학, 한의사와 관련된 제도도 큰 변화를 겪었습니다.

한의학의 현대화 과정에서 과거 한의학 속에 포함되어 있었던 돌팔이들의 비정통 의술, 종교적, 주술적 치료법들이 퇴출되었습니다. 그리고 경전을 중심으로 하는 엘리트 의학만이 살아남게 되었습니다. 지금 대부분의 한의사들이 공유하고 있는 인식, 즉 "한의학은 음양오행설을 기초로 형성된 합리적인 지식체계다. 한의학은 주술과 같은 비합리적인 종교적 치료기술이나 이론적 배경이 없는 민간요법과는 구분된다."라는 인식은 한의학의 현대화와 함께 자연스럽게 생겨난 것입니다.

한의학의 과학화는 엄밀하게 말하자면 한의학의 현대화와 구분됩니다. 과학화는 현대화보다는 좁은 개념입니다. 과학화의 핵심은 과학적 방법을 이용한 연구와 과학적 지식을 토대로 한 현상 설명에 있습니다. 한의학의 과학화는 이미 오래 전부터 시작되었으며, 1930년대 신문과 잡지 지면을

통해 벌어진 동서의학 논쟁에서도 한의학의 과학성은 이미 중요한 토론 주제였습니다.[2]

한의학이 전근대적이며, 비과학적이라는 비판에 대해 저희 선배 세대의 한의학자들은 한의학에 충분한 과학성이 있으며, 한의학도 이미 하나의 과학임을 증명하는 것을 중요한 학문적 목표로 삼기도 했습니다.

지금의 EBMEvidence Based Medicine에 기초한 한의 임상 연구도 과학화의 한 유형이라고 할 수 있습니다. 좁은 의미의 과학화는 한의학 중 과학성이 있다고 생각되는 부분-주로 임상적인 효용성이 인정되는 한약과 침구의 효능-을 과학적인 방법으로 규명해서 그 기전을 밝히는 것으로서, 현재 가장 많이 이루어지고 있는 과학화의 한 형태라고 볼 수 있습니다.

이런 근대화, 과학화의 과정에서 한의학과 서양의학의 접목은 필연적이라고 볼 수 있습니다. 가끔 기괴한 모양의 설익은 하이브리드 이론이나 임상기술이 출현하기도 했지만 이것은 하나의 부산물일 뿐이며, 모든 근대화, 과학화가 이런 모양으로 진행되었던 것은 아닙니다. 그리고 이에 대한 모든 책임을 한의학자나 한의사들에게만 돌릴 수는 없을 것입니다. 왜냐하면 근대화, 과학화는 모든 동아시아 국가의 전통 의학이 밟아야만 했던 필연적인 역사적 과정이었기 때문입니다.

현재 한의계의 큰 고민 중의 하나가 바로 한의학의 정체성에 관한 것입니다. "왜 한의학과 상극이라 할 수 있는 기계론적인 양의학적 체계를 빌려 한의학을 다시 설명하고 혹은 잡종 같은 형태로 개량하려 하는지요?" 정말 좋은 지적이고, 많은 한의사들이 이런 이유로 인해서 '과학화', '현대화'라는 말에 대해 심정적 거부감을 표현하게 됩니다.

제 자신은 의대 공부를 하면서 서양의학적 설명과 한의학이론(혹은 개념)이 잘 들어맞는 부분을 발견할 때가 많았습니다. 예를 들면 한의학에서는 심신상교[3]心腎相交라는 용어가 있습니다. 신장이 혈압조절에서 하는 역

2) 조헌영, 『통속한의학 원론』, 학원사, 2007

3) 심과 신의 상호작용이 심, 신 각 장부의 정상 기능에 중요할 뿐만 아니라 생명활동의 기본이 됨을 설명하는 개념

할과 고혈압치료약의 작용기전을 배우면서 그 용어가 떠오르더군요.

그러나 모든 한의학 개념과 서양의학 개념을 일대일로 대응시키려는 것은 불가능하고 불필요하며 극히 위험하기도 한 발상이라고 생각합니다. 하지만 한의학적 관점에 서서 서양의학의 약물이나 검사결과를 활용하는 것은 가능하다고 봅니다. 한 가지 예로, 아스피린은 한의학적 관점에서는 서늘하거나 찬 약이고, 비타민 C는 신맛의 수렴시키는 약이므로, 환자의 병증에 따라 병용을 권하거나 금지할 수도 있습니다.

"한의학은 왜 서양의학의 논리에 자신을 해명하려는 듯이 행동하는 것입니까. 변증법적 발전에 대한 희망에서입니까, 아니면 한의학의 정체된 상황을 타개하기 위한 노력입니까?"라는 질문에 대해서 대답하겠습니다. 대부분의 '환자들'은 한의학의 논리를 상당부분 이해하고 한의사의 한의학적인 설명을 수긍하지만, 유감스럽게도 대부분의 '의사들'은 그렇지 못한 것이 현실입니다! 자신을 해명하려는 가장 주된 이유는 '환자를 위해서' "한의학의 보존, 발전을 위해서"라고 말할 수 있습니다. 아무리 좋은 치료법이라도 언론의 왜곡 보도 등에 의해 환자들이 오해를 해서 그 치료법이 사장될 위기에 있다면, 양심적인 의사들은 연구, 대 언론 홍보 등 모든 방법을 통해서 그 오해를 풀기 위한 해명, 즉 환자 교육을 할 것이라 생각합니다.

한의학이 정체, 답보된 상태인가 아닌가에 대해서는 한의계 내부에서도 이견이 많습니다. 그러나 설사 정체되었다고 보는 입장이라도 이 상황을 타개하기 위한 방법은 "더욱 더 한의학적 관점에 충실한 공부와 진료를 하는 것"이라는 입장이 대다수의 견해입니다. 한의학적 관점에 충실하다는 것은 현대 의학 혹은 과학의 기술과 도구를 배척하는 것이 아니고, 오히려 그것을 보조적인 수단으로 충분히 활용할 수 있는 가능성을 열어준다고 생각합니다.

"변증법적 발전을 위한 희망" 부분에 대해서도 의견이 엇갈립니다. 대다수의 생각은(저의 생각이기도 합니다) 의료 부분에서는 어느 정도 통합이 될 수 있어도, 학문적으로 완전히 통합되는 것은 불가능하며, 필요하지도 않은 일이라는 입장입니다. 그렇지만 '제3의학', '미래의학'이라는 개념을 사용하면서 보다 높은 차원에서의 두 의학의 통합을 꿈꾸는 분들도 계십니다.

근거중심의학을 구축하기 위한 여러 가지 의학연구 방법들

EBM(Evidence Based Medicine) 근거중심의학이라고 번역된다. 현재까지 행해진 연구들 중에서 가장 신뢰할만한 증거들을 환자의 가치판단과 의료진의 전문적인 진료행위에 결합시켜야 한다고 주장하는 의학의 한 사조. 1990년대 후반에 북미로부터 도입되어 의학 임상에서는 절대적인 권위를 발휘하고 있다. 전문가의 견해나 증례보고보다는 체계적인 임상연구가 어떤 치료행위의 근거(evidence)로 더 강력한 힘을 가진다고 본다. 근거중심의학에서는 임상연구 중에서도 단면연구나 환자-대조군 연구, 코호트연구보다는 RCT(무작위배정 대조군 연구)를 가장 높은 근거로 본다. 그러나 개별적인 환자에 대한 연구보다 RCT 결과를 더 우선하는 경향, 제약회사에 의해 연구비가 지원되고 역으로 그 제약회사 제품의 홍보에 이용되는 RCT 자체의 한계나 문제점에 대한 비판도 많다.

무작위배정 대조군 연구(RCT, Randomized Controlled Trial) 실험군(특정한 치료를 시행하는 군)과 대조군(치료를 시행하지 않는 군)을 무작위로 배정하여 진행하는 임상 실험. 실험군에 배정되었다는 것만으로 치료에 대한 기대가 높아져 플라세보 효과가 생길 수 있기 때문에, 실험에 참여하는 치료자와 환자 둘 다 어느 환자가 실험군 혹은 대조군에 속하는지 모르게 하는 것을 이중 맹검(double-blinded) 실험이라고 한다. 근거중심의학에서는 이중 맹검 무작위 대조군 연구의 요건을 잘 갖춘 연구 결과일수록 더욱 신뢰하는 경향이 있다. 대조군에는 위약(placebo, 진짜약과 모양이 똑같은 거짓 약)을 투여하는데, 제약회사가 개발한 신약의 효과를 보는 데는 적절한 연구모델일 수 있지만, 사람이 직접 시술해야하는 수술이나 침구치료 등의 처치법 효과 판정에는 많은 한계가 있다.

증례보고(case report, case series) 환자의 치료경험 사례 등을 모아 보고하는 것.

단면연구(cross sectional study) 일정한 시점에서 몇 가지 요인들을 조사하여 상관관계를 분석하는 연구 (예 : 음주자 1000명과 비음주자 1000명의 체중, 혈압

등을 조사하여 음주와 체중, 음주와 혈압 사이에 상관관계가 있는지 조사하는 것)

환자-대조군 연구(case-control study) 특정 질병의 환자와 환자가 아닌 군을 비교하여 발병요인 등을 찾는 것. 예를 들면, 폐암 환자(case, 환자군)와 폐암 환자가 아닌 사람(control, 대조군)들의 과거 생활습관을 조사하여 어떤 요인이 발병과 관련도가 높은지 조사하는 것. 기본적으로 현재 시점에서 과거의 일을 조사하므로 후향적 연구라고 한다.

코호트연구(cohort study) 특정한 인구집단을 설정하여 장기적으로 관찰하면서 생활습관과 질병발생 등을 조사하는 것(예 : 강화군민 전체를 대상으로 10년간 추적관찰하면서 인삼 복용이 위암 발생을 줄이는지 조사하는 것). 기본적으로 현재 시점에서 출발하여 진행되므로 전향적 연구라고 할 수 있으나, 시간과 비용을 절약하기 위해 후향적으로도 수행할 수 있다.

플라세보 효과 (placebo effect, 위약효과) 가짜 약을 투여해도 증상이 호전되었다고 하는 환자들이 반드시 생긴다. 이것을 임상연구에서 배제하기 위해 환자가 진짜 약을 복용하는지 가짜 약을 복용하는지 모르도록 하는 것을 눈가림(맹검, blinded study)이라 한다. 그러나 환자의 치료자에 대한 신뢰나 치료에 대한 기대가 실제로 치료효과에 영향을 많이 미치므로 이런 연구방식은 실제 임상을 반영하지 못한다는 비판이 있다.

실용적 임상 연구(Pragmatic Clinical Trial) 일상적인 임상진료가 효과가 있는지 없는지를 알아보기 위한 연구로, Pragmatic RCT라고도 하며, 설명적 RCT(Explanatory RCT)와 비교되는 개념이다. RCT는 진료내용 중 특정 부분이 얼마나, 어떻게 효과를 나타내는지 알기 위해 기타 요인들은 될수록 통제하여 비슷하게 하고 실험요인만 변화시키는 실험적인 설정 하에 이루어지는 연구인데 반해, 실용적 임상연구는 진료현장에서 일상적으로 행해지는 어떤 패키지의 진료행위가 효과가 있는지 없는지를 알아보기 위해 실제 임상 환경 하에서 이루어지는 연구이다. 침 치료와 같이 거짓치료 대조군을 설정하기 어려운 치료법의 효과유무를 판정하기에 적합하다.

단일 환자 임상시험(n-of 1 trial) 한 명의 환자에게 여러 가지 치료법을 바꾸어가며 시도하면서 치료효과를 평가하는 것으로 대개 만성적으로 재발하는 질환을 대상으로 한다. RCT 정도로 수준 높은 evidence라 할 수 있다.

한의학에서 서양의학적 검사와 진단기계 도입이 왜 필요한가

Q 한의학은 그 자체로 체계를 갖춘 '학문'이고 '의철학'입니다. 허접한 무속의학, 민속의학, 돌팔이가 아니란 거죠. 그러나 과학은 아닙니다. 오히려 철학에 가깝죠. "지금의 한의학은 그 당시, 예전 수준에서는 과학이었다."라는 표현은 과학이 무엇인지 모른다는 생각밖에 안 듭니다. 과학이 자연을 설명하는 것입니까? 그건 신학과 철학도 가능합니다. 과학이란 실험이나 논리로 또는 현상 관찰로 증명이 가능한, 근거가 있는 것을 말합니다. 의학이 과학이 되기 위해서 EBM을 표방하고 있는 것도 이 때문이죠. 한의학은 서양의학, 정통의학과는 병을 보는 관점, 기초, 출발부터가 다릅니다. 그 사실을 인정하고 그 병태病態 생리로 진단하고, 치료하고, 교육하면 되는 것입니다. 과학적 사고에 빠진 사람들이 보기에 언뜻 말이 안 되는 것 같지만 뚜렷한 논리가 있다는 것입니다. 그런데 자꾸 서양의학식의 수치개념이나 해부학적 마인드, 유전자를 끌어들여서 한의학의 기초 자체가 흔들리고 스스로 존립을 어렵게 하는 것이 아닌가 합니다. 한의사가 왜 그러한 병태 생리를 가지고 초음파를 보고, MRI로 뇌졸중을 진단하고, 당뇨에 혈당 수치를 도입하고, 인슐린 치료를 논합니까? 한의학의 정체성은 도대체 뭡니까? 자신들의 논리를 서양의학적 사고에 꿰맞추려는 시도가 스스로 존립을 어렵게 한다고 봅니다. 그것은 근거중심의학으로 발돋움 하는 것과는 다

른 것이죠. 근거중심의학은 환자치료 결과가 좋으면 되는 거지, 서양의학을 도입해야하는 것은 아닙니다. 스스로 한의학의 존립과 정체성을 흔들리게 하고 있는 것 같은데 어떻게 생각하십니까?

A 한의원 내에서 서양의학적인 검사나 의료기기 사용이 타당한지, 하니면 반드시 외부 병원으로 의뢰하여 시행해야 하는지는 일단 논외로 하고, 어떤 형식으로든 한의학에서 서양의학을 도입할 수밖에 없는 현실적인 이유를 세 가지 측면에서 예를 들어 말씀드리겠습니다. 토론에서도 간단히 언급했지만, 치료를 위한 한의학적인 진단에 한계를 느껴서 도입, 사용하는 것은 아닙니다. 대부분은 상업적인 목적이 크지만, 그렇지 않은 경우에도 필요하다는 사실을 설명드리겠습니다.

근거중심의학이 되기 위해

환자 치료 결과가 좋으면 되는 것은 확실합니다. 그러나 "뇌졸중에 대한 침구치료의 효과"라는 주제로 임상연구를 한다고 가정해 볼 때, 치료효과는 환자의 운동능력 평가, 환자의 삶의 질 평가 등으로 판정할 수 있다고 해도 뇌졸중이라는 것은 어떻게 확진을 해야 할까요? 병원에서 뇌경색이라고 했다든지, 환자 자신이 느낄 때 중풍 같다든지 하는 말을 옮겨 적기만 하면 될까요? 뇌경색이라도 MCA infarction[4] Middle Cerebral Artery infarction인지, lacuna infarction[5]인지, TIA[6] Transient Ischemic Attack인지 구별해야 연구가 의미있는 결론을 낼 수 있는데, 이런 양방적 진단을 위해서는 환자가 가져온 이전 병원에서의 MRI, 그에 대한 판독서, 의무기록 등이 있거나 아니면 연구를 하는 곳에서 다시 MRI 촬영을 할 수 밖에 없습니다.

논란이 많이 되고 있는 한약관련 간손상 문제도 마찬가지입니다. 이

4) 중대뇌동맥 경색 – 큰 병변을 초래함

5) 열공성 경색, 비교적 작은 혈관이 막혀 초래된 작은 병변

6) 일과성 뇌허혈 – 뇌혈관이 잠시 막혔다가 다시 개통되는 것으로 뇌에 병변을 만들지는 않음

런 저런 논란이 많은데, 정확한 incidence발생률와 특징적인 prognosis예후, patient-susceptibility취약한 환자군 등을 파악하려면, 상당한 규모의 무작위 추출된 환자를 대상으로 한약 복용 중에 정기적으로 LFTLiver Fuction Test 간기능 검사 f/ufollow up, 추적검사를 하는 것이 가장 정확한 방법입니다. 한의사가 혈액검사를 해서는 안 된다면, 도대체 어떤 방식으로 그런 근거 자료들을 만들 수 있을까요?

예후판정과 신속한 후송, 전원을 위해

단순 염좌sprain, 삐는 것인지 골절인지는 치료 경과를 보고 추정할 수 있지만, 확인은 X-ray로만 가능합니다. 그렇다고 정형외과에 가서 사진을 찍어 와야만 침구치료를 해줄 수 있다고 말할 '간 큰' 한의사는 별로 없을 겁니다. 정형외과를 방문해서 사진 찍어보라고 신신당부를 한다고 해서 환자가 꼭 그 말을 듣는 것도 아니고요. 근골격계 질환 전문 한의원이라면 직접 찍어 보고 싶다는 생각도 하겠지요? 통증 질환치료 과정 중에서 아무래도 환자가 당뇨병인 것으로 의심이 되어 병원에 가서 혈당 검사를 해보시라고 해도 환자가 차일피일 미루고 있는 경우, 간이 혈액분석기를 사용해서라도 혈당 검사를 하고, 그 결과를 가지고 환자에게 더 단호하게 이야기해야 좋은 한의사가 아닐까요?

치료효과 확인을 위해

임상연구가 관심사가 아니라 하더라도, 치료효과는 의사에게 인정받을 뿐 아니라 환자에게도 인정받아야 합니다. 만성피로나 통증 질환 같은 것은 환자가 좋아졌다고 하면 그것으로 충분하지만, 당뇨를 한방으로 치료하겠다고 했으면 증상 소멸이나 완화만이 아니라 혈액 검사에서 혈당수치가 떨어져야만 합니다. 부정기적 하복통을 치료하는 것이 아니라 자궁근종을 치료하겠다고 했으면 증상 완화만이 아니라 초음파로 근종의 크기가 조금이라도 줄어들었음을, 적어도 증상 완화와 더불어 크기가 커지지는 않았음을 환자에게도 보여주어야만 합니다. 옆에 있는 산부인과 의원과 사이가 좋다면 매번 초음파를 의뢰할 수도 있겠지만, 그렇지 못하다면 어떻게 해야 할까요?

가장 근본적인 이유는 질병과 치료에 관한 용어가 대부분 서양의학 용어로 통용되고 있는 것이 한국의 현실이란 점입니다. 자궁근종은 한의학적 질병명이 아니고 당뇨도 한의학적 정의는 아닙니다. 그러나 서양의학적 증상명과 질병명으로 통용이 되니까 서양의학적 근거와 기준이 필요한 것이고, 서양의학적 검사도 필요한 것입니다.

음양오행이론은 과학인가 철학인가

Q1 한의학을 옹호하면서 '수천 년 전 이미~', '수천 년 동안~' 이런 말이 참 많이 나왔습니다. 이미 우리의 조상들 때부터 많은 경험을 통해 진가가 인정되었다는 의미일 것입니다. 하지만 오래되었고 그동안 크게 문제가 없었다고 해서 그것이 진실일 수는 없다고 생각합니다. 음양오행에 관한 강의를 들으면서 전 그것이 한의학에서 말하는 생리학이라고는 짐작할 수도 없었습니다. 그저 동양철학이겠거니 하고 받아들였지요.

음양오행이라는 것은 예전부터 전해 내려오는 동양의 철학이지 그것이 현실에 적용될 수 있는 과학적 이론은 아니라고 생각합니다. 하지만 강의에서는 한의학의 과학적 근거의 바탕은 이 음양오행에 있다고 하시더군요. 이론적 토대가 진실이 아니라면 그 위에 아무리 멋진 집이 있더라도 언젠가는 무너져 버릴 수밖에 없겠지요?

지난 한 주 동안 한의학에 대한 깊은 신뢰를 보이시는 네 분의 강의를 들었습니다. 하지만 제 눈에는 이미 진실이 아니라고 밝혀진 천동설을 옹호하는 중세시대의 사람들처럼 비춰졌습니다. 이미 기술의 발전으로 인해 서양에서는 그 전까지 그들이 지켜왔던 그들만의 전통 의학이 현재의 현대 의학으로 대체되었습니다. 그들은 자신들의 손으로 여러 번의 우연의 반복을 통해 현대 의학으로

갈 수 있는 길을 발견했고, 몇 번의 혁신을 통해 옛것이 틀렸다는 것을 알고 새것을 받아들였습니다. 마치 천동설을 수천 년간 믿어오던 사람들이 지동설을 받아들였던 것과 마찬가지지요. 이전까지의 이론이라는 것이 과학의 발전으로 인해 거짓임이 드러난 것이지요.

한의학이 고대 그리스/히포크라테스시대 의학 같다고 느꼈습니다. 분명 사체액설[7] 시절에도 그에 따른 진단과 처방지침이 있었고, 처방이 있고, 약물상호작용이 (이론적으로) 있었지요. 사체액설도 우주를 바라보는 철학적 시각에서 만들어진 것이고요. 고대 그리스 시대 의학과 비교당하는 것에 대해 어떻게 반박하실 것인지요?

한의학의 경우 동양권에 현대 의학이 전해진지 100년이 다 되어가는 이 시점에도 그것이 사실임을 증명하려는 많은 노력을 하고 있을 뿐, 강의에서 들었듯이 성과는 없는 듯합니다. 물론 몇몇의 지엽적인 치료성과는 있었지만 근본이론인 음양오행론의 진실성을 가져다주는 성과라는 것은 없는 듯합니다. 이쯤 되면 한의사들이 그토록 옹호하던 음양오행론이 허구라는 것을 인정하고 이것을 바탕으로 설명하려던 한의학적인 요소들을 포기하고 현대적인 시각에서 그것들을 현대 의학의 일부로 개선발전시키려는 노력이 필요한 것이 아닌가 싶습니다.

선생님은 음양오행이 진실이라고 생각하십니까? 그렇다면 그것이 과학적으로 접근해야 할 질병이라는 실제를 아직도 다룰 수 있는 우수한 접근방법이라고 생각하십니까?

7) 사체액설(四體液說, Humor theory)은 고대 그리스와 로마시대 의사들과 철학자들이 주장하던 인체의 구성 원리이다. 히포크라테스가 처음으로 주장했으며, 혈관계에 대한 연구가 진행된 9세기가 되기 전까지 가장 영향력 있는 의학 이론이었다. 기본적으로 인간의 몸이 네 가지의 체액, 즉 혈액(血液, blood), 점액(粘液, phlegm), 황담즙(黃膽汁, yellow bile), 흑담즙(黑膽汁, black bile)으로 차 있으며, 체액들 사이의 균형이 맞으면 건강한 상태라고 생각했다. 모든 병과 심신의 장애는 체액들 중 하나라도 모자라거나 넘치는 데에서 발생한다고 보았다

Q2 한의학이 효과가 없다고 생각하지는 않습니다. 현재에도 수많은 환자들이 이용하고 있고 신뢰하고 있다는 것은 어느 정도 효과가 분명히 있기 때문일 것입니다. 그것이 약이든 침이든 무엇이든 말입니다. 하지만 한의학을 이

제는 현대인에게 이해하기 쉬운 방향으로 설명하려는 노력이 필요하지 않은가 싶습니다. 한의학의 체계적인 발전을 위해서 한의학의 서양의학화를 받아들여야 한다고 생각합니다. 그리고 음양오행이나 장상론은 인간과 환경을 바라보는 하나의 철학사상으로 계승되는 것이 바람직하지 않나 생각합니다. 그리고 이런 식으로의 접근이 한의학계에서 원하는 양한방 협진을 하는 데 있어서 필수적인 요소가 아닌가 싶습니다.

한의학의 기초는 과학이 아닌 철학입니다. 이를 인정하고 이론의 정체성을 지키는 것이 낫다고 봅니다. 병에 대한 다른 접근이 의학의 이해를 넓혀주거나, 치료에 새로운 장을 열 수도 있겠지요. 한의학의 과학화는 "치료 효과의 증명"이란 면에서 접근해야 합니다. 우리는 이 병을 이렇게 생각했고 그래서 이렇게 치료했다. 아무래도 좋습니다. 새 치료법이 더 나은 효과만 보인다면, 그 철학 이론도 우리 인류에게 도움을 준다고 생각합니다. 하지만 이러한 증명이 있기 전까지는 보완대체의학일 뿐이라는 것도 잊어서는 안 될 것입니다.

A 우선 이 시대에도 한의학이 존재할 수 있는 이유는 임상에서의 효용성입니다. 지금도 한의원이나 한방병원에서 한의사들이 환자를 치료하고 있습니다. 한의학의 존재가치는 일차적으로 바로 한의학 임상에서 보이는 한의학의 치료 효과에 있습니다.

그렇다면 이러한 임상적 효용성은 어디에서 오는가? 단순히 한약이나 침 그 자체가 가지고 있는 효과인가? 저는 이러한 효용성이 한의학 임상이 기초하고 있는 한의학 이론과 무관하지 않다고 생각합니다.

음양오행 이론은 동아시아 역사 전반에 걸쳐 동아시아의 전통과학 뿐만 아니라 모든 학문에 적용되었던 이론입니다. 따라서 음양오행 이론의 모습은 각 분야마다 다양하게 나타났고 적용의 스펙트럼이 대단히 넓었으며,

20세기 초반에는 음양오행에 대해 여러 비판이 있었던 것도 사실입니다.

그러나 한의학으로 그 범위를 한정하면 음양오행은 도무지 이해하지 못할 괴상한 이론이 아닙니다. 음양오행 이론은 한의학에서 인체에 대한 전일론적 관점을 형성하는 기초가 되었고, 한의학 임상에서 활용되는 장상론이나 기혈氣血이론[8]과 같은 많은 이론이 이 음양오행 이론으로부터 나왔습니다.

그렇기 때문에 한의학 임상에 일정한 효용성이 있음을 인정한다면 한의학 임상 전반을 지배하고 지도하는 한의학 이론도 가치가 있다고 생각해야 하고 이런 점에서 한의학의 과학화도 생각해야 한다고 봅니다.

서양의학 진영에서 말하는 한의학의 과학화는 한의학 임상에서 보이는 한약과 침구치료의 효과를 과학적인 방법으로 검증하고 한의학 이론에 기초한 한의학적 설명을 과학적인 언어로 표현된 과학적 설명으로 대체하는 것을 의미합니다. 질문에 쓰신 대로 "음양오행을 바탕으로 설명하려던 한의학적인 요소들을 포기하고 현대적인 시각에서 그것들을 현대 의학의 일부로 개선·발전시키려는 노력"이 바로 이런 종류의 과학화입니다.

하지만 이런 과학화가 낳을 수 있는 위험성에 대해서도 비판하지 않을 수 없습니다. 왜냐하면 이런 과학화는 결국 한의학의 서양의학화를 초래하고, 한의학의 특성과 정체성을 소멸시키는 결과를 낳을 수도 있기 때문입니다. 저는 한의학이 이 시대의 의학발전에 기여할 수 있는 부분이 있다면 이것은 바로 서양의학과는 다른 관점에서 인체를 보고 접근하게 만드는 한의학 이론이라고 생각합니다.

한편 현실적으로 한의학의 현대화, 과학화라는 명제는 한의학의 생존과 발전에서 피해갈 수 없는 과제라고 생각합니다. 과학화, 현대화의 개념은 사용하는 사람에 따라 구체적인 함의가 달라지고, 한의학적인 요소를 포기하는 것을 포함하느냐도 달라지겠지만, (받아들일 수 있는 방식의) '치료효과의 증명', '이해하기 쉬운 방향으로 설명'하는 것은 적극적인 생존 발전 전

8) 인체의 구성요소 중 양의 대표를 기, 음의 대표를 혈로 보아 기혈의 작용으로 인체 생리를 설명하는 이론

략이 될 수도 있고, 가장 나쁘게 표현해도 '차악', '필요악'이라고 할 수 있겠지요. 물론 한의학의 치료효과라는 것이 보이는 치료의 결과로 증명되어야 하지만, 한의학과 서양의학의 질병의 인식방법과 범위가 다른 것이므로 한의학을 서양의학적으로 증명하지 않으면 가치가 없다고 해서는 안 될 것입니다.

한의계 내부에서 "한의학의 과학화"에 대한 다양한 입장이 존재하는 것이 결국은 어떤 형태로든 역할 분담 형식으로 나아갈 거라고 개인적으로는 전망합니다. 신제품 개발팀, 생산팀 뿐만 아니라 해외시장 개척팀, 홍보팀이 있어야 상품을 팔수 있는 것 처럼요.

더 근본적인 문제는 음양오행이론이 진실 여부를 판별할 수 있는 사실들의 집합체가 아니라 하나의 세계관이라는 것입니다. 학문이 있기 전에 자연현상이 존재했고, 이 자연현상을 들여다보는 창이 학문입니다. 학문이라는 것은 사실이 아니고 도구입니다. 자연과학도 자연현상을 들여다보는 도구이고, 음양오행도 자연을 보는 도구일 뿐입니다. 음양오행이 사실이냐, 음양오행이 과학적이냐 하는 질문은 자연현상이 자연과학적으로 존재해야 한다고 생각하거나 자연현상이 음양오행적으로 존재해야 한다는 말처럼 우스운 일입니다.

운동 3법칙으로 대변되는 뉴턴적 세계관이 여전히 현대 과학과 현대 의학의 기본 토대라는 점은 부정할 수 없을 것입니다. 제가 지식이 짧아 현대 물리학을 깊이 있게는 모르지만, 아인슈타인의 상대성 이론과 양자 물리학의 발전으로 뉴턴적 세계관의 적용에 많은 한계가 있음이 밝혀졌다고 알고 있습니다. 어떻게 표현하면 오류로 밝혀졌다고까지 평가할 수 있습니다. 하지만, 미시세계나 거시세계가 아닌 일상세계에서는 여전히 효용성이 있기 때문에 폐기되지 않고, 여전히 서구적 세계관으로 작동하는 것에 음양오행이론을 비유한다면 억지일까요?

오행 개념이 의학의 근본 개념이 될 수 있는가

Q 강의에서 가장 강조하시는 것 중 하나가 한의학의 과학적 측면이었습니다. 그런데 과학의 특징 중 하나는 시대가 변하고 새로운 진실이 밝혀지면 패러다임이 바뀔 수 있다는 것이고 이것이 과학의 발전을 이끄는 원동력입니다. 그러나 한의학은 진실성을 검증하기 힘든 동양 철학에 기반을 두고 있기 때문에 패러다임의 변화를 생각하기 힘들고, 전해져 내려오는 의학 개념에서 발전되기가 힘들다고 생각합니다.

특히 강의 중에서 목, 화, 토, 금, 수를 기준으로 인체 장기 및 조직을 구분한 것이 있는데, 과연 목화토금수라는 것이 의학의 근본이 될 만한 자격을 갖춘 개념인지 의문입니다.

A 아주 좋은 지적을 해주셨습니다. 한의학 미래포럼 주최로 열린 토론회(2006.8.28 제3차 토론회)의 주제도 "한의학에서 음양오행 패러다임은 여전히 유효한가"라는 문제였습니다. 저는 직접 참석을 못했지만, 전해들은 이야기로는 오행 개념에 대해서는 폐기되어야 한다는 주장까지도 있었다고 합니다. 강의록에 소개된 오행귀류표 외에도, 전통 중국철학과 의학

에서는 모든 사물과 현상을 오행에 배속시키고 있는 만큼, 오행은 한의학의 기본 개념 중의 하나입니다. 이것에 근거한 아주 복잡한 이론들이 많이 있지만, 저의 개인적인 견해는 다음과 같습니다. 오행개념의 모든 것들을 기계적으로 적용하는 것에 대해서는 반대하지만, 그 개념 자체가 폐기될 대상은 아니고 기본 개념으로 여전히 작동할 수 있다고 봅니다. "한의학의 발전이란 과연 무엇인가"는 만만한 문제가 아니기 때문에 잠깐 논의를 미루고자 합니다.

오장육부의 오행배속에 대해서는 조금 보충 설명합니다. 장부는 오장五臟 : 간, 심, 비, 폐, 신과 육부六腑 : 담, 소장, 위, 대장, 방광, 삼초로 이루어져 있는데, 각각 오행에 배속되어 있고, 인체의 이목구비, 피부, 근육, 골격 등의 다른 구조들도 각 장부에 연관되어 있습니다. 예를 들면 폐-대장-코-피부-흰색-매운 맛 등은 모두 오행 배속에서 금金에 해당되는 것으로 서로 밀접한 연관을 가지고 있습니다. 오행의 상생과 상극의 이론은 한 장부의 병이 다른 장부에 영향을 미치거나 다른 장부의 병으로 전화하는 것을 설명하는데도 적용됩니다.

여기서 가장 중요한 것은 한의학에서 말하는 장부는 현대 의학에서 지칭하는 해부학적 장기organ와 일대일로 대응하는 것이 아니라 비슷한 기운과 기능을 가진 하나의 유類기능체계라는 것입니다. 즉 한의학에서 말하는 신腎은 신장kidney : 콩팥이라는 장기뿐만 아니라, 인체의 성, 생식기능과 시상하부-뇌하수체-부신호르몬 축이 담당하는 기본적인 생명활동 기능까지도 포괄하는 개념으로 이해해야 합니다. 또 한 가지 비장脾臟에 대해서는 같은 번역어를 사용하는 spleen이 아니라 pancreas혹은 pancreas + spleen로 이해해야 합니다(서양의학이 한국에 도입될 때 일본에서 번역된 의학용어가 들어오면서 어떻게 개념의 혼란이 오게 되었는지에 대한 자세한 서술은 김용옥의 『동양학 어떻게 할 것인가』에 잘 나와 있습니다).

임상적 효용이 있다면 한의학 개념체계가 의학으로 인정될 수 있는가

Q 1 이번 한의학과 보완의학 커리큘럼은 시의적절 했다고 생각합니다. 학교에서 배운 지식 외에 여타 진단 치료법들이 어떤 게 있고 어떤 게 쓸 만한지 관심을 가져야 하는 추세이니 관심을 환기시키는 면만으로도 유익하다고 생각합니다.

저는 한의학의 개념과 관련해 의아함을 느낍니다. 예컨대 오행에 대해 ○○○ 선생님은 "오행개념 자체가 폐기될 대상은 아니고, 기본 개념으로 여전히 작동할 수 있다고 본다"고 쓰셨고, ○○○ 선생님은 "한의학 임상에 일정한 효용성이 있음을 인정한다면 이는 한의학 임상 전반을 지배하고 지도하는 한의학 이론도 가치가 있다고 생각해야 하고…"라고 쓰셨습니다. 그런데 여러 학우들이 오행이 철학적 지식이 아니라 자연과학적 지식이라는 근거가 뭐냐고 이해되는 취지의 질문을 했는데, 저 역시 궁금하구요. 그럴 듯한 답이 아직 올라오지 않은 듯합니다. 저는 한의학 개념들이 철학이라고 생각합니다.

그래서 의사들이 한의학을 비판하는 큰 이유가 철학이라고 생각하는 한의학이 자연과학 행세를 하고, 나아가 현실적인 응용과 적용을 하기 때문이라고 생각합니다. 이 부분이 중요하다고 생각되는데 설득력 있는 답변이 없어서 아쉽네요. 선생님은 어떻게 생각하시는지요?

A1 철학인 한의학이 자연과학 행세를 할 수 있는가에 대해서는 철학 vs 과학, 그중에서도 자연과학의 개념에 대한 정의부터 되어야 할 문제이므로, 제 능력을 뛰어넘는 질문인 것 같고, 결국은 환원주의 철학과 비환원주의holistic 철학의 대립이 제일 밑에 깔려 있는 것이 아닐까 생각됩니다. 다른 답변들에 제가 할 수 있는 이야기는 다 한 것 같습니다.

다시 한 번 강조하고 싶은 것은 자연과학도 오행도 자연 그 자체로서의 사실 혹은 진리가 아니라는 것입니다.

주관적 인식과 무관한 객관적 진리 자체란 없다고 보는 철학도 있습니다만, 자연과학도 음양오행도 아니 인간이 만들어낸 어떤 학문도 자연을 들여다보고 자연을 이해하는 인간의 도구라는 사실을 잊으면 안 될 것입니다.

Q2 선생님은 임상적 효용이 있다면 이론도 가치 있다고 말씀하셨는데, 의학에서 경험적으로 어찌어찌하니 어찌어찌되더라 하는 부분도 많을 거라고 생각합니다. 당시의 경험적 지식들이 당대에 유행하던 오행이론과 만나 오행적인 체계 안에 정리된 면도 많았을 거라고 생각합니다. 약제 처방 같은 것도 그렇지요.

인체의 기가 흐르는 길이라고 하는 경맥과 낙맥의 지식이 오행개념이 없다고 나올 수 없는 거였다고는 생각되지 않습니다. 시술 경험이 쌓여 그런 정리된 지식이 만들어졌을 수 있고, 대표적으로 임맥과 독맥 같이 기공수련으로 얻어진

지식이 기여한 면도 있었을 거라고 생각합니다. 개념체계와 임상기법의 관계가 역사적으로 어떠하였다고 보시는지요?

그리고 임상효능이 한의학 개념체계를 어느 정도나 정당화한다고 생각하시는지요?

A2 기공 수련 시 기가 흘러가는 일은 실제로 있는 자연현상이고 음양오행은 그런 현상을 설명하고 이해하는 도구일 뿐입니다. 경맥과 낙맥이 오행적으로 흐르는 것이 아닙니다. 제가 의사학醫史學에 대해서 깊이 있는 지식이 없지만, 임상기법과 개념체계는 명백한 선후가 있다기보다는 학생이 묘사한대로 상호작용 하면서 발전해 왔을 것입니다. 지적한 대로 한의학의 지식체계, 개념체계가 계속 생명력을 가지기 위해서는 새로운 임상기법, 새로운 의학적 발견들에 기여하는 바가 있어야 할 텐데, 저는 그럴 수 있는 가능성이 있다고 봅니다.

의학에서 이론과 임상의 관계는 서양의학사의 중요한 주제 중 하나였습니다. 네이산 사빈Nathan Sivn과 같은 중국 과학사 학자는 서양에서 의학이론과 임상이 분리되었던 역사가 있었던 것과는 대조적으로 중국의학에서는 이런 분리가 없었음을 강조하고 있습니다.[9] 즉, 갈렌[10]Galen 시대 이후 유럽에서는 의학 서적을 보유하고 이를 통해 의학을 이론적으로 연구했지만 이것들을 임상적으로 사용하지 않았던 성직자들과, 이들 의학서적에 접근할 기회가 없었던 치료자들이 서로 분리되어 있었으며, 이런 의학이론과 임상 사이의 단절을 극복하는데 많은 세기가 소요되었다고 말하고 있습니다.

하지만 한의학은 본래 이론과 임상의 구분이 존재한 적이 없었습니다. 이 말은 전통시대 한의학의 역사 속에서 한의학 이론만을 전문적으로 연구하는 연구자 그룹은 존재하지 않았다는 것을 의미합니다. 우리가 지금 볼

9) 네이산 사빈, 「동아시아의 과학과 기술」(조셉 니담, 『중국의 과학과 문명』, 을유문화사, 1977)

10) 갈렌(Cladius Galen, 130－200 A.D.)은 로마를 대표하는 의학자로 히포크라테스의 의학을 이어 받았고, 여러 의학파들의 의견을 통합하여, 의학을 과학으로 만든 의학자라고 할 수 있다. 동물을 해부하고 연구하는 것에 뛰어났으며, 히포크라테스 학파와는 반대로 복합처방, 피를 뽑거나 설사를 하게 하는 배출법 등의 적극 치료를 했다. 수백 권의 책을 썼고, 그중 스물두 권이 남아 있는데, 중세에는 갈렌의 학설을 절대 진리로 여겼기 때문에 오히려 의학이 발전하지 못했다는 비판도 받는다

수 있는 한의학 서적들을 저술한 사람들은 모두 임상에 종사했던 임상의들이었습니다. 송대 이후 유의儒醫들이 출현해서 의학 이론을 당시 지배철학과 정합적인 것으로 만들려고 시도한 적이 있었지만 『황제내경』으로부터 시작되는 한의학 서적들은 모두 임상과 관련성을 가지고 있었으며 실천의 중요성을 항상 강조하고 있었습니다. 그래서 네이산 사빈은 적어도 한의학과 관련해서는 이론theory이라는 용어를 피하는 것이 좋다는 의견까지 제시하고 있습니다.

한의학에서 이론은 일반적으로 과학에서 말하는 이론과는 그 성격이 다릅니다. 그래서 서양의 중국의학사 학자들은 한의학 이론을 'doctrine'교조, 교의으로 번역하고 있습니다. 임상을 이끌어가는 지도원리 정도의 개념이 되겠지요.

한의학에서 이론은 순수하게 이론의 차원에서만 연구된 적이 없습니다. 임상적인 경험을 정리하고 설명할 수 있으며, 임상을 이끌어 갈 수 있는 범위 안에서 고안되고 운용되었던 것이 한의학 이론입니다.

Q3 문제는 미래라고 생각합니다. 현재보다 더 나은 치료방법을 개발하는 것이 중요할 텐데, 현재 효과 있는 임상기법들을 넘어서 더 나은 방법들을 찾으려고 할 때 지금의 한의학 지식체계가 과연 기댈만한 것일지 의문입니다. 개념이 현실을 반영하는 건지 의문스러운데다, 한 단어에 너무 많은 뜻이 담겨 있습니다. 가급적이면 명료하고, 단순하고, 상호소통이 쉽게 정의된 어휘로 이루어진 체계가 과학으로서 더 바람직하다고 생각하는데 한의학은 불명확하고, 복잡하고, 상호소통이 어려운 어휘들로 구성된 거 같습니다. 선생님은 어떻게 생각하시는지요? 전에 한의사 분이 쓰신 한의학 교양서를 읽다가 놀란 적이 있습니다.

심을 설명하시면서 서양의학에서의 심은 단순히 심장이라는 해부학적인 개념이지만 한의학에서의 심은 그것을 포함하면서 다른 무슨무슨 기능 등등까지 포괄하는 개념이라는 말에서 어떤 자부심의 뉘앙스를 느꼈기 때문입니다. 제 생각에 그건 잘 모르고, 대충 두루뭉술하게 안다는 징표이므로 오히려 부끄럽게 여기고 더 특정해서 표현하려 노력해야 한다고 여겨져서요. 부분을 보지 못하면서 전체를 본다는 건 넌센스라고 생각합니다.

A3 맞습니다. 부분을 모르고 전체를 알 수는 없는 일입니다. 한의학은 비교적 증상 쪽의 질병에 치우쳐있고, 서양의학은 비교적 형태 쪽의 질병에 치우친 면이 있다고 판단됩니다. 서양의학의 눈으로 본다면 한의학은 단순한 증상을 치료하기 때문에 질병의 본질을 치료할 수 없다고 보는 것이고, 한의학의 눈으로 본다면 증상이 형태의 원인이기 때문에 형태적인 질병까지 간다면 치료의 시기가 너무 늦어졌다고 보는 것입니다. 그렇기 때문에 한의학적 장부의 개념에는 기능이 포함되어 있습니다. 심장이라는 장부의 개념에는 마음을 비롯한 다양한 기능이 포함됩니다. 이것은 두루뭉술한 것이 아니라 좀 더 자세한 것이라고 볼 수도 있습니다.

한의학 용어 표준화 문제는 한의계 내부에서도 큰 숙제입니다. 내포와 외연이 넓고 함의도 매우 다양한 용어들을 어느 정도는 협소하게 개념 정의를 하고, 개념 사용례를 규정해야 하는데, 이것이 한의학의 본질을 훼손하지 않도록 하는 데에 어려움이 아주 많은 것 같습니다.

결국 한의학 이론과 개념체계의 효용성을 판단할 수 있는 기준은 임상에 있습니다. 한의학에서 인체 생리를 바라보고 질병을 평가하는 잣대는 분명히 서양의학과 다릅니다. 문제는 다르다는 것 그 자체가 중요한 것이 아니라 한의학에서 바라보는 인체 생리, 병리관에는 어떤 특징이 있고, 한의학 이론과 개념체계는 이런 생리, 병리관과 어떻게 연관되어 있으며, 또 이것이 궁극적으로 현재의 의학이 발전하는데 어떤 기여를 할 수 있겠는가 하는 것입니다.

특히 서양의학 전공자의 입장에서는 이런 한의학 이론과 개념들이 받아들이기 힘들고, 자체로 이해하기도 힘들어 대단히 성가신 존재라는 사실을 충분히 공감할 수 있습니다.

그러나 한의학 용어들은 나름대로의 의미와 역할이 있습니다. 예를 들어 '기'氣는 개념적으로 ▲기는 형질이 없어 어디든지 들어갈 수 있고 또 존재하지 않는 곳이 없다, ▲기는 물질 현상과 정신현상을 모두 포괄하며, 자연, 사회, 인간의 몸 모두 이 기 개념을 적용하여 설명하는 것이 가능하다, ▲일반적으로 물질은 움직이려면 외부에서 힘이 가해져야 하지만 기는 자발적인 운동성을 가지고 있다는 속성이 있습니다. 그러나 현실에서 이런 조건을 충족시키는 존재론적 실체는 발견하기 힘듭니다. 그래서 존재론적 차원에서의 기에 대한 연구는 난관에 봉착해 있습니다. 하지만 그렇다고 해서 기라는 개념이 전혀 쓸모없는 그런 것인가요? 그렇지 않습니다.

기는 이 세계를 생성의 관점에서 바라보게 하는 대단히 유용한 도구 개념입니다. 기 개념을 통해 바라보는 이 세계는 서양의 존재론적 세계관을 통해 볼 수 있는 그런 정적인 세계가 아닙니다. 기 개념을 통해 인식하는 이 세계는 변화하고 움직이는 역동적인 세계입니다. 그리고 기는 이 세계에 존재하는 모든 사물들이 하나의 기로 이루어져 있다는 존재론적 동일성을 담보합니다. 그래서 기 개념을 통해 이 세계에 존재하는 모든 만물들이 서로 연결되어 있고 또 서로 영향을 주고받는다는 것을 설명할 수 있습니다.

한의학에서도 인체를 이런 관점에서 바라봅니다. 인체는 전일적이며, 항상 변화하고 있고, 인체를 구성하는 각 부분들은 전일적인 생명 아래 서로 연계되고 통일되어 있습니다. 그리고 인체는 인체를 둘러싸고 있는 외부 환경의 변화와도 밀접하게 연결되어 있습니다. 만일 기 개념이 없다면 한의학의 이런 인체관은 성립될 수 없었을 것입니다.

이처럼 한의학 이론과 개념들은 한의학 체계 안에서 일정한 위치를 차지하고 있으며 또 일정한 역할을 수행하고 있습니다.

그러나 이런 이론과 개념체계만으로는 한의학의 의학적 효용성을 판단할 수 없습니다. 더욱 중요한 것은 이론과 개념 그 자체보다도 이런 이론과 개념으로 담보되는 한의학 임상이 '얼마만큼 효용성을 가지고 있는가'입니다. 이것은 임상적인 성과를 통해서만 평가할 수 있을 것입니다. 한의사들은 수천 년 동안 축적된 한의학 임상 분야의 질병 치료 경험들을 신뢰하고 있습니다. 하지만 시대가 변해서 이런 경험에만 의지해서 임상하는 것이 어려워졌습니다. 한의학 임상 평가에 EBM이 도입되고 다양한 과학적 검증을 거치는 것은 불가피한 일이 되었습니다. 그래서 여러 한의사들이 이런 작업에 매달리고 있습니다. 이런 종류의 연구가 축적된다면 한의학 임상과 이론의 효용성도 보다 분명하게 밝혀질 것이라고 생각합니다.

장상론의 근거는 무엇인가

Q 저의 얕은 지식으로는 장상이라 하면 신체 부위가 몸 안의 장기와 비슷하게 생겨 그 둘을 연관 지어서 생각하는 것으로 알고 있습니다. 귀 모양은 콩팥을 닮았다거나 하는 것처럼 말입니다. 실제로 장상론에 근거하여 치료는 어떤 식으로 이루어지며 그 이론적 근거는 한의학에서 어떻게 설명하고 있는지 궁금합니다.

A 장상론의 기본 개념은 안에 감추어져 있는 것藏이 바깥으로 드러난다象는 것입니다. 단지 모양이 비슷하다는 이유로 연관시키는 것은 아닙니다.

귀를 신腎과 연관시키는 것은 이목구비 중에서 귀가 신의 속성과 가장 잘 통하기 때문이고, 그것은 오행적으로는 수水, 음양으로는 음중지음陰中之陰으로 표현합니다. 치료에서는 이롱耳聾(난청), 이명 등의 귀질환을 신허腎虛로 보고 치료합니다.

신장기형과 귀의 문제가 동반된다든지, 한 가지 약이 신독성[11]과 이耳독성[12]ototoxicity 두 가지를 모두 일으킬 수 있는 것 등에 대해서는 어떻게 생각하시는지요? 단지 우연일까요?

11) 신장 기능에 부담을 주어 급성 신부전 등을 일으키는 것

12) 약의 부작용으로 청력 감소 등이 생기는 것

한의학은 RCT같은 의학방법론을 부정하는가

Q 매 시간마다 강조되는 것은 '한의학은 생각보다 과학적이다' 또는 '아직 한의학을 증명하기에는 과학이 숙성되지 못했다'라는 요지의 내용입니다. 그리고 '아직은 증명되지 않았으나 확실할 것이라 기대되는 철학 사상'입니다. 사실 과제물에 주어진 OOO 선생님의 글을 읽어보면, 나름대로 한의학도 과학적으로 증명하기 위해 많은 노력을 기울여왔고, 또 상당 부분 그 치료 효과가 인정되어 많은 곳에서 과학적으로 도입되고 있는 모습을 엿볼 수 있었습니다.

그러나, 매 수업마다 강조되는 철학적인 부분은 아직도 납득하기 어려운 부분입니다. 현대 의학을 전공한 학생들에게 왜 굳이 이해도 되지 않을 음양오행을 설명하시는지 잘 모르겠습니다.

일전에 논란이 되었던 한방에서의 CT촬영에 관한 개인적인 감상을 적어보자면 "화수목금토니 동양철학적 접근을 그렇게 강조하더니 '해부학적 접근'의 대표도구인 CT는 왜 쓰겠다고 하는 것인지" 였습니다. 뭐랄까, 현대 의학을 비판하던 비판의 화살에 자가당착에 빠져있는 모습이랄까요. 의학에서도 침술과 비슷한 IMS를 도입할 때 RCT를 바탕으로 "현대 의학에서 임상 증거가 있다"라고 하는 선에서 시술하는 것으로 알고 있습니다. 그렇다면 한의학에 CT를 새로운 진단 도구로 도입한다면 현대 의학에서 침술을 RCT를 통해 IMS로 각색하였듯이 CT를 그 나름의 동양철학으로 이해하는 모습이 있어야하지 않을까요?

다른 학생도 글을 남겼지만, 한의학에서는 RCT를 너무 얕보는 것 같습니다. 아마도 RCT에 관한 이해가 부족하여 "개개인마다 치료 방법이 달라 연구가 어렵다"라고 말씀하시는 것 같은데(다른 학생도 지적하였지만 개개인의 차이에 의해 검증이 불가능한 것을 검증하게 도와주는 도구가 RCT입니다), 일전의 수업에서 한 학생이 질문한 10년이나 수련된 전문인이 투입된 연구에 대해 "침구사들이 제대로 된 침술을 행하지 않았다"라든가 "사람마다 치료가 다르다"라고 평가하는 것은 아직 과학이 숙성되지 못하여 증명을 하지 못하는 것이 아니라 한의학이 비과학적이라는 것을 반증하는 것이 아닐까 생각됩니다.

RCT에 한정해서 이야기하겠습니다. 아직 과학적으로는 증명이 되지 않았으나 효과가 있을 것으로 기대되는 치료방법이 많이 있다는 것은 잘 알고 있습니다. 아직 증명되지 않았지만 치료 효과의 가능성이 있는 새로운 치료법에 대해 부정하는 것은 아닙니다. 그렇지만 '과학적입니까?'라는 질문에는 RCT의 증명 범주 안에 드는 현대 의학에서 이해 가능한 부분만 언급이 되고 그 외의 치료에 관해서는 '철학적인 접근으로 이렇게 되는 것입니다'라는 것은 잘 납득이 되지 않습니다. 환자에게 위험하지 않을까요?

현대 의학에서는 "First, Do No Harm!"이라는 말이 있습니다. 아무리 효과가 있을 것이라 본인이 생각하는 치료법도 함부로 적용하여 환자에게 위해가 되는 일을 하지는 말라는 것입니다. 한의학에서는 아직 증명되지 않은 치료로 인해 환자에게 위해가 가해진 사례를 따로 모아 관리하고 있는지, 그리고 아직은 증명되지 않은 치료법에 대해 어떠한 식으로 기준을 설정하여 치료를 행하고 행하지 않는지 궁금합니다.

A1 과학화라는 구호가 왜 한의학 분야에서 제기되었는지에 대한 역

사적 이해가 필요할 것 같습니다. 한의학은 전통적으로 음양오행설을 철학적 원리로 해서 형성되고 또 발전해 왔습니다. 그러나 한 가지 우리가 오해하지 말아야 할 것은 음양오행 그 자체가 한의학 이론은 아니라는 것입니다. 정확하게 표현한다면 음양오행론에 기초해서 장부, 경락, 병인, 진단, 치료 등과 관련된 많은 한의학 이론들과 개념들이 생겨났다고 해야 합니다. 즉, 음양오행은 그 자체로 직접 한의학에서의 생리, 병리, 진단, 치료에 적용될 수 없습니다. 한의학은 철학적 사변으로 끝나는 학문이 아닙니다. 음양오행론은 동아시아에서 인체를 포함해서 이 세계의 모든 현상을 바라보고 설명했던 하나의 세계관이자 주도적인 철학 사상이었습니다. 그러나 그렇다고 해서 한의사들이 이런 철학적 사변에만 의존해서 사람의 질병을 다룬다고 생각하는 것은 큰 오산입니다. 한의학에서 진단, 치료를 시행하기 위해서는 이것을 뒷받침할 수 있는 구체적인 의학 이론과 개념들이 필요하고, 그래서 한의학에는 오장육부, 장상, 경락, 기혈, 표본, 한열 등의 개념과 이론들이 있습니다. 그러므로 한의학 이론들이 음양오행론에 기초하고 있다고 말하는 것은 옳은 표현이지만 음양오행을 한의학 이론 자체이라고 말하는 것은 옳지 않습니다.

한의학은 이런 한의학 고유의 개념들과 이론들을 바탕으로 수천 년 동안 동아시아인들의 질병을 치료해 왔습니다. 그리고 이와 관련해서는 많은 경험들이 축적되어 있습니다. 난치難治와 불치不治, 가치可治와 이치易治를 판단하는 나름대로의 기준들이 존재했고, 많은 치료 사례로 뒷받침되는 약물 처방과 침구치료 기술들이 개발되고 발전되어 왔습니다.

그러나 20세기 들어 한의학을 둘러 싼 환경들이 급격하게 변합니다. 근대화의 바람이 불고 과학기술에 대한 열망이 동아시아를 지배하면서 어느 날 갑자기 한의학이 비과학으로 매도되고 전근대적인 의학으로 매도되었습니다. 일본에서는 명치유신 때 전통 의학 관련 제도가 폐지되었고 서양의학 중심의 보건의료 제도가 수립되었습니다. 이런 일본의 의료제도 변화는 중국에도 영향을 미쳐서 1929년에는 정부 조직을 장악한 서양의학 전공 의사들이 위생부 회의에서 전통 중국의학 폐지안을 가결시킵니다. 이후 이 중의폐지안이 중의사들의 전국적인 조직적 투쟁에 의해 번복되기는 했지만 이를 계기로 많은 중의사들은 중국의학이 제도권으로부터 보호받고 미래에도 살아남기 위해서는 근대와 과학 담론을 받아들여야 한다는 자각을 하게 됩니다.

한국의 상황도 이와 별반 다르지 않았습니다. 일제는 의사들의 수가 턱없이 부족했던 20세기 초의 상황에서 전통 한의 치료자들을 의생醫生이라는 격하된 제도를 만들어 국가 보건의료에 참여시켰습니다. 하지만 이는 식민지의 효율적인 지배와 관리를 위한 임시방편이었을 뿐입니다. 일제의 기본적인 방침은 새로운 의생들의 양성을 불허함으로써 점진적으로 한의학과 한의 치료자가 도태되게 만드는 것이었습니다. 이러한 한의학 존폐의 위기 속에서 한의학 부흥의 새로운 돌파구로 공감대를 형성한 것이 한의학의 현대화와 과학화였습니다.

그러므로 한의학 과학화는 한의학이라는 학문 자체에서 요구되는 필요성 보다는 한의학의 생존 방편으로 외부적인 요구에 부응하기 위해 시작되었다고 말하는 것이 옳습니다. 따라서 한의학 과학화의 방향도 한의학의 과학성을 증명하고 보여주는 것에 대부분의 초점이 맞추어져 있습니다.

한의사들에게 한의학의 과학화는 양날의 칼과도 같습니다. 잘 사용하면 한의학의 의학적 효용성과 가치를 입증하는 좋은 방편이 되지만, 잘못 사용하면 과학이라는 이름으로 한의학의 고유한 특성들을 재단함으로써 한의학을 파괴시킬 위험성도 큽니다. 한의학의 특성을 잘 지키면서도 한의학의 과학화를 성공적으로 이끄는 것, 이것이 많은 한의사들의 희망일 것입니다.

한의학의 과학화가 걸어 온 역사적 과정은 현재 한의사들이 보이고 있는 과학화에 대한 이중적인 태도를 어느 정도 설명해 줍니다.

A2 음양오행 개념이 없이는 한의학이 설명되지 않습니다.

음양오행은 기본 사고의 틀일뿐만 아니라, 음양오행과 거기에서 파생된 여러 개념들은 한의학의 기본 용어, 기본개념이기도 합니다. 음양오행이라는 말을 쓰지 않고, 한의학을 설명하는 것은 medial내측, lateral외측 이라는 용어를 사용하지 않고 해부학을 가르치는 것, membrane potential세포막전위 개념을 모르는 상태에서 생리학을 가르치는 것, inflammation염증 개념 정의 없이 병리학을 가르치는 것만큼 어렵다고 비유하면 이해가 되실까요?

RCT를 절대 얕보지 않습니다.

RCT에 대한 강의자들의 이해 부족이 아니라, "개개인마다 치료 방법이 다르다"는 것의 의의와 구체적 내용에 대해 여러분들을 이해시키는 것이 부족해서 자꾸 이런 질문이 나오는 것 같습니다.

무엇이 '환자에게 해를 끼치는 것' 일까요?

'Do no harm'이 강조되는 것은 역으로 서양의학의 여러 치료가 그만큼 침습적이며 공격적이라는 사실의 표현일 수도 있습니다. 보완대체요법과 한의학 치료를 환자가 선호하는 주된 이유는 서양의학의 치료보다 덜 침습적이고 부작용도 덜하기 때문이라는 것은 잘 아실 것입니다. 물론 개개 요법의 구체적 시행에서는 침습적인 것도 있지만, 전체적으로 또 상대적인 의미에서 덜 침습적인 것은 분명합니다. 불완전하지만, 수천 년의 경험

(여러분들이 싫어하는 말이지만^^)은 효과뿐 아니라 안전성에 대해서도 어느 정도 의미가 인정되어, 한약재 관련 임상시험에서 법적으로 특정 약재들은 전前임상단계를 생략할 수 있다고 되어 있습니다.

효과에 비해 환자에게 경제적으로 지나친 비용을 부담시키는 것 또한 중대한 위해 행위일 것입니다. 그러나 환자에게 마땅히 해야 할 바를 하지 않는 것 또한 위해가 아니라고 할 수 없습니다. 한의학에서의 RCT 고민 중의 하나가 이것입니다. 본서의 내용 중에서 「체질구분과 임상연구」에 대한 답변을 참조하십시오.

치료의 부작용 사례는 마땅히 수집, 관리되어야 합니다. 한방 의료기관별로 이루어질 것이고, 중요한 문제는 국가적으로도 관리되어야겠지요. 그러나 '증명'의 방식을 RCT로 한정한다면 한방치료의 거의 대부분은 유감스럽게도 아직 "증명되지 않은 치료"입니다. 위해 사례를 많이 모아서 "기존의 증명된 치료"와의 비교위험도를 분석해야만 '해가 된다'는 것이 '증명'되는데, 그런 과정 없이 단지 '아직 효과가 증명되지 않음=위험함'이라고 생각하는 것 역시 과학적 태도는 아닙니다.

경험의학이라는 사실이 과학성을 보증해주는가

Q1 강의 슬라이드에서 적힌 "PRCT[13] Prospective Randomized Controlled Trial에서의 증명보다도 5000년 동안 쓰였다는 사실 자체가 훨씬 더 중요하고 안전하다는 것을 증명한다"는 내용은 쉽게 납득되지 않습니다 그것은 RCT의 힘을 모르는 발언입니다. 마치 동양의학만이 개인 치료를 중시해서 RCT에서 그 결과가 나타나지 않고 서양엔 개인별 반응 고려가 없는 것처럼 말씀하시더라고요. 서양의학이라고 환자들마다 약동학, 약리학적인 반응이 왜 안 다르겠습니까? 수술할 때 왜 시술자들마다 기술수준에 차이가 없겠습니까. 같은 시술에 왜 개개인별로 반응이 안 다르겠습니까.

그러나 현실적으로 이런 것들을 고려할 수 없기 때문에 무작위로 실험군 배정을 하는 것이죠. 여러 체질, 유전자를 가져서 치료에 다르게 반응하는 사람이 섞여 있다고 했을 때 확률적으로 어느 한 쪽에 치우치지 않게 무작위 선정으로 두 군을 배정하는 것입니다. 그러면 두 군에서 치료 방법 이외에 질병에 관여하는 인자가 비슷하게 된다고 생각하지요. 그래서 모든 임상연구에는 먼저 두 군의 임상적 특성을 제시하지 않습니까? 나이, 성별, 질병의 병기 등이 통계적으로 유의한 차이가 없다는 자료 말입니다.

두 군이 치료 방법 이외 인자에 대해 통제가 된다면 거기서 나오는 결과를

13) 전향적 무작위배정 대조군 연구

치료 방법 때문이라고 보는 겁니다. 물론 그 결과에 영향을 끼치는 인자가 많기 때문에, 한 가지 인자/요인에 의해 뚜렷하게 차이를 보이지 않을 가능성이 많습니다. 그렇지만 숫자를 늘리면 근소하게나마 차이를 보이게 되겠지요. 그리고 바로 그 근소한 차이가 연구자들이 치료 효과를 기대한 그 '인자' 때문에 나타난 것이라고 결과를 해석하는 것이고요.

그렇기 때문에 PRCT의 위력은 엄청난 것입니다. 잘 짜여진, 수백 명 이상을 대상으로 이뤄진 PRCT에서 증명된 것은 가장 강력한 근거evidence class가 되는 것이고요.

한의학 효과가 RCT에서 증명되지 않는다고 해서 RCT는 겨우 역사가 50년이고 한의학은 5000년 된 경험을 가지고 있다는 것은 RCT 폄하 발언으로 밖에 들리지 않습니다. 또한 그런 논리라면, 중세 서양에서 널리 사용되었던 '사혈' 요법은 지금도 쓰고 있으니 그 효과와 안정성이 입증된 치료법이란 말인가요?

RCT가 문제가 아니라 한의학이 문제입니다. 개개인에 따른 맞춤치료이기 때문에 RCT에서 증명이 안 된다는 것은 핑계일 뿐이고, 오히려 그들의 발언이 맞는다면 더욱 위험합니다.

A1 과거의 것이라고 모두 옳은 것은 아니라고 생각합니다. 옳고 그름에 관한 것이 반드시 밝혀져야지만, 그 과정에서 특정한 과학철학이 전제되어 있는 의학연구 방법론의 과학성을 절대시해서 성급한 결정을 내리는 태도를 경계해야 한다는 의미로 이해하시길 바랍니다. RCT가 훌륭한 근거가 될수 있지만, 한의학의 특성을 살리기 위해 pragmatic clinical trial, n of 1 trial 등과 같은 다른 연구방법론을 채택하기도 합니다(본서의 의학연구방법론 설명 참조). RCT 전반을 부정하는 것은 결코 아닙니다.

한의학 임상연구에서는 대조군 설정이 어려우므로 이런 대안들이 제시되는 것을 이해하시길 바랍니다. 거짓처치 대조군placebo control을 설정하기가 쉽지 않습니다. 좀 비약이지만 침술의 임상연구는 수술요법과 같은 종류에 대한 연구라고 생각하시면 어떨까요? RCT가 중요하지만 수술에서 가짜 수술sham operation이 가능한가요? 이중맹검 무작위배정 임상연구double blind RCT가 가장 좋은 근거gold standard이지만, 이것이 이런 부분에서 적용이 될까요?

이런 고민 가운데 실험군을 다시 몇 개의 군으로 나누는 것sub grouping에 관한 방법론 연구가 진행되고 있습니다. 먼저 현장에서 이루어지는 치료에 대한 대략적인 동의가 이루어지고 이에 근거해서 임상연구를 해야겠지요.

Q 2 답변 감사드립니다. 침술에 대해서는 저도 그렇게 알고 있습니다. 그런데 현장에서 각각의 맞춤치료subgrouping를 명확한 기준이나 컨센서스 없이 한의사 각 개인이 하고 있다는 것은 놀라운 사실입니다. 하루 빨리 컨센서스를 이루면 좋겠습니다.

근거로 자주 인용되는 5000년의 역사에 대한 질문인데요. 한의학이 5000년 동안 이용되어 왔고 많은 사람들이 그로 인해 좋은 결과를 얻어왔다고 하더라도, 지금의 한의학 치료법과 5000년 전의 치료법이 똑같지는 않을 것입니다. 수업시간에 들은 바로 한의학 역시 정체된 것이 아니라 그동안 시행착오를 겪으며 발전을 거듭해 왔으리라 생각하는데요. 그렇다면 5000년 동안 쓰였으니 훨씬 안전하고 증명되었다는 말 자체에 어폐가 있는 것이며, 더욱이 개개인을 중요시하는 한의학에서 역사를 보고 옳은 치료법이라고 말하는 것은 성급한 일반화의 오류란 생각도 듭니다(물론 체질 등의 개념도 있지만 유전자나 환경 등을 생각한다면 개개인도 변화하는게 아닐까요). 그러므로 한의학 자체가 잘못되었다는 것이 아니라 그러한 근거 자체는 좀 잘못되었다는 생각이 듭니다.

다만 5000년 동안의 임상경험은 대단한 것이며, 사람들에게 유익한 것과 그렇지 않은 것이 얻어졌다면, 그 경험 자체가 앞으로 환자의 치료를 위한 훌륭한 아이디어, 또는 그 이상이 될 가능성이 있는 것이므로 가치있는 임상자료로써 받아들여져야 할 것 같습니다.

A2 많은 학생들이 이 대목에서 '분노'를 느꼈다고 보고서에 쓰셔서 저도 슬라이드에 있는 글을 다시 한 번 확인해 보았는데, "RCT's are about 50 years old, while acupuncture is 5000 years old"라고 적혀있습니다.

이 문장이 어떻게 "PRCT에서의 증명보다도 5000년 동안 쓰였다는 사실 자체가 훨씬 더 중요하고 안전하다는 것을 증명한다"라고 '번역'되는지는 잘 모르겠습니다. ○○○ 교수님께서도 그렇게 표현하시지는 않았을 것 같은데, 그렇게 보이고, 그렇게 들리고, 그렇게 해석되어 받아들여졌다는 것이 의미하는 바가 더 큰 것 같습니다.

과학, 과학성에 관한 논의는 '과학이란 무엇인가'부터 다시 정의하고 그 정의에 동의한 상태에서 이후 논리가 전개될 수 있으므로, 짧은 답변 글에 담기에는 적절하지 않은 것 같아 여러분들에게 아주 작은 질문 하나를 던지는 것으로 대신하겠습니다.

소아과 강의 시간에 미음이 "손상된 장 점막의 재생을 촉진한다"는 연구 결과가 있다는 이야기를 들은 기억이 납니다(아마 ○○○ 교수님의 설사 강의였던 것 같군요). 아이들이 설사를 심하게 할 때는 죽보다도 훨씬 묽게 미음을 끓여 먹이는 것은 아주 오래 전부터였을 거라고 생각됩니다. 그러나 이런 연구 결과가 있기 전에는 설사를 심하게 했는데도 링거액을 맞히지 않고, 미음을 끓여 먹인 어머니들은 '무식하고', '비과학적'인 육아를 한다고 비난받지는 않았을까요? (소아과학의 역사 가운데서 모유가 분유에게 빼앗겼던 위치를 다시 차지하는 과정, 신생아를 엎어 재우기에서 똑바로 재우기로 지침이 바뀐 과정 또한 마찬가지 상황을 떠올리게 합니다.)

감기[14] 예방을 위해서는 차가운 기운이 인체의 후면[15]을 타고 들어오므로 날씨가 차가울 때는 특히 뒷목과 어깨, 등을 따뜻하게 해주라는 것이 한의학의 감기 예방법입니다. 감기는 바이러스에 의한 전염질환, 감염질환인데 이런 처치법은 정말 '비과학적'인 이야기겠지요? 그런데 정확히 몇 년도인지는 모르겠으나, 흔한 감기 바이러스 중의 하나인 라이노 바이러스가 33~34℃에서 가장 잘 증식한다는 것이 밝혀졌습니다. 목도리로 목을 감싸는 것이 바이러스의 일차 침입 장소이면서 증식장소인 인후두 부위의 온도를 높여 바이러스 증식을 억제한다는 과학적인 기전이 아직 밝혀지지 않았다고 해서 한의학의 이러한 처치법을 '근거 없는', '비과학적인' 행위라고 하면서 비난하거나 금지해야 하는 걸까요?

오장과 다른 신체기관을 연결시키는 오행귀류표에도 나와 있듯이 한의학에는 신주골腎主骨이라는 개념이 있습니다. 주主한다는 것은 뼈의 생성, 기능, 질병에 신腎이 중요한 작용을 한다는 정도로 이해하시면 됩니다. 당연히 골骨병에는 신腎을 치료했겠지요. 수천 년 전에 어떤 과학적 근거가 있어서 이런 무모한 치료를 했을까요? 당시의 인체 생리에 대한 지식수준으로는 골대사에서 신장이 하는 역할도 밝혀지지 않았고, 만성 신부전시 나타나는 ROD[16] 개념도 없었을 텐데요.

물론 '수천 년의 역사', '수천 년의 경험'이라고 무슨 권위를 인정받는 것은 결코 아닙니다. 그러나 근대과학의 역사가 비교적 짧기 때문에, 이제까지 밝혀진 것보다는 앞으로 더 많은 것을 밝혀낼 거라고 생각합니다. 여러분이 또 많이 언급했던 "과학이 더욱 발전한다면 미래의 과학은 한의학의 과학성을 충분히 밝혀낼 수 있을 것"이란 ○○○ 교수님의 멘트도 이런 차원에서 이해해 주시길 부탁드립니다. 물론 여러분들의 지적처럼 과학의 발전

14) 한방 병명으로는 상한, 상풍, 혹은 감모

15) 방광경락, 등, 어깨

16) Renal osteodystrophy ; 신성골이영양증

으로 한의학이 폐기될 수도 있겠지만요. 또 제가 무한한 보물(정제되지 않은 원광이긴 하지만)이 묻혀 있는 광맥을 알려드리고 싶다는 것도 이런 의미에서입니다. 위대한 의학적 발견을 한 사람으로 남고 싶으시다면 한의학에 관심을 가져보지 않으시겠습니까?

'체질' 개념은 한의학의 과학적 취약점의 해결사인가

Q 예를 들어 어떤 사람에게는 효과가 있고 어떤 사람에서는 없고의 수준이 아니라 어떤 군에서는 효과가 있는 데 오히려 어떤 군에서는 부작용이 너무 심해 생존율/치료율을 떨어뜨리는 경우를 가정합니다. 이 두 군이 적당히 한 군으로 섞여 있다면 서로 상쇄 효과가 있어 RCT에서 "대조군과 차이 없음"이라고 나올 수도 있겠죠. 바로 이런 경우를 염두에 두고 하시는 말씀들 같습니다. 실제 효과가 있는데 없다고 나오는 위음성false negative 결과, 이런 것을 비분류 오류라 하죠.

그렇다고 이런 설명이 한의학을 정당화시켜 주지는 못합니다. 만약 그렇게 정반대 효과를 보이는 치료라면, 당연히 일반적으로 쓰이면 '절대' 안 될 테니까요. 명확히 어떤 환자군에서만 쓴다는 기준이 있어야 할 것입니다.

현재의 한의학은 그 기준을 제시하고 있지 못하며, 애매모호하게 '체질'이라는 용어를 사용하고 있습니다.

자신들이 실제 임상에서 구분해서 사용하고 있다는 얘긴데, 그렇다면 임상시험을 못할 이유가 전혀 없지요. 실제 임상치료가 가능하다면 각각의 치료법에 따라 환자를 세부집단화 할 능력이 있다는 얘긴데 왜 임상시험이 안됩니까? 반대로, 세부집단화 할 능력이 없다면 그런 위험한 치료를 환자들에게 하고 있단 말인지요?

A 개인별로 비중이 다르기는 하지만 한의사들이 실제 임상에서 체질 구분을 사용하고 있는 것은 분명 사실입니다. 그러면 구체적인 임상시험의 예를 들어보겠습니다.

사상의학으로 당뇨를 치료하는 한의사가 있다고 합시다. 기본적으로 환자를 4그룹으로 분류할 수 있겠지요. 또 체질은 아니지만 각 체질마다 병증을 크게 두 가지(예를 들면 소음인 표병表病, 소음인 리병裏病으로)로 분류하고 있으니, 좀 더 정교하게 하자면 8개의 군으로 나누어야 합니다. 그런데 똑같이 소음인 리병에 속한 환자에게 인삼을 포함한 10가지 약재로 된 처방을 투여한다고 합시다.

그런데 환자 개인의 특성을 살펴볼 때 A에게는 인삼을 원 처방대로 1돈4g을 넣어도 되지만, B에게는 2돈을 넣어야 더 좋을 것 같고, 10가지 약재 외에 부자附子라는 약재도 5푼2g 정도 더 넣어야 효과가 날 것 같다고 한의사가 판단했다고 합시다. 동일한 실험군에는 동일한 처치를 해야 하는 RCT에서는 이런 것이 허용될 수 없지요. 개인적으로는 여기까지가 한의학이 임상연구에서 타협해야 하는 지점이라고 생각합니다. 그러나 그렇게 하면 당연히 치료율은 조금이라도 떨어질 것이고, 더 중요한 문제는 환자의 이익에 해가 된다는 것입니다. 아무리 임상연구 대상이라 해도 더 정확한 맞춤 처방을 해서 더 잘 치료해 줄 수 있는데 그렇게 하지 않는다면 그것은 환자에게 해를 끼치는 일이 아닐까요? 보고서에 가장 많이 등장했던 표현이 'Do no harm'이기 때문에 여러분들도 충분히 공감하시리라 생각됩니다. 이쯤 되면 "왜 이렇게까지 연구를 해야 하지?"라는 말이 절로 나오겠지요?

한의학의 현대화는 현대 의학의 성과 중에서 자신에게 유리한 부분만 수용하는 것은 아닌가

Q 한의학의 '현대화'는 과학을 '이용'하는 데 있는 것 같습니다. 즉, 한의학에서 이뤄지고 있는 치료법을 과학을 통해 그 효능을 입증하여 치료법에 대한 비판에 대해 방어할 수 있도록 한다는 것이지요. 그러면 반대로 한의학의 체계에서는 완전히 맞는 치료 방법이지만, 과학을 통해 효과가 없다거나 안전하지 않다고 증명된다면, 과연 이 치료 방법을 포기할 수 있습니까?

현대화라는 과정이 한의학에서 자신이 유리한 부분만 수용하고, 불리한 부분은 덮어두는 과정으로 이루어진다면, 좋은 의도와 관계없이 비난의 대상이 될 것 같다는 느낌입니다.

A 어찌 보면 한의학 치료법의 효능을 서양의학적으로 검증한다는 것은 한의학자를 위해서라기보다는 서양의학자를 위해서 필요한 것입니다. 한의학 치료법의 효능을 서양의학적으로 검증해서 도대체 한의학자들이 서양의학적으로는 어떤 상태의 것을 한의학적 치료라는 것을 통해서 어떤 상태로 만들었다는 것인지를 서양의학의 견지에서 이해할 수 있게 하려는

것입니다. 한의학적 치료를 위해서 서양의학적 검증이 필요한 것은 아닙니다. 한의학자가 서양의학적 검증을 해보는 것은 "한의학의 내용을 어떻게 하면 지금의 주류치료법인 서양의학계에 설명할 수 있을 것인가? 또는 한의학의 내용을 어떻게 하면 현대에 살고 있는 우리들에게 설명할 수 있을 것인가?" 하는 필요 때문입니다.

과학을 이용하여 유리한 부분만 수용하고, 불리한 부분은 덮어두는 식으로 되는 것은 저도 옳지 않다고 생각합니다. 그러나 이런 점에 대해서는 크게 걱정하지 않으셔도 될 듯합니다.

효과가 없거나 안전하지 않은 치료 방법에 대해서는 '포기'라는 표현보다는 자연적으로 소멸, 폐기될 것이라는 표현이 더 어울릴 듯합니다. 예를 몇 가지 들어보겠습니다.

제가 본과 4학년일 때 '사회와 의사'라는 과목에서 어떤 내과 개원의 선생님이 오셔서 한의학 비판 강의를 1시간 정도 하신 일이 있었는데, 그 때 『동의보감』에 나오는 '전녀위남법'[17]轉女爲男法,에 대해서도 언급하셨습니다. 많은 사람들이 한의학의 미신성을 주장할 때 근거로 드는 것이지요. 임신 3개월에는 아직 남녀가 정해지지 않았기 때문에 여러 가지 방법을 사용하면 여자를 남자로 바꿀 수 있다고 되어 있습니다.

음식산성, 알칼리성으로 X, Y 한쪽 정자에 유리한 영향을 주어 수정란의 남녀를 결정하려는 프랑스에서 유행했던 방법도 아직 많은 사람들이 따르고 있듯이, 남아 선호가 동서양을 막론하고 문제였던 것 같습니다.

민간요법으로 『동의보감』에 나오는 방법을 해보는 사람들이 있을 수는 있고, 임신 전에 체내 환경을 특정 성별 임신에 유리하게 바꾸어 주는 치료법을 시도해 볼 수는 있지만, 임신 3개월에 초음파 상으로 여아로 확인된 상황에서 남아로 바꾸어 주겠다고 어떤 요법을 사용하는 한의사는 거의 없을 거라고 생각합니다. 그야말로 근거가 없는 방법은 자연스럽게 소멸되는

17) 여자 태아를 남자 태아로 바꾸는 법

좋은 예이지요.

저 개인적으로는 성별을 가려 임신한다는 생각이 제 가치관, 윤리관에 맞지 않기 때문에 설사 그 요법이 효과가 있더라도 사용을 권하지 않을 것이고, 효과가 있는지 연구를 하지도 않을 것이며, 오히려 남아선호나 남녀 차별이 없어지는 사회가 되기 위해 노력할 것입니다. 하지만 "임신 3개월에는 아직 남녀가 정해지지 않는다"라는 것을 옛사람들이 어떻게 알았을지가 많이 궁금하기는 합니다(염색체 결정은 수정 시에 이루어지지만, 이후 실제로 태아가 남자, 혹은 여자로 성장하기 위해서는 여러 가지 복잡한 과정을 거쳐야 하고, 그 과정에 문제가 생겼을 때 반음양[18]半陰陽이 되는 것은 여러분이 저보다 잘 아시겠지요?)

『동의보감』에는 학질말라리아, 옹저피부 감염, 농양 등 병에 대해서도 상당히 많은 분량이 기술되어 있습니다. 그러나 그런 병에 한방치료를 우선 적용하겠다고 하는 한의사도 물론 없습니다. 병후 회복을 돕거나, 외과적 수술 후에 상처 유합이 잘 안된다거나 할 때는 적용해 볼 수 있겠지만요.

하지만 서양의학에서 아직 해결책을 찾지 못하고 있는 질병에 대해서는 '효과 있음'을 증명하는 것만큼 '효과 없음'을 증명하는 것도 쉬운 일은 아니기 때문에, 안전성만 확보된다면 시도가 계속 이루어질 수도 있을 거라고 봅니다.

18) 남녀 생식기를 모두 가지고 태어나거나 외형적으로는 남성(여성)이지만, 여성(남성) 생식기관을 가지고 있는 등, 성 결정과 생식기능에 문제가 생기는 다양한 질환들을 가리킨다

한의학과 근거중심의학, 필요성과 어려움은 무엇인가

Q (이 주제는 다른 주제의 문답과 달리 강의자가 먼저 학생들에게 부탁하고 질문을 던지는 글을 올리고, 여기에 학생들이 댓글과 재질문을 다는 식으로 질문/답변이 진행되었음을 밝혀둡니다).

상당히 많은 질문들이 EBM과 관련한 것이어서 간단히 몇 가지만 정리해서 말씀드리려고 합니다.

EBM 자체에 대해서도 할 이야기는 많을 것 같습니다. 그것이 정통의학계의 새로운 패러다임으로 등장한 역사와 배경, 순식간에 의학계를 평정하게 된 과정, EBM의 허와 실(통계학의 마술 등을 비롯한 허점), 한국 의학계에서의 EBM 연구실태, 임상의들이 실제로 EBM에 대해 느끼고 있는 점 등…. 하지만 이런 것들이 이야기될 자리는 아닌 것 같아 한의학과 EBM에 대해서만 요약해서 말씀드리겠습니다.

1. EBM 개념이 한국 한의계에 도입된 것은 비교적 최근입니다. 많은 사람들이 이야기하고 관심 가지는 것은 최근 2~3년 사이의 일이지만, 아직 전문 연구자도 부족하고, 많은 한의사들은 여기에 대해 잘 모르고 무관심하기도 합니다. 쓸데없는 일로 생각하거

나 거부감을 표현하는 한의사도 상당수 있습니다.

2. 당연한 일이지만 1의 결과로 인해, 한의계가 생산해낸 질 높은 연구결과물로 내세울 것이 아직 별로 없습니다. 침구뿐만 아니라 한약에 대한 연구도 '서양의학계〉일본〉중국' 순서로 많이 이루어지고 있으며, 최근 중국이 맹렬한 기세로 연구실적들을 쏟아내면서 추월해가고 있습니다.
3. 한국에서 한의학이 EBM으로 연구되기 위해서는 의사, 자연과학자들과의 공동연구가 필수적입니다. 그러니까 협력자를 구할 수 없다면 한의사들로만 할 수 있는 연구는 하나도 없다고 해도 과언이 아닙니다.
4. 한의학에서 EBM 방법론을 받아들인다 해도, 그것이 한의학 발전의 전부, 혹은 가장 중요한 길인가에 대해서는 또 의견이 얼마든지 다를 수 있습니다.

"보완대체의학과 한의학이 EBM의 길로 나아가야 한다"는 것은 적어도 이 공간에서는 토론의 쟁점이 될 수는 없을 것 같습니다. 모든 강연자, 토론자, 학생들이 공감하는 부분이기 때문입니다. 현재 보완대체의학이나 한의학이 가지는 문제점, 미흡점들을 날카롭게 지적하는 것도 그 자체로는 중요하다고 생각하지 않습니다. 문제점을 인식, 해결하는가 그렇지 않은가는 결국 그 내부의 문제 그들의 문제이기 때문입니다.

제가 강조하고 싶은 점은, 여러분들에게 중요한 것은 여러분의 '입장과 태도'를 결정하는 것이라는 사실입니다. 보완대체의학이나 한의학은 앞으로도 상당 기간 여전히 EBM에 합당한 근거를 만들어내지 못할 수도 있습니다.

만약 현재와 같은 상태라 해도 ▲본인 자신이나 가족이 아플 때, 보완대체요법이나 한방요법을 사용할 것인가 그렇지 않은가 ▲환자들의 질문을 받았을 때는 어떻게 대답할 것인가 ▲협진이나 공동연구의 제안이 들어온다면 이를 수락할 것인가 아닌가, 혹은 먼저 협진이나 공동연구를 제안할 수도 있는가 아닌가 ▲현재의 현실적 조건에서 자신은 앞으로 보완대체의학과 한의학에 관한 정보를 더 얻기 위한 노력과 투자를 할 것인가 그렇지 않은가 등. 여러분들은 이런 문제들을 결정해야 하겠지요.

물론 모든 판단과 결정, 선택은 그 순간, 구체적 상황에서 얻을 수 있는 정보의 총합과 기본적인 여러 가치관들에 의해 결정될 것입니다.

여러 가지 다양한 비판을 하실 수도 있고, 질문을 하실 수도 있지만, 고민의 초점은 여기에 맞추어 주시길 부탁드립니다.

댓글 1

한의학은 그 자체로서 가치가 있다고 생각합니다. 물론 한의학이 학문으로서 성장하기 위해서 EBM을 하는 것은 좋을 것이라고 생각합니다. 그러나 한의학이 우월성(표현이 맞는지 모르겠습니다)을 증명하기 위해서 EBM을 한다는 것은 다시 생각해 보아야 할 문제라고 생각합니다. 맞는 비유일지 모르지만 아기는 아기로서의 가치가 있습니다. 그것을 증명하려고 하지 않습니다. 그저 있기에 가치가 있는 것입니다. 마찬가지로 한의학도 한의학이 존재하기에 가치가 있는 것입니다. 그것을 증명할 필요가 없다고 생각합니다. 한의학은 그저 한의학이니깐요.

댓글 2

위의 의견에 동의합니다. EBM은 어찌 보면 서양의학적인 접근인데 한의학이 서양의학적인 접근방식을 따르면서까지 입증 받고 싶은 것이 과연 무엇일까 하는 생각이 들었습니다. 한의학과 서양의학은 기본 개념자체가 다른데 반드시 증명할 필요가 있을까요. 한편에서는 아직도 철학적인 개념에 대한 관념적 연구가 이루어지고 있는 반면 한편에서는 한의학의 과학화에 대한 시도가 이루어지고 있는 것을 보면서 다소 의아했습니다. 합리성의 인정 그 이전에 먼저 정체성이 확립되어야 하지 않을까 하는 느낌을 받았습니다.

댓글 3

EBM을 통해서 입증하고 싶은 것은 의학계에서 상대인 한의학을 모른 채 공격한다고 생각하기 때문에 방어하기 위한 수단이 아닐까요. 인정은 의학계, 나아가서는 사회에서 받고 싶은 거겠죠? 아마도 서양과학이 주를 이루는 시대에 한의학이 정체성을 찾아가는 과정이 아닌가 싶습니다.

댓글 4

"한의학은 단지 한의학이다"라는 의견에 저 역시 공감합니다. 하지만 정체성은 존재만을 인정하는 것이 아니라 자신을 알고 알리려는 노력이 있어야만 더 확고해 질 수 있다고 생각합니다. EBM을 통해 치료 방법이 더 객관화되고 명확해진다면 한의학의 존재가치가 더 커질 수 있겠지요. 이미 의학은 동서양의 구분이 어색할 정도로 그것의 효과가 입증되면 지구촌 어디서든 널리 쓰이고 있는 것이 현실입니다. 오히려 동양의학에 대한 체계적 연구는 미국에서 활발하게 진행되고 있으며 연구 성과 또한 상당히 쌓아가고 있는 것으로 알고 있습니다. 다름은 틀림이 아닙니다.

하지만 다름에 대한 인정에는 서로에 대한 포용과 이해가 바탕이 되어야 한다고 생각합니다. "EBM은 서양의학에서 비롯된 생각이다. 서양 과학을 통해 한의학을 입증하려는 것은 오만이다"와 같은 비판에 대해서 저는 찬성하지 않습니다. 그들은 한의학의 효과와 가치를 알기 때문에 그것을 입증하고 더 확고히 하려는 노력을 하는 것이며, 그것은 합리성을 중시하는 그들의 지극히 자연스런 생각이라 봅니다. 우리만의 한의학이 아니라 세계 속의 한의학이 되기 위해서는 오히려 그들의 생각에 동참하는 것이 당위적이며 불가피한 현실이 아닐까 합니다.

댓글 5

제가 생각하기에 EBM을 강조하고 요구하는 이유는 한의학도 서양의학과 마찬가지로 '인체'를 다루고, 최종적으로 "인간의 건강"이라는 목표가 같기 때문이라고 봅니다. 병을 치료하자고 모인 사람들이 병을 만들어서는 안되는 것이고, 때문에 입증되지 않은 치료나 투약은 피하자는 것이 EBM의 일차 목표구요. 그래서 서양의학에도 EBM이라는 개념이 들어섰습니다. 그러므로 한의학도 인체에 대한 접근 방식이 어찌 되던 간에–현재 인정되는 과학기술과 이론으로 그 원리를 설명할 수 있던 없던 간에–서양의학과 목표가 같기 때문에 이 흐름에는 당연히 동참해야 한다고 봅니다. 어떤 학문에서 동양과 서양이 바라보는 시각이 다르다고 해서 이렇게 한 쪽을 무시하고 서로 적대적이진 않습니다. 그러나 의학은 얘기가 다릅니다. 직접적으로 환자에게 위해를 가할 수 있기 때문에 민감한 것입니다. 단순히 학문으로 인정받으려면 'EBM'을 인정하고 임상시험이라는 관문을 통과해라, 이런 건 아니라고 봅니다. 한의학에서 인체를 사상의학으로 얘기하든, 음양오행으로 얘기하든 간에 이론만 있고, 환자에게 어떠한 위해를 가할 가능성이 없다면 이런 논란은 애초에 있지도 않았을 겁니다.

서양 과학을 통해서 한의학을 설명한다는 것은 다분히 서양 과학의 오만이라고 봅니다. 예를 들어 기라는 것이 현재 가지고 있는 과학 기술로 증명할 수 없다고 하여 학문적으로 무시한다는 것은 마치 뇌파감지기가 없었을 때 뇌파라는 것은 없다고 생각하는 것과 마찬가지 아닐까요. 기의 개념이나 경락의 개념을 그대로 살려야 한의학만의 인체를 이해하는 고유한 시각이 되겠지요. 기는 서양의학의 무엇에 해당한다는 식으로 일대일 대응시킬 필요는 전혀 없다는 겁니다. 서양의 과학 원리에 맞춰서 애써 한의학의 치료 원리를 설명할 필요도 없고요.

다만, 이것이 첫째, 환자에게 해가 없고, 둘째, 병에 효과가 있다는 증거가 있어야 환자에게 적용할 수 있다는 기준에 대해서는 사람의 생명을 다루는 의사나 한의사 모두 생각이 같은 것입니다(의사가 화나는 것은 때론 일부 한의사들이 이 생각에조차 동의하지 않기 때문이긴 합니다만…). 무엇보다도 첫째 조건은 꼭 지켜져야 합니다. 현재로서 이러한 증거의 타당성을 인정할 수 있는 가장 좋은 방법은 EBM에 근거한 임상시험입니다. 현재 실제 임상에서 진료하시는 한의사들이 말씀하시는 증거의 대부분은 고문헌입니다. 그것이 현재까지도 유효하며, 정확할 것이라는 보장이 없다는 것, 증거로써는 미약하다는 것은 조금만 생각해 보시면 다들 공감하실 겁니다.

이 문제부터 해결이 되어야 당장 내 가족을 한의원에 맡길 수 있고, 환자에게 추천할 수 있고, 협진도 가능한 거겠지요. 지금 제 입장에서는, 모두 'no'입니다. 검증되지 않은 치료와 약에는 의사든 한의사든 제 가족의 몸을 맡길 생각이 없습니다. 거꾸로, 입증만 된다면 저는 "아, 한의학에 우리가 아직 이해를 못했지만 무언가가 있는 게 확실하구나." 생각하고, 환자들에게 추천을 하고, 더 많은 관심을 한의학에 쏟아 부을 것입니다. 물론, 이렇게 해도 이해가 가지 않는다는 막연한 이유만으로 거부하는 양의사도 있겠지만, 적어도 한의학을 부정적으로 보고, 적대시하는 의사들은 훨씬 줄어들 것입니다. 환자를 좋게 해주니까요. 그리고 한의학 쪽에서 손을 내밀지 않아도 양의 쪽에서 오히려 더 손을 내밀지 않을까요. 양의에도 불치병이 많고, 그 메커니즘을 설명하지 못하면서 치료하는 것도 많으니까요.

결론은 한의학을 서양의학으로 설명하고, 대응시키는 것은 한의사의 몫이 아니라 오히려 서양의사의 몫이라고 봅니다. 한의학계에 있는 분들이 할 일은 그런 것이 아니라 임상시험을 통해 한의학 치료와 시술의 안전성과 효과를 검증 받는 일이 최우선이 되어야 한다고 생각하는데 어떻게 생각하시는지요?

댓글 6

"현재 보완대체의학이나 한의학이 가지는 문제점, 미비점들을 날카롭게 지적하는 것도 그 자체로는 중요하다고 생각하지 않습니다. 문제점을 인식, 해결 하는가 그렇지 않은가는 결국 그 내부의 문제, 그들의 문제이기 때문입니다."라는 선생님의 말씀에 대한 생각입니다.

학생들이 올리는 글은 단순히 문제점을 지적하는 것이 아니라 수업 때 다루어지지 못한 것에 대한 설명을 듣고 싶기 때문에 올리는 것이라 생각합니다. 사실 이런 공간 이외에 아래 학생들이 올린 글에 대한 답변을 들을 수 있는 곳이 얼마나 있을지 의문입니다. 그런 점에서 이곳 질문 게시판은 저희들에게 매우 의의가 큰 공간이라고 생각합니다. 저희들은 한의학에서 저희들이 질문한 문제점을 인식하는가, 해결 하는가 그렇지 않은가에 대해 궁금한 것이 아니라 어떻게 생각하시는지에 대한 것을 여쭈어 보고 있는 것입니다.

사실 엄밀히 말하자면, 저희들이 결정해야 한다고, 고민의 초점을 맞추어주시길 부탁하시는 사안들은 저희들이 각자 '고민' 해볼 문제이지 여기에 올릴 질문은 아니라고 생각합니다. 이곳은 토론 게시판이 아니라 질문 게시판이 아니던가요? 이 수업을 들으면서 보안대체의학이나 한의학에 대한 많은 고민을 할 수 있게 된 계기가 된 것 같아 기쁩니다. 사회에 나가서는 선생님께서 고민해달라고 주문하신 질문에 대해 많은 고민을 하게 될 것 같습니다. 그러한 고민에 있어서 이번 수업과, 올려주신 수업자료, 그리고 이 게시판에서의 답변들은 매우 귀중한 경험이 될 것 같습니다.

학생들이 EBM에 관한 질문을 많이 올린다는 것은 그만큼 한의학에서의 EBM에 대해 궁금한 점이 많다는 의미일 것입니다. 남은 짧은 기간에라도 EBM에 관한 좋은 답변을 많이 들을 수 있었으면 좋겠습니다.

댓글 7

같은 의견입니다. 사실 이번 한의학과 보완의학이라는 수업을 통해 한의학에 대한 부정적인 시각이 걷혀지기를 기대했던 사람 중의 한 사람입니다. 그리고 한의학이 어떤 학문인가 아는 것도 중요하지만, 한의학과 서양의학의 입장이 다른 부분, 예컨대 EBM과 같은 부분에서 한의학의 입장을 듣고 싶었습니다. 누군가의 지적처럼 강의하신 교수님들처럼 권위 있는 분들의 의견을 들을 수 있는 기회는 흔치 않으니까요. 한의학의 입장을 듣고 다시 거기에 반박하기 위해서가 아니라, 서양의학의 시각으로는 도저히 이해가 안 되는 부분 혹은 당연시되는 부분이 한의학에서는 어떻게 설명하는지 알고 싶었습니다.

제가 잘못 생각했던 부분에 대해서는 충분히 개진할 의사도 있었고요. 그리고 통합의학으로 가기 위해서라도 이렇게 서로의 의견 차이를 알고 좁혀 나가는 시간은 매우 중요하다고 생각했습니다. OOO 교수님께서 내주신 인터뷰 숙제와 같은 맥락이라고 할까요. 아무래도 수업의도를 잘못 이해한 데서 이런 일이 빚어진 것 같은데…. 결국 앞의 의견과 다른 것이 없지만, 저희의 질문을 한의학에 대한 비난적 문제 제기로 보시지 않기를 바라는 마음에서 글을 씁니다.

댓글 8

지극히 저의 사견입니다만, 동양 의학의 과학화EBM에 대한 논쟁을 벌이기 이전에, EBM이 이뤄지고 있는 배경에 대해 한 번 생각해 봤으면 좋겠습니다. 저 나름대로 EBM 제기 배경을 생각해 보았고, 여기서 저의 결론을 이끌어 보았습니다.

우선 서양의 경우, 서양 사람들의 사유에 과학, 과학적 방법론은 아주 깊은 뿌리를 갖고 있습니다. 이들은 엄밀한 과학적 방법론을 적용한 근거evidence를 만들고, 바로 이 근거를 바탕으로 정책 입안자들은 정책을 형성합니다(합법화 역시 근거가 절대적으로 필요합니다).

바로 한의학이 서양으로 넘어가 세계화 되고 있는 배경이 한의학에서의 EBM 적용 배경이 아닌가 싶습니다. 세계화에는 각 나라에서의 합법화가 필요하며(제도권에서 인정받아야 그 영향력이 커지며), 이를 위해서는 근거가 필요합니다.

한의학이 갖고 있는 뿌리 깊은 의철학, 이것을 지킴으로써 한의학의 정체성을 찾자는 여러분들의 의견과 동일한 논리를 적용하면(저도 동일한 생각입니다), 서양의 경우는 서양 사람들이 갖고 있는 뿌리 깊은 철학인 과학을 존중해야 할 것이고, 이럴 경우 세계화를 위해서라면, 그들의 견고한 체계인 안전성safety, 효과성efficacy으로 대변되는 EBM을 한의학이 부정하고 들어가는 것보다는 이들의 체계 속에서 한의학을 입증하는 수밖에는 없을 것 같습니다. 이를 통해 합법화를 시도하고, 그들의 체계가 안전성과 효과성을 인정받은 후에 한의학은 그 사회에서 뿌리를 내리고 발전할 수 있을 것이라 생각됩니다. 그러면 서양 사회에서 한의학의 의철학을 버리라는 이야기냐? 그것은 절대 아닙니다. 정착하고 발전하는데 필요한 합법화를 위해 EBM을 통한 근거를 확보할 필요가 있다 뿐이지 그 근본이 되는 의철학을 버리라는 것은 절대 아닙니다. 굳이 비유를 하자면, "로마에선 로마법을 따르라" 정도로 요약할 수 있을까요?

현재까지는 서방 국가에서 한의학이 합법화되지 않은 단계로 알고 있습니다. 때문에 현재 EBM이 제기되고 있는 배경은 한의학의 정체성의 위기라기보다는 세계화를 위해 도약하려는 한의학의 지향점 때문이라고 추측됩니다. '서양〉일본〉중국' 순으로 한의학 연구가 진행되고 있는 것을 저는 그만큼 합법화를 위해 근거에 대한 수요가 큰 순으로 연구가 진행되고 있다고 해석하고 싶습니다. 지금 미국에서 한의학의 합법화가 큰 이슈가 되고 있다는 것을 「세계로 가는 동양의학」 1부[19]를 통해 확인할 수 있었습니다.

이처럼 한의학의 EBM 논쟁의 이면 깊숙이 들어가면 동양 철학, 서양 철학의 차이에 부딪히게 되는 것 같습니다. 동양 철학, 한의학의 고유함을 인정하듯, 서양 철학, 서양의학의 고유함을 인정해야 할 것이고, 여기에 바로 한의학과 서양의학의 공존의 길이 있는 것 같습니다.

댓글 9

저도 이 부분에 찬성입니다. 저와 같은 사람은 한의학의 이론체계마저 부정하는 것은 아닙니다. 사실 뭐가 맞는지는 모르죠. 다만 환자에게 적용하기 위해서는 최소한 "해"가 없다는 것은 증명해야 한다고 봅니다.

19) EBS에서 2006년 1월 28일~1월 29일에 방영된 3부작 다큐멘타리

댓글 10

게시판의 반응이 가히 폭발적인 것 같습니다. 그만큼 많은 학우들이 한의학과 보완대체의학에 관해 많은 관심을 가지고 있다는 것을 반증하는 것이 아닌가 하는 생각을 해 봅니다.

한의학이 과학성과, 합리성으로 무장하기 위해 그리고 서양의학과의 좀 더 발전적이고 생산적인 논의를 위해 EBM이라는 도구를 이용하여야 한다는 점은 큰 이견이 없다는 전제하에 말씀드리겠습니다.

사실, 의과대학 학생의 입장에서 관심을 가질 수 있는 여유(?)가 있는 분야라는 게 한정되어 있을 수밖에 없는 것 같습니다. 저희가 배우고 있는 소위 '서양의학'이라는 테두리 내에서도 아직 해결해야 하는 많은 주제가 있고, 연구해야 하는 분야가 너무나 많아 보입니다. 이러한 상황에서 어떻게 보면 객관적이지는 아니하고, 어떤 면에서는 한의학에 대한 잘못된 편견을 형성할 수밖에 없는 교육을 받는 의과대학생이 의심의 눈초리 없이 한의학을 보고, 관심을 가지고, 많은 시간과 노력을 할애하여 한의학을 EBM의 측면에서 연구해 보고자 결심하기는 쉽지 않을 것 같습니다. 정확히 말하면 그럴 필요성을 느끼지 못하고 있다는 말이 좀 더 옳을지 모르겠습니다.

따라서 한의학을 EBM의 측면에서 연구하기 위해서는 한의학계의 노력이 더욱 필요하다는 생각이 듭니다. 한의학을 공부하지 않은 의과대학생들의 입장에서 한의학의 과학성과 합리성을 증명할 수 있는 현대적 과학의 도구를 한의학에 적용하여 연구해 보고자 하는 의욕이나 동기는 부족할 수밖에 없습니다. 한의학의 과학적 연구를 위해 서양의학을 공부하는 여러분의 많은 관심과 노력이 필요합니다!! 도와주십시오!! 라고 부르짖는 것만으로는 부족합니다. 그리고 사실 한의학계 내에서도 그러한 노력을 해야 된다는 필요성을 많이 느끼고 있는 것 같지는 않습니다. 이러한 현실적 여건에서 어떠한 인센티브 없이 서양의학을 공부한 사람들의 도움이 부족하여 한의학 연구가 잘 진행되지 않고 있습니다는 식으로 말하는 것은, 어떤 면에서는 책임을 회피하고 있다는 느낌을 지울 수가 없습니다.

A 토론회에서도 말씀드렸지만 제가 공동연구를 강조한 것은 "서양의학을 공부한 사람들의 도움이 부족하여 연구가 잘 진행되지 않는다"라고 했던 것은 아닙니다. 한국의 유능한 의학 연구자들을 놔두고 연구 파트너를 다른 나라에서 찾아야 하는 안타까움일 수도 있고, 검사와 진단기계를 사용하는 것에 대한 변명일수도 있습니다.

서양의학 내에서도 아직 연구할 것이 많지요. EBM의 역사가 길지 않기 때문에 서양의학의 치료도 EBM으로 증명된 것의 비율이 더 높지는 않은 것 같습니다. 특히 소아에 사용하거나 소아 약물 용량을 정하는 것은 거의 대부분 경험적인 것이지요.

더 중요한 것은 인종에 따라 약물대사 유전자가 다름에도 불구하고, 한국인을 대상으로 한 약의 효과와 안전성 임상연구가 다시 이루어지는 경우는 드문 것으로 알고 있습니다. 물론 최근 개발되는 신약은 임상시험대상에 처음부터 다인종, 다민족을 포함하도록 설계되고 있지만, 오래전부터 사용되던 약들에 대해서 한국의 연구자가 그런 연구를 한다는 것은 별로 들어 보지 못했습니다. 다국적 제약회사와 서구의학계가 구축해 놓은 EBM에 무임승차 하는 것이 아니라 한국의학계에서 새로운 치료법, 새로운 약물을 개발하고, 한국인을 대상으로 한 임상연구도 더 많이 수행되기를 바랍니다.

한의학과 관련해서는, 한방치료의 '효과없음'과 '위험함'에 대해서 비판할 때도 한두 가지의 사례를 가지고 일반화하는 것이 아니라 EBM에 걸맞는 근거를 만들어 비판하는 데에 여러분들이 큰 역할을 해주시길 바랍니다.

한의학에서는 임상연구 설계를 어떻게 하는가

Q 수업 시간에 소개해 주셨던 연구들은 대부분 한약의 부작용에 대한 해명이었습니다. 이러한 연구들은 그 나름대로 의미가 있겠지만 그보다는 한의학의 질병 치료 결과에 대한 연구가 더욱 중요하지 않을까 생각됩니다. 실제로 이런 연구가 현재 진행되거나 완료된 것이 어떤 것이 있는지 궁금합니다.

강의를 들으면서 의문이 생긴 것은, "한의학에서는 의학적인 연구 설계를 어떻게 하는가" 하는 점입니다.

의학은 사람의 생명을 다루는 과학이라고 배웠습니다. 과학을 하는 입장에서는 적절한 연구 설계가 필수적이라고 생각합니다. 저희가 배우고 있는 의학에서도 환자가 모두 같은 조건을 가지고 치료에 동일하게 반응하는 것이 아니라는 점을 충분히 인지하고 있습니다.

그래서 연구 설계 시 환자군을 최대한 비슷한 집단으로 나누기 위해 많은 노력을 하고 있습니다. 한의학에서는 개개인의 차이가 많이 나서 연구를 하기 어렵다는 식으로 설명하셨던 것 같은데 그것은 연구 결과를 제대로 설명하지 못하는 것에 대해 충분한 반론이 되지 못한다고 생각합니다. 이런 것을 고려 할 때 한의학이 의학적으로 충분한 근거를 가지기 위해 과학적인 연구방법이 필요할 것입니다. 어떠한 연구 설계를 가지고 있는지 궁금합니다.

A 한약 치료 결과에 대한 연구는 아주 많습니다. 그러나 그 연구가 RCT만을 의미하는 것이라면 한국에서의 연구는 거의 없습니다. 제형화된 단일 한약재 성분을 사용한 임상연구가 서구에서는 많고, 일본에서도 산제가루약 형태로 된 한약을 투여하는 임상연구가 꽤 있습니다.

그러나 한국의 실제 한의학 임상에서와 같이 주로 전탕액을 환자에 따라 다르게 투여하는 방식으로는 RCT가 너무나 힘들기 때문에 시도된 것이 거의 없습니다. 이제까지의 연구는 주로 단일 질병양방 진단명에 단일 처방 혹은 다종 처방을 투여했을 때 환자 몇 명중에서 몇 명의 치료율을 보였다는 식의 증례 연구case series가 대부분입니다. 그러나 이런 연구는 RCT가 아니라는 이유로, 또 이런 저런 허점들로 인해 오히려 공격의 대상이 되기 때문에 오히려 요즘은 이런 연구나 발표가 줄어드는 추세로 보입니다. 또 한방병원에서 주로 임상연구가 되기 때문에 무처치군을 대조군으로 하기보다는 양방처치군을 대조군, 양한방 혼용군을 실험군으로 하여 치료효과를 비교한 연구도 꽤 많습니다. 결론은 대부분 혼용군이 치료효과가 더 좋다는 것입니다.[20)]

일본에서는 의사들이 한약을 처방하고, 품질이 표준화된 한약제제를 주로 사용하기 때문에, 상대적으로 한약 연구가 활발하게 이루어지고 있습니다. 모집된 연구대상 모두에게 특정한 처방을 투여한 이후에 그 처방으로 치료효과가 있었던 사람들을 먼저 구별해내고(responder group 반응군), 이 반응군을 다시 실험군과 위약군으로 나누어 임상연구를 진행하는 방법도 시도되고 있습니다.

일본의 한약 임상연구 성과들은 최근 한국어로 번역 출판된 것을 참고문헌에 소개했습니다.

침 치료에 대한 임상연구는 한약 임상연구보다 매우 많은 연구가 있고, 연구방법론에서 앞서 있습니다. 자세한 내용은 침구 치료 부분을 참고하십시오.

20) 『대한한의학회지』, 『한방내과학회지』, 『동의생리병리학회지』, 『동의신경정신과학회지』 등에 게재된 연구결과들을 찾아보시면 됩니다

한의학만의 독자적인 연구방법론은 무엇인가

Q 한의학과 관련되어 현재 진행되고 있는 연구들의 문제점이 여러 가지 있었습니다. 그 중 하나로 연구 방법론에 대한 이야기가 있었습니다. 제가 생각하기에도 서양의학과 한의학은 동일한 목적을 가지고 있긴 하지만 사물을 보는 관점이 다른 만큼, 한의학에서 적용되는 연구 방법 역시 서양의학의 그것과는 달라야 된다고 생각합니다. 그렇다면 현재 가장 합리적이라고 생각하는 연구 방법은 무엇이며, 그 방법을 적용시킨 연구는 어떤 것이 있는지 궁금합니다.

A 한의학 임상연구의 주된 목적이 서양의학계에 '보여주고', '증명하는' 것이기 때문에 어느 정도 기존 연구 방법론의 형식을 따르는 것은 피할 수 없어 보입니다. 이런 것을 한의학의 한계이며, 자체논리로서는 설득력이 부족하기 때문에 나오는 문제라고 하시는 분도 있었습니다. 하지만 한국 문학이 아무리 뛰어나더라도 세계인에게 읽히고, 노벨문학상에도 도전하기 위해서는 먼저 '번역'(주로 현대 세계를 지배하는 언어인 영어로)이 되어야 하는 것과 비슷한 문제로 보고 싶습니다.

그러나 임상연구에서 RCT만을 전능으로 생각하고, 그보다 검증력이 떨어진다고 하는 많은 다른 연구 방식(증례보고, 단면연구, 코호트 연구 등)을 등한시해서는 안 된다고 생각합니다. 또 토론회에서도 언급한 N-of-1 trial 등의 시도, RCT에서도 최대한 실제 임상에서 행해지는 시술real practice을 감안한 연구 디자인의 설계 등을 꾸준히 시도해야 된다고 봅니다. 일단 진료정보와 치료결과를 여러 가지 객관적인 데이터로 축적하는 것이 급선무이겠지요.

한의사들은 왜 처방의 차이가 큰가

Q 처음으로 의대에서 이루어지는 한의학 강의라 관심을 가지고 들었습니다. 개인적으로는 한의학과 서양의학은 아예 기본개념 자체가 다르다고 생각하기 때문에 논리적이고 체계적인 '의학'으로서의 접근보다는 한의학이 가진 고유한 매력이라든가 인체에 대한 다른 접근방법을 새롭게 풀이한 관점을 보고 싶었는데요, 그런 기회는 적었던 것 같아 다소 아쉬웠습니다.

EBM의 어려움을 설명하시면서 "사람마다 병에 걸리는 기전이 다르고 그래서 처방하는 약도 각기 다르기 때문에 대조군 선정이 힘들다"고 하셨습니다.

질문하고 싶은 것은, 첫째, 실제로 한의사들이 환자들에게 처방하는 약이 같은 병이라도 큰 차이가 있나요? 제 생각에는 한 명의 의사가 같은 병에 대해 처방하는 약이 크게 차이가 날것이라고 생각되지 않아서요. 오히려 그렇게 개인차가 심하다면 의사에 대한 의존도가 커져서 위험요인으로 작용하지 않을까요.

둘째, 이제껏 시도된 것은 얼마나 있는지, 한의학계에서 EBM이라는 개념이 차지하는 비중은 얼마나 되는지 궁금합니다.

A 실제로 한의사들이 환자에게 처방하는 약은 같은 병이라도 큰 차이

가 있습니다. 물론 빈번하게 사용되는 유명한 처방들이 있고, 한 명의 한의사는 주로 같은 병에 같은 처방 혹은 비슷한 처방을 사용하겠지만, 한의사 간에는 차이가 큽니다. 병명보다는 환자의 현재 상태를 어떤 관점에서 보느냐가 진단, 처방에서 강조되기 때문이기도 하고, 한의계 내부에서도 학파에 따라 그 관점이 큰 차이가 나기 때문입니다. 한의사의 개인차가 심한 것이 위험요인으로 작용하기도 하지만, 병에 대해 다양하고 새로운 접근을 가능하게 한다는 장점도 있기 때문에 이런 상황이 계속되고 있다고도 보입니다.

그리고 한의계에서 EBM 개념이 본격적으로 등장한 것은 2000년대 중반부터의 일이고, 그 비중도 아직 크다고 볼 수는 없습니다. 안전성연구, 효과연구에 대한 현황은 관련 항목에 대한 답변을 참조하시기 바랍니다.

한의사간의 다양한 치료법이라는 것은 한의학의 특징이기도 하고 장점이기도 하지만 학문으로서의 치명적 약점이기도 합니다. 변수가 너무 많기 때문이기도 한데, 앞으로 변수통제에 대한 방법이 더 발달한다면 좋은 방법이 나올 것 같기도 합니다.

한의학에서는 정형화된 프로토콜이 개발되는가

Q 예전에 어떤 한의사 선생님께 듣기를, 한의학은 받아들이는 사람에 따라 큰 차이가 있다고. 어찌 보면 문과에 더 가까운 학문이라고 얘기를 하셨습니다. 정말로 한의학에는 정형화된 프로토콜의 개념이 별로 없는지, 현재 그런 것을 만들려는 노력은 어느 정도 진행되고 있는지가 궁금합니다.

A 비교적 최근까지 정형화된 프로토콜의 개념이 별로 없었다고 할 수 있습니다. 그러나 임상에서든 연구에서든 치료의 표준화, 프로토콜의 개발이 절실히 요구되었고, 그런 것을 만들려는 노력도 없진 않았지만, 아직 큰 성과가 있어 보이지는 않습니다. 프로토콜로 정형화되면 오히려 한의학의 장점이 훼손될 거라는 우려가 가장 근본적인 이유일 것입니다. 제한적인 필요에서라도 프로토콜 개발이 어려운 또 다른 이유는 한의학 내부에서의 선결문제인 용어, 변증의 표준화가 아직 제대로 이루어지지 않았기 때문입니다.

그러나 상황은 달라지고 있습니다. 2005년부터 한국한의학연구원에서는 한의학적 중풍 변증 지표 발굴을 통해서 한의학적 중풍 표준안, 서양의학적 중풍 지표를 부가한 한·양방 통합 진료 기록지를 개발했습니다. 이를 토대로 5개 임상병원으로부터 약 800여 명의 피험자 임상자료 및 혈액 샘플을 수집하여 데이터베이스화 하였습니다.

또한 한의학적 변증지표의 기본인 실증, 허증에 따른 10개의 혈중 단백질 생체지표 후보군을 발굴해서 이들 단백질의 변화 양상을 이용한 실증, 허증 판별을 이중맹검법으로 확인한 결과, 약 70% 판별하는 것으로 확인하였다고 합니다. 2011년에는 '한국 중풍 변증 표준'이 최종 확정되고 '중풍 표준 용어집'도 발간되었습니다. 이런 식으로 프로토콜을 개발하려는 노력들이 되고 있습니다.

한의사와 한의대생들은 서양의학에 배타적인가

Q 강의가 시작되기 전 이번 보완대체의학이라는 새로운 수업에 대해 상당히 많은 학생들이 기대를 하고 있었던 것으로 보입니다. 강의를 맡아주신 선생님들 중 몇몇 분은 의사들의 대체의학에 대한 거부감과 고정관념을 타파하는 것에 초점을 맞추신 듯 보이기도 하였는데요. 4년에 걸친 의대본과 생활을 통해 입학하기 전보다는 한의학이라는 학문에 의구심이 드는 것이 사실입니다. 하지만 앞으로 병원에서 일하게 되었을 때 생각이 어떻게 달라질지는 모르겠지만 아직 제 주위의 많은 의대생들은 선생님들이 생각하시는 것처럼 한의학에 대해 근거 없는 강한 거부감을 갖고 있지는 않는 것 같습니다.

오히려 저는 한의대 학생들의 서양의학에 대한 거부감이 매우 크다는 얘기를 많이 들었습니다. 한의학의 관점으로 볼 때 서양의학에서 행하는 모든 치료는 반反치료적인 행위라고 생각하기도 하는데(동양의학은 인체를 전체적으로 보고, 서양의학은 부분적으로 본다는 단편적 사고, 수술의 부정 등), 그렇다면 완전히 한의학에 뿌리를 둔 한의사라면 그들의 신념에 반하는 의료를 하는 의사들을 받아들일 수 없을 텐데, 실제로 한의사들이 서양의학을 대하는 태도는 대체적으로 어떠한지 궁금합니다.

그리고 한의대 학생들에게도 의학을 이해시키는 교육과정이 있는지 여부와,

서양의학에 대해 어떻게 생각하는지 궁금합니다. (수업 이전의) 우리처럼, 부정적인 생각을 가지고 있을지, 혹은 주변에서 흔히 접하니 긍정적인 생각을 할지, 학문과 생각은 별개일지. 언제던가, 교수님의 수업을 듣다가 정말 저렇게 생각하신다면, 병원엔 절대 못 가시겠는데 싶었는데, 한의대 학생들은 아프면 한의원에만 가나요?

A 서양의학의 철학에 대해서는 기본적으로 다른 생각을 가질 수 있지만, 거부감이라는 것은 적절하지 않은 표현 같습니다. 또 '모든' 치료를 반치료적 행위로 볼 리도 없고요. 한의대생들도 감기약도 사먹고, 기브스도 하고, 수술도 받습니다. 한의학에서는 서양의학의 한계를 지적하는 것이지, 절대로 서양의학 전부를 부정하는 것이 아닙니다. 그것이 한국의 의사들이 한의학을 대하는 태도와의 근본적인 차이라고 생각합니다.

의사들이 한의학에 대해 이해할 수 있는 방법 중 하나가 한의학과 의학의 공통점과 차이점을 서로 비교하는 것입니다. 이런 비교는 동서의학이 만날 때부터 시도되었고 지금도 상대편 의학의 특징을 알 수 있는 대단히 유효한 방법이라 할 수 있습니다. 그러나 이런 식의 도식적인 비교는 또 다른 편견을 낳는 원인이 되기도 합니다. 예를 들어 한의학과 서양의학의 인체에 대한 관점을 한의학은 전체적, 서양은 국소적이라고 대비시켜 말하지만 한의학이라고 해서 국소를 보지 않고 서양의학이라고 해서 전체를 보지 않을까요? 단지 한의학은 전체성을 중시하고 서양의학은 국소의 해부병리학적 변화를 중시한다고 할 수는 있을 것입니다.

한의사의 서양의학에 대한 편견, 의사의 한의학에 대한 편견은 대부분 이런 종류의 도식적인 비교에서 발생하는 경우가 많습니다. 이 점을 감안한다면 보다 공정하게 두 의학의 장단점을 볼 수 있을 것입니다.

한의사의 서양 의학에 대한 이해 수준은 어느 정도인가

Q 이번 수업을 통해서 한의학을 포함한 보완대체의학의 가능성을 크게 살펴볼 수 있었습니다. 국내 의과대학 학생이나 현직 임상 의사들도 점차 보완대체의학의 중요성을 깨닫고 한의학 등에 대한 이해를 넓히려는 시도가 많습니다. 이번 강의도 그러한 노력의 일환이고요. 그런데 양한방 서로의 조화로운 발전을 위해서는 양측 모두 서로에 대한 이해가 필요합니다. 국내 한의대 학생들이나 임상 한의사들은 정통의학에 대한 교육을 받는지, 받는다면 그 범위는 어느 정도이며 서양 정통의학에 대한 이해 정도는 어떤 수준인지 질문 드립니다.

A 한의대 교과과정에 대해서는, 연구자에 따라 그 비율 계산이 다르긴 하지만, 전체 강의시간 수의 60% 이상이 정통의학 교육에 배정되어 있는 것이 현실입니다.

졸업 후 한방병원에서 전문의 과정을 밟는 사람들은 양방진료가 함께 이루어지는 병원 시스템의 특성상 또 수련과정의 많은 부분을 '정통의학' 지식 습득에 쏟을 수밖에 없게 됩니다. 그래서 오히려 한의사로서의 수련에는 시간이 부족하다는 불평이나 고민도 많지요. 일반 개원의라 하더라도 임상을 하면서 필요한 부분은 책을 찾아보거나 지인에게 질문하는 식으로 해결하고 양방 지식을 더 쌓아가게 됩니다. 그러니까 지식의 양이 부족하긴 하더라도 '서양의학 지식' 그 자체를 거부하거나 알 필요가 없는 것으로 생각하는 사람은 거의 없다는 것이 '의사들의 한의학에 대한 이해'와 비교할 때의 결정적인 차이입니다.

저의 개인적인 생각으로는 정통의학에 대한 이해에서 오히려 문제가 될 수 있는 것은 지식의 양이라기보다는 기본 사고방식이나 관점의 차이(진단, 치료의 기본 과정, 프로토콜의 개념, EBM의 강조 등)를 깊이 있게 이해하는 것이 부족할 수 있다는 점 같습니다. 이러한 이해가 있어야 양자가 상호 보완해야 할 부분, 역할 분담을 해야 할 부분에 대한 올바른 정리와 의사소통의 방식 수립이 가능할 테니까요. 또 매일 새롭게 변화되는 의학지식이나 개념을 따라잡기 힘들다는 것도 문제일 것 같고요.

한의학은 한의대 교육과정에서 주입된 신념체계가 아닌가

Q1 이과 학생들이 보통 한의대를 가는 것으로 알고 있습니다. 한의대에 진학한 학생들을 몇 명 만나 봤는데 처음에는 배우는 과목들이 낯설고, 과학적 사고가 강한 학생들에게는 좀 비이성적인 느낌이 든다는 이야기를 들었던 것 같습니다. 그러던 것이 조금 더 배우다 보면 한의학이 무척 합리적이고, 이성적인 학문이라고 생각을 바꾸게 된다고 하던데요. 선생님들도 그러셨는지 궁금합니다. 배워보지 않은 제가 할 말은 없지만…. 제가 의대에 와서 한의학에 대한 부정적인 시각을 갖게 된 것과 같이 어느 정도는 그런 사고가 주입되는 것은 아닐까요?

A1 분명히 그런 측면이 있습니다. 그러나 반복 주입, 세뇌로 어떤 시각을 가지게 되는 데는 한계가 있겠지요. 많은 학생들이 학교 수업, 개인적인 공부, 직간접적인 치유체험 등의 이런 저런 과정을 통해 한의학에 대한 확신을 가지게 되지만, 6년 동안의 배움 후에도, 심지어 한의사로 임상을 하면서까지 한의학의 설명체계에 불만을 느끼며, 회의하는 사람도 어렵지 않게 찾아볼 수 있습니다. 그래서인지 한의사들은 졸업 후에도 상당한 기

간 동안 많은 사교육비를 들여가면서 또 다른 기초 공부, 임상 공부를 하고 있는 것이 현실입니다.

Q2 개인적으로는 의대에 진학할 때 한의대에 진학할까란 생각도 있었는데, 고교 선생님께서 "너같이 원인과 결과가 확실해야 한다고 생각하는 사람은 동양 철학에 기반을 둔 한의학을 받아들이기 힘들다"고 하는 말씀에 생각을 바꾼 경험이 있습니다.

그런데 한의학과 학생을 인터뷰하며 알게 된 사실은 한의학과 학생들도 한의학의 기본 사상에 대하여 잘 받아들이지 못하는 면이 있다는 것이었습니다. 상한론이나 온병학 등의 수업이 너무 싫었다고 말하기도 하고, 받아들이긴 힘든데 의과 대학 특성상, 할 게 너무 많으니 그냥 묻어가게 된다는 말도 들었습니다. 한의학과 내에도 좌파 우파 등이 있다는 얘기도요.

이런 얘기를 듣다보니 현재 한의학과 학생들의 의식을 조사한 자료 등이 있는지가 궁금해졌습니다. 한의학의 사유에 대한 학생들의 의식 내지는 이해 정도, 한의학의 EBM 도입에 대한 학생들의 의식 등을 조사한 자료가 있다면 같은 세대인 저희가 한의학과 함께 어떻게 나아가야 할지를 아는 데 도움이 될 수 있을 것 같아서요.

A2 한의학이나 EBM에 대한 한의대생 혹은 한의사들의 의식을 조사한 자료에 대해서는 들어본 적이 없습니다. 또 의식이라는 것이 시간에 따라 계속 변하는 것이라서요. 개인적으로도 그렇고, 시대별로도 그렇고…. 「한양방 협진에 대한 한의대생들의 인식도」[21]라는 논문은 있는데, 주로 협진이나 의료일원화에 대한 항목들을 조사한 것이네요.

21) 유양곤 외 『대한예방한의학회지』 2005년, 9권 2호

한의학 용어를 영어로 표현한 이유는 무엇인가

Q 오늘 수업에서 영어로 된 한의학 용어로 강의하셨는데요, 기라는 것이 영어로 곧장 번역되는 것이 없듯이, 목화토금수도 영어로 바꾸면 그 뉘앙스가 달라지는 느낌입니다.

한자문화에 익숙하지 않고, 영어만 아는 외국인에게 설명하려면 어쩔 수 없이 영어로 된 한의학 용어를 사용해야 하지만, 저희는 한자를 배웠고, 한국어가 모국어인 학생이라서 한국어로 된 한의학 용어를 이용하여 설명하신다면 더 이해가 쉬웠을 것 같은데요, 게다가 한의학은 영어 용어보다는 한국어로 더 잘 표현되는 느낌이거든요, 영시를 한국어로 번역하면 운율감이 없어지는 것처럼 한의학도 영어로 바꾸면 불완전한 느낌인데 굳이 강의 슬라이드나 수업에서 영어 용어를 이용하신 까닭이 있으신가요?

A 좋은 지적입니다. 한자는 뜻글자이기 때문에, 하나의 글자, 하나의 개념이 내포할 수 있고, 상징할 수 있는 내용이 아주 많습니다. 해석도 다양하게 될 수 있고, 그래서 한의학이 더 어렵게 느껴지고, 추상적으로 생각될 수도 있지요. 한의학 용어의 영어번역어도 대부분 중의학자들이 한 것

인데, 짧은 제 실력으로 보아도 불만족스러운 것이 많습니다. 이것도 앞으로의 과제이겠지요.

○○○ 교수님께서 영문 파워포인트를 사용하는 이유는 직접적으로는 워낙 국내외에서 이런 분야의 강의를 많이 하시기 때문에, 기존 자료를 활용하시다보니 그랬던 것 같습니다. 더 근본적인 이유는 교수님의 경험상(저의 경험도 그렇지만) 의사나 의대생을 대상으로 설명할 때는 한자로 하기보다는 영어나 서양의학 용어를 사용하여 설명하는 것이 그래도 나았다는 것 때문이 아닐까 추측해 봅니다.

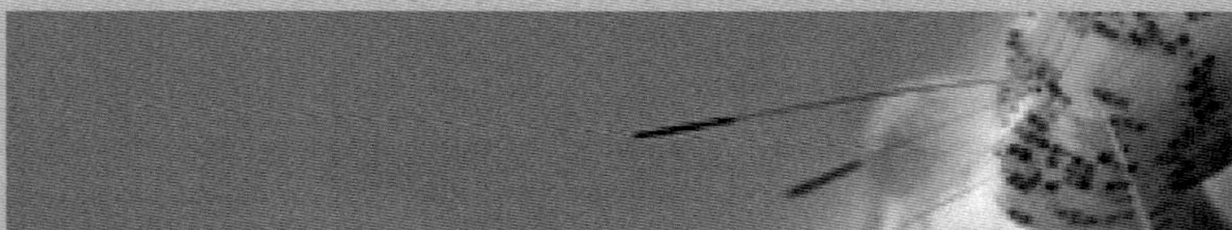

2 PART

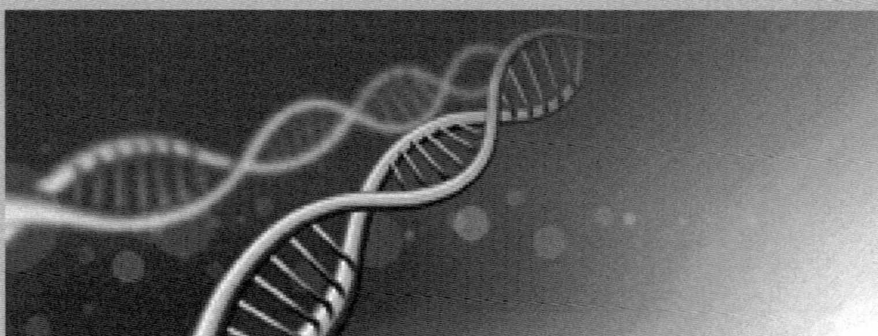

한방 의료의 실제

Ⅰ 한방 의료의 실제 - 치료 영역과 방법

'현대화', '과학화'는 한의학의 정체성을 위태롭게 만들지 않을까

Q 한의학에서는 개개인의 특성이 중요하여 그 체질에 맞게 개인별로 치료도 달라져야 한다고 하는데 기본적으로 몇 가지의 체질로 개인을 나누는지, 아니면 아예 모든 사람의 특성이 다르다고 판단하는지, 또한 그에 따라 치료는 어떻게 적용되는지 궁금합니다. 몇 가지 체질로 나뉜다고 한다면 어떤 근거로 나

누는 것인지, 또 개인 별로 모두 다른 것이라면 개인의 체질을 각 한의사가 어떻게 판단하는 것이며, 치료는 개개인에 맞게 한 질환에 대해 수백 가지의 치료법을 적용하는 것인지 알고 싶습니다.

A 사람의 개인적인 차이는 서양의학자들도 모두 느낍니다. A 환자와 B 환자가 각각 잘 듣는 혈압약이 다른 경우는 흔합니다. 서양의학은 이런 개인 차이를 그런가 하는 정도였다면, 한의학은 이것을 좀 더 치료에 이용하고 있는 것입니다.

한의학을 '체질의학'이라고 할 때 그것은 기본적으로 모든 사람이 다르다는 의미에서의 체질입니다. 그러나 좀 더 쉽게 접근하기 위해서 체질을 몇 개의 군으로 나누게 되겠지요. 한의학 고전인 『황제내경 영추』에 「음양 25인」 이라는 장이 있고, 이것은 오행을 기본으로 체질을 분류한 것입니다. 중국 대륙에서는 그 이후 체질의학이 더 발전하지는 않았는데, 한국에서는 근대의 사상체질의학을 비롯해서 현대의 8체질론[22], 16체질론[23], 오행체질론[24], 삼극의학[25] 등 체질의학이 더 다양하게 발전했습니다. 국토 면적이 넓고, 기후와 풍토도 다르고, 다민족 국가인 중국에서는 기후와 풍토에 따른 병인, 병리 연구가 발전한 반면(상한론, 온병론 등), 단일 민족이며 기후와 풍토상으로 지역차가 거의 없는 한국에서는 병인을 체질로 설명하는 체질의학이 정교하게 발전할 수밖에 없었다고 설명하기도 합니다.

사상체질 식으로 사람들의 군을 나누는 협의의 체질의학은 한국 한의학에만 고유하게 존재하지만, 개개인의 체질이 모두 다르다고 생각하는 광의의 체질론은 중의학, 일본 한방漢方의학 등 한의학 전반의 특성입니다. 그러므로 모든 한의사가 사상의학을 신봉하고 그에 의거해서 치료하는 것은 아니지만, 한의학을 체질의학이라고 말하는 데는 큰 무리가 없습니다.

22) 목음, 목양, 금음, 금양, 수음, 수양, 토음, 토양으로 체질을 구분. 사상체질과 유사한 점이 있으나 이론 전개가 기본적으로 다름

23) 사상체질을 다시 4개씩 분류한 것

24) 오행의 기본적인 성질과 체질을 대응시킨 것

25) 온도, 습도, 풍도를 3요소로 보고 12경락의 성쇠로 6개 체질로 분류

한의학 내에서 사상의학의 위치는 어디인가

Q1 저는 한의원에 가면 체질 얘기를 정말 많이 듣는데요. 예전에는 소음인이라는 얘기를 었는데 이번에 다른 곳에 가서는 태음인이라는 얘기를 들었습니다. 사람의 체질이라는 것이 어떻게 형성되며 변할 수 있는 것인지? 한의원에서는 체질침(?)인가를 놔주었는데 과연 체질별로 침을 놓는 것이 어떤 효과가 있는지 궁금합니다.

그리고 그 체질이라는 것이 마치 유전되는 것처럼 설명해주었거든요. 참 신기하게도 아버지 체질은 딸에게, 어머니 체질은 아들에게 이어진다면서요. 이런 것은 어떤 식으로 설명되는 것인지 궁금합니다.

그리고 오링테스트[26]같은 것을 통해 체질을 감별한다는 이야기도 들었는데, 이것은 어느 정도의 신뢰성이 있는지도 궁금합니다(저는 오링테스트를 할 때마다 검사자나 피검사자의 상태나 손 힘이 차이가 있으므로 이것이 과연 체질을 감별하는 객관적인 도구가 될 수 있을까에 대해 의문이 있었거든요.).

26) 오링테스트란 체질을 알아보는 방법의 하나로, 우리 몸에 긍정적인 자극이 오면 근력이 강해지고 부정적인 자극이 오면 근력이 약해진다는 것을 응용한 측정법이다. 바이디지털 오링 테스트(Bi – Digital O – Ring Test)라고도 하며, 1970년대 초 미국에서 일본인 의사 오무라 오시아기[大村惠昭]가 처음 연구하여 '오무라테스트'라고도 한다. 다른 손에 음식이나 약 등을 올려놓은 뒤 테스트를 하면 그 물건이 자신의 체질에 맞는지의 여부를 알 수 있다. 검사할 때에는 전자파를 방해하는 시계·반지·장신구 등 금속물질을 제거해야 한다

Q2 아는 한의사분과 한의대 다니는 친구한테 들었는데, 사상의학에 의한 태양, 태음, 소양, 소음의 체질 구분은 별 의미가 없고, 단지 다수의

환자를 효율적으로 구분하기 위한 작은 도구에 불과하다고 설명하였습니다. 사람마다 각자 체질이 있고 그 개개인의 특징이 중요한 것이라고 했습니다. 이런 식으로 바라보고 접근하는 것이 옳지 천편일률적으로 구별하는 것은 오히려 한의학적 생각에 위배된다고 하던데, 한의학과 체질론의 관계를 알고 싶습니다.

Q3 국내의 한의학 이론 중에 사상의학이 상당히 중요한 이론인 것으로 알고 있었는데, 이번 수업들에서는 거의 다루어지지 않아서 아쉬웠습니다. 특별히 사상의학이 다루어지지 않은 까닭이 있습니까?

A 광의의 체질의학, 협의의 체질의학의 구분에 관해서는 앞부분에서 설명하였습니다.

체질의학의 대표 격인 사상의학조차도 한의사 모두가 신봉하는 것은 아닙니다. 학교에서 배우고, 임상에서 부분적으로 활용도 하지만, 전적으로 사상의학적으로만 치료하는 한의사는 일부입니다. 매스컴의 영향 때문에 한의학을 사상체질의학과 동일시하는 사람들이 많이 있지만, 실제는 그렇지 않은 것이지요.

사상체질을 유전자 연구와 연결시키고자 하는 시도는 꽤 오래전부터 있었고, 얼마 전에는 서울대 의대(서정선 교수)와 한의학연구원(김종렬 박사)이 협력연구 체결을 한 것으로 알고 있습니다. 아직은 사상체질과 유전성이나 특정 유전자와 관련된 결론은 없습니다. 사상체질 진단 자체가 좀 더 표준화, 객관화 과정이 필요한 점도 있구요.

체질침을 놔 주면서 유전되는 것처럼 설명했다는 분은 8체질의학을 하시는 분일 텐데, 8체질의학은 1960년대부터 권도원 박사가 새로 주창한 것입니다. 음식과 생활에서의 금기가 더 분명하고 엄격한데, 개인적으로는 그 내용을 잘 모릅니다.

사상의학 위주로 진료하시는 분 중에서도 오링테스트로 체질감별 하는 분은 또 일부입니다. 너무 복잡하지요.

그리고 사상의학은 한의학의 각론에 해당하기 때문에, 적은 수업시간에 다루기 힘들었기 때문이지, 특별히 다루지 않을 이유는 없었습니다.

열이 많은 체질, 냉한 체질이 따로 있는가

Q1 한의학에서 체질이라는 것은 타고 나는 것입니까? 그 체질에 따라서 같은 질환이라고 해도 치료가 다르게 되는 것인지도 궁금하고요.

예전에 한의원에 갔을 때 저보고 "속에 열이 많다"라고 하셨습니다. 이건 한의학적으로 어떤 상황을 말하는 것인지, 또 만약 표현이 가능하다면 이런 상태를 서양의학적으로 어떻게 표현할 수 있을지가 궁금합니다.

A1 체질은 타고 나는 것이며 평생 불변이라고 보는 것이 사상의학회의 공식입장입니다. 당연히 체질에 따라 치료가 달라집니다. 타고난 근본적인 것은 변하지 않지만 관리하고 조절해나가는 것이지요. 속에 열이 많다 적다는 서양의학적으로 보면 교감신경형, 부교감신경형이라고 할 수도 있습니다만, 물론 상당히 다릅니다. 속에 열이 많은 것은 속에 기운이 뭉쳐 있는 것이지요.

환자의 상태증상를 보는 기본 틀이 8강 변증인데, 음양, 표리, 한열, 허실입니다. 표리 중에서는 리 쪽에, 한열 중에서는 열 쪽에 속한 것으로 본 것이지요. 서양의학적으로는 교감신경항진 상태, 갑상선 기능항진 상태와 비슷한 부분도 있는데, 그럴 때는 속에만 열이 있다기보다 겉에도 열이 있는 경우가 많은 것 같습니다. 속이라는 것을 장부 중에 위로 국한시키면 과다한 식욕항진, 위산 과다 등과 비슷한 상태를 위열胃熱이라고 표현하기도 합니다.

Q2 저는 한의원에 가면 항상 몸이 냉하다는 말을 듣습니다. 한의사 선생님께서 제 손을 잡아보고는 그런 말씀을 하시는데요. 그러면서 이러이러한 음식은 몸에 맞지 않고 이러이러한 음식은 몸에 좋다는 말씀을 하십니다.

저는 평소에는 몸에 열이 많은 편이고 다른 사람과 손을 잡을 때 손이 따뜻하다는 말을 많이 듣는 편인데요. 그런데 손에 땀이 많은 편이라 손에 땀이 날 때는 땀이 증발하면서 손이 차게 됩니다. 한의원에 가면 병원인지라 긴장해서 항상 손에 땀이 나게 되고 그에 따라 손이 차가워지고 그 손을 잡아보고 한의사 선생님께서는 몸이 냉하다..라고 얘기를 하시는데….

도대체 몸이 냉하다 또는 반대로 열이 많다는 기준이 무엇인지… 제가 손이 찬 것은 단지 땀이 증발하면서 열을 뺏어가서 그런 것인데… 그것을 가지고 몸이 냉하다라고 판단하는 것이 제대로 된 것인지 궁금합니다.

A2 손이 차다는 것만으로 냉하다고 하지는 않습니다. 표리로 나누어 말하자면 학생의 경우 분명 표表에는 열이 나타나는 것 같습니다. 냉하다, 열하다는 것은 리裏를 기준으로 말하는 것이 보통입니다. 추위를 많이 타거나, 추위, 더위 등 기온 변화에 남들보다 더 민감한 것, 식욕이나 소화 기능이 떨어지는 것, 설사를 잘 하는 것 등의 증상이 있으면 냉하다고 봅니다. 반대로 갈증을 쉽게 느껴 물을 많이 마시거나 변비가 심한 것 등은 열이 많다고 보게 되는 중요 증상입니다. 그런데 표리의 한열이 다를 뿐 아니라 하초는 냉하고 상초는 열하다는 식으로 인체의 상중하를 나누어 보기도 하는 등, 더 복잡한 개념이 많이 있습니다.

서양인에게 한의학 치료를 할 때 달라지는 점이 있는가

Q 저는 이번 의학연구기간[27] 동안 미국 병원에서 임상 연수를 받고 왔는데 제가 있었던 병원에서 꽤 많은 의사들이 한의사들과 같이 환자를 진료하는 것을 보고 매우 놀랐습니다. 제가 만난 의사 한 분은 한의사와 같이 병동 회진을 돌면서 환자에 대해 이야기 하고 주말에는 한의원에 직접 가셔서 한의학(이론적인 부분과 침술 등)을 배운다고 하셨습니다. 그 분 이외에도 개인적으로 한의학을 공부하시는 의사들이 많았습니다. 한의학이 비교적 익숙한 우리나라에서도 대학병원에서 그런 일이 일어나는 것은 매우 보기 힘든데 미국과 같은 나라에서 의사들이 한의학에 대해 관심이 그렇게 많다는 것을 보고 참으로 놀랐습니다.

그래서 궁금한 것이 생겼습니다. 한의학이라는 것은 동양에서 생겨나 동양인에 의해 동양인을 대상으로 이루어진 학문이자 의술입니다. 또한 매우 오랜 기간 동안 임상적 경험에 의해 많은 사람들이 효과를 보아왔다는 것이 한의학이 많은 사람들에게 어필하는 가장 큰 이유라고도 할 수 있겠습니다. 그런데 이러한 한의학을 동양인이 아닌 서양인에게 적용한다면 그 접근 방식이 조금은 다르지 않아야 하는가 하는 생각입니다.

서양의학에서는 인종간의 차이점(간단히 예를 들자면 약물을 투여했을 때

27) 대부분의 의대에서 학생이 자유롭게 주제를 선택하여 연구하는 과정을 두고 있는데, 서울대 의대의 경우 본과 4학년 1학기말 – 여름방학 기간에 6주간을 할애하고 있다

CYP 효소[28]에 의해 약의 효과나 부작용이 다를 수 있으며, 호발하는 질병과 그 질병의 예후가 다르고, 같은 임상적 검사, 검진 결과라도 다르게 해석할 수 있는 등)을 알고 임상적 진료에 있어 그것을 적용하고 있습니다.

한의학에서도 이러한 인종간의 차이점에 대한 문헌자료나 연구결과가 있는지 궁금하고 실제 임상에서 한의사들이 서양인을 진료할 때(진단, 치료 등 모두 포함해서) 동양인과 어떻게 다르게 보시는지 알고 싶습니다.

또한 사상의학에 있어서도 보통 '서양인들은 그들의 체격과 성격 때문에 양인이 많다'라는 말을 많이 들었는데, 만약 이러한 분류체계를 동양인이 아닌 서양인에게 적용한다면 우리나라에서 쓰는 사상의학과는 조금은 다른 분류체계가 필요한 것은 아닌지도 알고 싶습니다.

A 인종 간의 차이점에 대한 문헌자료나 연구결과를 보지는 못했습니다. 실제 진료를 한다면 서양인이라는 것보다는 그 사람의 개인적 특성(체격, 비만도, 피부색, 성격, 호소증상 등등)에 훨씬 더 주목할 것입니다. 거기에서 찾아낸 공통성이 아마 "양인陽人이 많다"는 식의 언급일 것입니다. 체격과 근육 발달이 더 좋기 때문에, 침도 더 강자극을 해야 하고, 침 효과가 오히려 좋다는 이야기도 있습니다. 한약을 쓸 때는 냄새나 맛에 익숙하지 않은 것이 훨씬 심하기 때문에, 약을 비교적 순하고 먹기 좋게 처방할 것 같습니다.

28) 간에서 만들어지는 대표적인 약물대사 효소

한의학이 서양의학을 보완할 수 있는 부분은 무엇인가

Q1 한의학에서 치료하기 힘든 질환은 어떤 것이 있나요? 예를 들어 위암의 경우 TOC[29]는 수술이라고 배우고 있습니다. 또한 진단을 위해서는 병리적 소견이 있어야 하구요. 위암이 의심되는 환자가 왔을 때 다른 병원(수술을 할 수 있는)으로 가게 하시는지, 진단은 어떤 방법으로 하시는지 궁금합니다. 이와 더불어 한의학에서 이것만큼은 의학 치료보다 효과가 우수하다고 생각되는 질환 영역이 있는지 궁금합니다.

A1 당연한 이야기지만, 한의학도 모든 병을 다 치료할 수는 없습니다. 기능적 이상의 단계를 넘어서서 구조적 이상까지 심각한 정도로 진행된 질환의 경우, 한의학으로도 물론 치료가 힘듭니다. 난치難治, 불치不治, 사증死症 등의 개념과 이에 대한 설명이 고전 의서에서도 많이 등장합니다. 현대 의학에서는 질병에 따라서 아직까지는 "치료할 수 없다", "치료 방법, 약물이 없다"라는 표현을 쓴다면 한의학은 질병명보다는 병이 생기게 된 원인, 환자의 전신 상태를 고려하여 "치료하기 힘들다" 든지 "한번 치료해 보자"는 식의 표현을 사용합니다.

29) Treatment of Choice
문자적으로는 대부분의 의사들이 가장 선호하는 치료법이라는 뜻이지만 실제로는 '가장 효과적인 치료법'이라는 뜻

한의학과 현대 의학 중 어느 것이 효과가 우수한가라는 식으로 이야기하면 많은 오해가 생길 수 있다고 봅니다. 각자가 장점을 발휘하는 부분이 다르다고 표현하는 것이 좋을 것 같습니다. 여러분도 'cure'와 'care'의 차이에 대해서 많이 듣고 계실 텐데, 한의학은 cure에 대해서는 현대 의학과 전혀 다른 관점에서의 접근 방법을 가질 수 있고, care에 대해서도 훨씬 다양한 방법을 구사할 수 있다고 생각합니다. 현대 의학의 장점은 응급 상황에 대처를 할 수 있는 방법이 많이 있다는 것, 여러 가지 정량적 검사나 영상 검사를 통해 정확한 진단과 예후 판단이 가능하다는 것, 수술 기법이 매우 높은 수준으로 발달했다는 것 등입니다. 이렇게 서양의학은 응급상황, 급성기에 장점을 발휘하여 사람을 살려낼 수 있지만, 살려낸 환자를 다시 건강하게 하는 데서는 많은 한계를 가집니다. 그에 비해 한의학의 장점은 환자 자신이 가지고 있는 원기생명력의 고양을 통해 만성적인 고질병을 치료하고, 건강을 회복하거나 나아가 더 건강해지게 만들 수 있는 방법을 가지고 있다는 점입니다. 또한 침습적이고 공격적인 수술치료, 약물치료에 비해 한방의료는 상대적으로 덜 침습적이거나 비침습적인 방법을 사용함으로써 부작용을 줄일 수도 있습니다.

예로 든 위암의 경우를 좀 더 자세히 설명해보겠습니다.

한의학적으로 위암을 의심하거나 진단하기는 힘듭니다. 물론 고전 의서에는 위암 증상에 대한 묘사가 나오지만, 저를 비롯하여 대부분의 한의사들이 그런 증상이나 진맥만으로 위암을 의심하기보다는 기본적인 서양의학 상식[30]의 도움을 받으리라 생각됩니다. 의심이 된다면, 환자의 주소증[31]上訴症에 대한 한약치료나 침구치료를 하면서도 병원에 가서 일단 내시경부터 해보시라고 말씀드리겠지요.

30) 급격한 체중감소와 동반된 비특이적 소화기 증상 호소

31) chief complaint, 환자가 내원하여 호소하는 주된 증상

위암 진단을 받은 상태에서 수술을 하지 않고 한방으로 치료하겠다고 오는 환자는 없습니다. 대부분 한의원에 내원하는 암환자는 말기 혹은 재

발이나 전이 진단을 받고 치료 방법이 없다는 선고를 받은 경우입니다(그래서 한의사들은 한의원을 '4차 의료기관'이라는 농담을 하면서, 질병 초기부터 오는 환자들도 진료해보고 싶다는 말들을 하기도 합니다). 이 경우 여생의 QOLQuality Of Life을 높이기 위한 care에 해당하는 치료를 하겠지요. 비교적 조기에 진단되어 수술과 방사선치료, 항암제 치료 등을 앞두고 있거나, 그런 치료들을 마치고 오는 경우도 종종 있는데, 이 경우는 원기를 보강하여 치료를 받을 수 있는 체력을 만들어 주거나, 체력회복과 재발 방지를 위한 치료를 합니다. 아주 조기였다면 수술적 절제가 아닌 한방치료를 시도해 볼 수도 있겠지만, 자신의 몸을 대상으로 시험해보는 것이 아니라면 직계가족에 대해서도 쉽게 할 수는 없는 방법이겠지요.

Q2 한의학이 서양의학에 비해 환자 치료에 유리한 질병은 어떤 것이 있을까요?

A2 근골격계의 통증 질환, 과민성 대장 증후군을 비롯한 기능성 위장장애, 만성 피로 증후군 등의 (구조적이 아닌) 기능성 질환들에 한방 치료가 유리하다는 말을 많이 합니다. 그 외에 대부분의 만성병과 퇴행성 질환, 노인성 질환에도 적극적으로 한의학을 주치료 또는 보조치료로서 도입하는 것이 좋다고 봅니다.

저 개인적으로는 이런 식으로 질병명을 나열하기보다는 서양의학에서 아직까지 적극적인 치료법을 찾지 못하고 있는 질환에 한의학적으로 치료를 시도해 볼 수 있다는 점에서 유리하다면 유리할 수 있다고 말하고 싶습니다.

한의학의 치료는 근·골격계 질환 외에도 유용한 영역이 있는가

Q '한의학에 관한 생각'에 대한 설문 자료에서, 의사들 역시 한의학이 어느 정도 효과가 있다고 생각하는 비중이 많다는 것을 강조하시며, 한의학의 효용성에 대해 화두를 던지셨던 것으로 기억합니다. 물론 저도 설문에 어느 정도 효과가 있다고 대답하기도 했습니다만, 제 생각에는 이러한 응답의 대부분은 '침술, 뜸' 등에 의한 근·골격계 질환의 치료를 염두에 두고 한 대답 같습니다. 한의학의 치료 범위에 대한 앞의 몇몇 질문들과 겹치기도 하지만, 다른 질환들(특히 종양, 감염 등)에 대해서는 실제 어떤 치료가 되고 있는지 감이 잡히지 않는 게 사실입니다. 이런 질환들에 대한 치료가 사실 행해지고 있는지, 있다면 그 효과가 어떤지, 그리고 효율성 면에서(치료비용 대비 효과) 서양의학과의 비교에 대해 선생님의 의견을 듣고 싶습니다.

A 종양과 감염에 대한 치료는 각각 관련 질문에 대한 답변을 참조하시기 바랍니다. 종양치료는 요약하면 서양의학적 치료의 보완요법으로서 혹은 서양의학이 포기한 말기암 영역에서 이루어지고 있습니다. 말기암 치료도 여러 가지로 이루어지고 있지만, 종양 치료는 비용 대비 효과를 논하

기에는 덜 적합한 영역입니다.

감염병 치료에 대해서 좀 더 부연하겠습니다. 흔하고 가벼운 감염병(예를 들면 감기)의 급성 단계에서 한약 치료는 효과가 있으며, 비용 대비 효과도 좋다고 생각합니다. 그런데 문제는 적절한 타이밍을 놓치기가 쉽다는 것입니다. 보험이 적용되는 산제[32]散劑 도 많이 있긴 하지만, 달여 먹는 탕약은 아무래도 시간이 많이 걸리고 번거로우니까요. 또 흔하게 사용되는 소염진통제에 위장관 부작용을 많이 호소하는 환자들도 한약치료를 선호하는 경향이 있습니다. 가장 효과와 효율성이 좋은 분야는 만성적으로 재발하는 감염병[33]의 치료라고 생각합니다.

32) 제약회사 조제 가루약

33) 만성 중이염, 만성 부비동염 등

한방치료는 정밀하기보다는 두루뭉술하지 않은가

Q 저는 중학생 시절부터 일 년에 한 번씩 보름 동안 한약 복용을 해왔습니다. 어렸을 때는 몸에 좋다니까 그렇겠지 하며 별 생각 없이 복용해왔는데, 본과 생활을 시작하면서 한의원에서 붙여주는 애매모호한 진단과 복용 후에도 별로 차이 없는 몸 상태 때문에 점점 이것이 의학일까라는 의문을 가지게 되었습니다.

여러 군데 한의원을 다녀보면서 들었던 말은 "하체가 약하네요", "신경이 예민해져 있네요. 스트레스를 많이 받으시나 봐요", "소화기계가 약해요" 이런 두루뭉술한 말이었어요. 진료를 받는 환자들의 양의학적인 진단명은 천차만별이고 치료도 다양할 텐데, 이 환자들이 한의원에 찾아오면 같은 한약을 처방받을 것이고 이런 특이적이지 않은 치료는 결과적으로 민간요법과 크게 다르지 않을 거라는 생각이 듭니다.

A 환자들에게 설명하는 표현은 치료 계획의 설명으로서 실제 치료를 반영하기도 하지만, 환자들의 이해 수준과 그 외 여러 가지를 고려한 멘트로서의 의미도 가진다는 것은 잘 알고 계실 것입니다. 실제 양의학적인 진

단명이 다른 환자들이 같은 혹은 비슷한 한약을 처방받을 수 있습니다. 그러나 이것을 비특이적인 치료라고 할 수 있는가는 또 다른 문제입니다. 한의학의 입장에서는 병에 이르게 된 과정과 환자의 현재 전신 상태가 다른데, 병명이 같다고 같은 약을 처방하는 것을 오히려 비특이적인 치료라고 볼 수도 있습니다.

한의학에서 면역력을 강화시킨다는 것이 무엇인지

Q1 한약은 여러 가지 용도로 처방된다고 알고 있습니다. 특히 저의 경험으로는 특정한 증상이 없어도 맥을 짚고 그에 따라 어디가 약하니 보강해야겠다는 식으로 선생님께서 말씀하시면서 약을 지어주시곤 했습니다.

그런데 한의학에서는 기본적으로 면역체계를 보강함으로써, 증상에 맞는 치료를 한다고 강의시간에 들었는데요. 그렇다면 이렇게 특정 증상이 있을 때에 쓰는 약과 제가 경험했을 때의 방식으로 쓰는 약과 어떠한 차이점이 있는지, 그리고 어떠한 이론적 바탕이 있는지 알고 싶습니다.

Q2 저는 환절기에 감기가 잘 걸리는 편입니다. 한 번 감기 기운이 있으면 증상이 완전히 나타나기 전에 아무리 미리(!) 감기약을 먹어도 감기증상이 발현하는 것은 그다지 예방하지 못했던 것 같습니다. 약을 먹으나 안 먹으나 적어도 1주일은 있어야 증상이 좀 나았고요.

그런데 어느 날 시험 기간에 오슬오슬 감기 기운이 밀려 왔을 때, 제 체질과 평소에 제가 잘 걸리는 감기 유형을 알고 있던 동생이 한약을 한 재 지어주었습니다. 반신반의하며 복용을 했는데 다음날 정말 감기 기운이 말끔히 사라지는

게 아니겠습니까?

정말 그 효과를 체험하고 나니 놀랍기도 하고 성분이 궁금하기도 하고... 학생 신분임에도 자신이 직접 한약을 처방해 복용하고, 침을 놓기도 하는, 정말 일상생활에 쉽게 적용 가능한 학문을 배운다는 점에서 부럽기도 한 것이 사실이었습니다. (그 후로는 조금만 감기 기운이 느껴져도 바로 동생에게 한약을 부탁하고 있습니다.)

제가 궁금한 것은 한약 등 한의학의 이러한 예방의학적인 측면에 관해서입니다. 감기 기운이 이미 생긴 이후에 처방한 한약에 의해 증상 개선이 있는 것이 어찌 예방이냐고 할 수도 있지만, 한약은 '보약'이라는 이름으로 많은 부분에 있어서 질병이 생기기 이전에 이른바 '몸을 보하는' 예방적인 측면에서 처방되고 있지 않습니까?

이렇게 질병으로 발현되기 이전의 상태에서 처방하는 한약의 근거와 원리가 무엇인지 궁금합니다. 즉, 단지 현대 의학의 질병 체계가 상당히 서양의학적이기에 저희가 '질병'이라고 인식하지 않는 상태도 한의학에서는 '정상이 아닌 상태'로 인지하여 그것을 '바로잡는' 차원에서 사실상의 '치료'를 하는 것인지 아니면, 지금은 정상 범위 안에 있어 질병 상태는 아닐지라도, 예를 들어 음양오행에 있어 그 환자에게 실재하는 불균형으로 인해 초래될 수 있는 어떤 질병을 실제로 '막는' 차원에서 '예방' 역할이 있는 것인지가 궁금합니다.

A 흔히 현병력現病歷 ; present illness 이전에 주소증chief complaint을 생각한다면 무증상의 환자가 한의원을 찾았을 때 무엇이 주소증이 될까요?

진료 받는 사람을 학생으로 예를 들어보겠습니다. 피진료자가 병적 증상 등을 직접 이야기하지 않아도 한약의 처방은 연령이나 특별한 상황에 맞추어 항병력, 체력증진 혹은 학습 능력 향상을 주소증으로 보고 이를 목표로 이루어 질 수 있습니다.

또한 한의학에서는 병이 생기기 전에 치료해야 훌륭한 치료라는 원칙이 있는데, 그 의의를 단적으로 표현하는 것이 '성인 불치이병 치미병聖人 不治已病 治未病'[34]이라는 말입니다.

현재의 신체 상태에 의거해서 향후에 생길지도 모르는 질환이나 혹은 이 피진료자(병이 없다면 환자라고 표현하기는 어려우니)가 체질적으로 취약한 장기를 강화하는 차원의 처방이 이루어질 수 있습니다. 이를 잘 표현하는 것이 '정기존내 사불가간'[35]正氣存內 邪不可干이라는 말입니다.

특정 주소증이나 현병력 상 한의학적 질병으로 진단되는 경우 이런 발병의 원인을 사기라고 표현합니다. '사기소주 기기필허'邪氣所湊 其氣必虛 라는 것은 사기가 머무는 데에는 반드시 그 방어력이 약해졌다는 뜻입니다.

한의학 이론에 의거해서 어떤 기능이 발병을 일으키고 질병으로 지속되는 지에 따라 너무 넘치는 세력이 문제이면 해당 세력을 제거하는 사법瀉法을, 혹은 숙주의 항병력이 약해진 상태이면 강화의 의미로 보법補法을 사용하게 됩니다. 혹자는 보법과 사법을 대칭 개념으로 보아 음양의 원리에 따른다고 생각하기도 합니다.

감기약에 관해서 부연해서 말씀드리면 이미 감기 기운이 오슬오슬 밀려올 때 복용하는 약은 예방약이라고 볼 수는 없고, 감기 치료약입니다. 예나 지금이나 감기는 흔한 병이고, 과거에는 폐렴 등으로 더 악화하지 않도록 치료하는 것이 매우 중요했기 때문에 『상한론』이라는 의서로부터 시작해서 감기, 독감, 급성 열성 전염병에 대한 치료법은 매우 세밀하게 정리되어 있습니다. 쉽게 설명하면 감기 첫 날과 둘째 날의 처방이 다를 수 있고, 감기 증상에 따라서도 처방이 아주 다양하게 존재합니다.

34) 훌륭한 의사는 이미 병이 들어 치료하지 않고 병이 아직 들지 않았을 때 치료·예방한다

35) 좋은 항병력이 있으면 질병의 기운이 침입하지 못한다

한의학에서는 감염병을 어떻게 치료하는가

Q 한의학에서는 감염과 감염 질환에 대하여 어떤 개념을 가지고 진단, 치료하고 계시는지요? 또한 세균이나 바이러스 등 미생물에 대해 어떤 개념과 용어로 설명하시는지도 궁금합니다.

A 기생충에 대한 묘사는 전통 한의서에도 보이지만, 세균, 바이러스에 대한 개념은 없습니다.

감염병, 전염병에 대해서는 주로 외부 육기[36]六氣와 여기[37]癘氣에 의한 것으로 설명, 치료합니다. 감기나 호흡기 감염병은 주로 날씨가 차가울 때 잘 생기고, 콜레라, 장티푸스 등의 수인성 전염병과 식중독은 주로 덥고 습한 날씨에 잘 발병하는 것과 연결이 되겠지요. 그런 날씨에서 병을 일으키는 나쁜 기운을 가리키는 용어인 장기瘴氣라는 말이 있지만, 이것이 미생물을 표현하는 개념이라고 하기에는 무리가 있어 보입니다.

당연한 이야기지만 항생제를 사용한 감염병 치료가 등장한 것은 얼마 되지 않았기 때문에 한의학에서는 이 부분에 대한 치료법이 많이 발달되어 왔습니다. 중국의 한대漢代 장중경의 저작으로 알려져 있는 『상한론』은 한

36) 풍한서습조화 風寒暑濕燥火

37) 전염성이 강한 邪氣

의학의 고전 중의 하나이고, 감염병에 대한 치료 뿐 아니라 한의학 병리 이론의 상당부분을 형성하는 것이어서 많은 한의대에서 독립된 과목으로 가르치고 있습니다. 청대淸代에는 급성열병에 대한 연구가 많이 이루어져 온병溫病학파가 형성되어 큰 세를 이루기도 합니다. 상한론에 비해 온병학의 이론은 한국 한의학에는 영향력을 크게 미치지 못했다고 평가됩니다.

상한병의 치료법은 발한을 시키고 대소변을 통하게 하면서 사기邪氣가 스스로 물러나게 하는 방법이 근간을 이룹니다. 병의 초기에는 현대 의학적인 개념으로 볼 때, 항생제, 해열제, 소염진통제의 역할을 하는 약물들로 구성된 처방들이 많이 사용되고, 회복기나 만성으로 변화된 시기에는 정기正氣를 강화하는 쪽이 강조됩니다. 요즈음은 이런 병들을 처음부터 한약으로 치료하려는 환자도 한의사도 없기 때문에, 전자에 속하는 많은 약재들의 사용이 줄어들고 있습니다. 그렇지만 내성과 싸우기 위한 차세대 항생물질 개발에 관심이 있다면 한약이 좋은 원재료가 될 수 있을 것으로 생각합니다.

한의학에서는 응급환자를 어떻게 치료하는가

Q 막연하게나마 한의학은 대증치료supportive care가 위주인 의학으로 알고 있습니다. 제가 생각하는 응급 치료는 체했을 때 손가락에 침을 놓는 것 정도로만 알고 있습니다. 실제로 한의학 분야에서 응급 환자들을 취급합니까? 어떤 응급 환자들을 어떻게 치료하시는지 궁금합니다.

A 당연히 응급환자에 대한 치료법이 있지만, 최근에는 응급 상황에서 한의원을 찾는 환자도 없고, 설사 왔다고 해도 대부분의 한의사들이 병원으로 보내기 때문에 응급 환자들은 거의 치료하지 않는다고 볼 수 있습니다.

AMI[38]발작이 왔을 때 door to needle time[39] 사이에 침구치료를 시행함으로써 예후를 좋게 한다든지, 여러 종류의 colicky pain[40]에서 원인감별을 위한 진단 검사를 준비하는 한편, 침구치료를 병행하여 환자를 돌보는 것 등을 병원 환경에서 해보면 좋을 것 같습니다. malignant hypertension악성 고혈압에서도 혈관확장제를 정맥주사 하는 것보다 침 치료가 더 빠르거나 비슷한 효율을 보일 수도 있을 것 같네요. 중화상을 입은 경우에 초기에 침구치료를 병행하면 훨씬 회복이 빠른 것도 많이 봅니다.

38) Acute Myocardial Infarction, 급성 심근 경색

39) 병원에 도착해서 여러 가지 검사로 심근경색을 확진하여 혈전용해제를 주사하기위해 정맥주사바늘을 꽂을 때까지 걸리는 시간

40) 산통 – 뒤틀리듯 심하게 아픈 통증

한의사들은 응급처치에 대한 교육을 충분히 받는가

Q 한방이 대증적 치료나, 만성 질환의 관리, 삶의 질 향상에서 양방보다 여러 좋은 결과를 내고 있는 게 사실이지만, 서양의학으로 원인적 치료가 가능한 경우 즉, 수술적 치료가 필요한 경우, 감염에 의한 경우 등은 양방 치료가 더 좋은 결과를 얻을 거 같습니다. 예를 들어 맹장염 같은 환자가 왔을 경우 한의가 속 안 좋을 때의 침술 치료 정도로 넘긴다면, 위험한 결과를 초래할 수도 있을 것 같습니다. 우리나라에 있는 여러 한의대에서 이런 경우를 간파해 양방 쪽으로 환자를 후송한다든가 그런 교육을 받고 있는지 궁금합니다.

A 환자 이송 여부는 한의사의 재량이지만 진료를 본 한의사가 의학적 판단이 틀리거나 진단이 늦어 더 큰 위해를 초래한 경우 사후 법적 책임을 지게 됩니다. 그렇다면 환자의 현 상태가 한의사 자신의 진료 영역에 속하는지 판단할 수 있어야 하는데 이에 대한 교육을 한의대에서 받고 있습니다. 물론 그 정도로 충분하냐 하는 것은 논란의 여지가 있습니다.

예를 들어 생리, 해부, 병리, 약리, 미생물, 생화학 등과 같은 기초 의학 및 예방의학 의료법규, 법의학도 정규 교육과정에 있고, 제가 한의대를 다닐 때는 의대에서 출강을 나오셨습니다. 임상과목은 한의학적 내용이 위주지만 서양의학적 내용도 함께(역시 충분한지는 단정할 수 없지만) 배우게 됩니다.

또한 의료 전달체계상 1차 의료기관인 한의원에서 한방병원이나 기타 의원·병원·종합병원으로 진료를 의뢰하는 것은 허용되고 실제로도 많이 이루어지고 있습니다.

학생 답글

교육이 충분하다는 것에 대해선 더 이상 논의하지 않아도 될 것 같습니다. 책임이 있다면 그것으로 어느 정도 되는 게 아닌가 생각이 됩니다. 의대 교육이 충분하냐고 물어도 마찬가지로 별로 할 말이 없잖아요. 의대를 6년 동안 다닌 후 졸업한다고 해서 진단방사선과에서 촬영한 영상사진을 판독할 수 있냐, 모든 질환을 정확하게 리퍼[41]refer 할 수 있냐고 거꾸로 질문하면 저도 회의적입니다. 대신 우리는 그 책임을 스스로 감내하면 되는 것이니 넘어가는 것이지요. 이것은 아마 학교와 교육제도의 문제인 것 같습니다.

41) 환자의 상태를 판단해서 적합한 치료를 받을 수 있도록 환자를 후송시키는 것

한방 치료의 교과서적 지침서는 존재하는가

Q 수업시간에 같은 질병을 가지고도 한의사마다 약처방 하는 방법이 너무나도 다르다고 하셨는데 교과서적인 지침서가 있을 텐데 어떻게 그럴 수 있는지도 궁금합니다.

A 『황제내경』, 『상한론』, 『동의보감』, 『방약합편』, 『동의수세보원』 등이 현재 한국 한의사들이 즐겨 사용하는 교과서적 지침서라고 할 수 있습니다.[42] 『황제내경』을 제외한 다른 책들은 모두 변증에 따른 상용 처방을 나열하고 있습니다. 그러나 변증 자체가 관점에 따라 달라질 수 있기 때문에 처방도 다르게 되지요. 또 개인의 특수성에 따른 약재 용량과 구성의 가감도 더해지고요. 그래서 변증을 객관화하고 진단을 표준화 하는 것이 한의계의 큰 숙제로 되고 있습니다.

42) 『황제내경』은 생리학, 병리학, 침구경혈학의 기본 이론서로, 『상한론』은 외감병에 대한 치료 지침서로 『동의보감』은 백과사전적인 질병치료와 처방 지침서로 쓰입니다.. 그 외로 『방약합편』은 동의보감을 축약한 매뉴얼 북이며, 『동의수세보원』은 사상의학의 이론과 임상치료 지침서입니다

도대체 『동의보감』이 치료에 얼마나 유용한가

Q1 한의대 다니는 친구들한테 들은 이야기로는 한의학 교육 과정에서 『황제내경』, 『본초강목』, 『침경』, 『동의보감』 등등의 책들로 많은 수업이 이루어지고 있다고 하던데요. 그 때 당시 쓰여진 책 원본을 그대로 공부하나요? 실제로 거기에 쓰여진 것들이 요즘 환자들에게 그대로 적용할 수 있는 수준인가요? 실제로 사용되고 있다면 그 비율은 대략 어느 정도인가요?

A1 한문으로 기술된 원본과 번역본을 함께 공부합니다. 너무 내용이 방대해서 생리학, 병리학 등 교과서에 인용된 중요 구절만 공부하고 외워서 시험보기도 힘듭니다.

말씀하신 책들에 기술된 모든 구체적 방법과 처방을 요즘 환자들에게 그대로 적용하는 것은 아니지만 구체적 치료법을 결정하는 판단 근거가 된다고 할 수 있겠지요.

제가 의대를 다니던 시절에 "한약은 스테로이드 덩어리다"라는 말과 쌍벽을 이룰 만큼 자주 들리던 비판이 "『동의보감』은 수백 년이 지나도 개정판이 나오지 않는다"는 말이었습니다. 원래 동양에서는 고전을 '-경經'이라 하여 함부로 손대지 않았지만, 고전에 대한 주석서나 자신의 이론을 펼친 책들은 계속 나왔습니다. 『동의수세보원』도 정통 한의학 이론을 바탕으로 19세기 말에 이제마가 새롭게 창시한 것이고, 『침경』이 있지만 그 침법을 발전시킨 『사암도인 침구요결』[43)]도 있습니다. 19세기 말 유의였던 석곡 이규준은 한의학의 성경이라 일컬어지는 『황제내경 소문』에 대해서도 내용을 압축 편집하고 자신의 입장에서 수정한 『소문대요』와 함께, 『동의보감』도 마찬가지로 압축 재편집한 『의감중마』를 펴냅니다. 예로 든 책들은 모두 현재 한국 한의사들이 많이 공부하고 활용하는 책들이며, 자기 나름대로 이런 책들을 재해석하거나 새로운 이론을 주창하는 분들도 많이 계십니다. 임상에 적용해보고 오류와 부족함을 지적하고 개정하는 역동적인 작업들이 이런 식으로 이루어지고 있다고 볼 수 있습니다.

Q2 『동의보감』이 정말 사람 치료에 유용한 프로토콜을 제공해 주나요? 혹시 거기에 쓰여진 치료법 중에 근래에 들어서 환자/대조군 연구 등 실제 여러 임상실험들을 통해서 증명된 것들이 있나요? 있다면 그 비율은 어느 정도인가요?

A2 『동의보감』은 한국 한의사들에게 『해리슨 내과학』과 같은 의미를 지니는 책이니 당연히 치료에 유용한 한방적 프로토콜을 제공해주고, 많은 한의사들이 거기에 의거하여 치료를 시행합니다. 임상시험을 통해서 증명된 치료법은 없습니다. 그런데 『동의보감』에 기술되어 있는 치료법이 그대로 임상시험을 할 수 있는 식의 서술(예를 들면 B형 간염 환자에게는 ○○탕을 처방해라)이 아니라는 점은 이제 분명히 이해하셨겠지요?

43) 15~16세기 저작으로 추측됨

한의학은 새롭게 발생한 질병을 어떻게 대처하는가

Q1 소위 원전이라 불리는 것들에 나온 처방들과 현재 진료 시 이용되는 처방들 간에는 차이가 있는지요? 원전에 없는 질병들을 진료할 때는 어떻게 하고 있는지요?

Q2 한의학의 약재 사용은 그 방식이 사람마다 책마다 다르고 조합되는 과정도 다르기 때문에 임상 연구가 매우 힘들다고 하셨는데요, 그렇다고 하면 한의학에서 사용되는 약들은 단지 한의사 사회 내에서 효과가 좋다고 구전되는 약들인지 아니면 다른 과정을 통해 검증할 수 있는지가 궁금합니다. 단지 힘들다고 해서 환자에게 투여하는 약에 대한 연구를 등한시한다면 예기치 않은 부작용이 있을 수도 있을 것 같습니다.

또 하나 한약재에 대한 질문인데요, 한의학에서는 여러 가지 진료하는 병이 현재 계속적으로 개발되고 있는지 알고 싶습니다. 만약 개발되고 있다면 어떠한 방법을 통해 개발되는지, 그리고 그 검증 과정은 어떻게 되는지 궁금합니다.

A 한약 처방에 사용되는 약물은 '구전'口傳되는 것은 아닙니다. 강의 시간에 말씀드렸듯이 본초학, 방제학 분야에서 수천 권의 책이 수천 년 동안 쓰여져서 전해 내려오는 것이지요. 특정 증상이나 질병에 효과가 있는 약재와 처방이 기술되어 있고, 그것을 보고 임상에 적용한 경험과 그에 따라 수정된 처방들을 모든 의서에서 다루고 있습니다. 그 중 몇몇 대표적인 의서들을 집중적으로 공부하는 것이지요. 그래서 현대 의학의 연구방법론을 따른 것은 아니지만, 한약은 이미 수많은 임상경험을 통해서 검증된 것임을 강조하기도 합니다.

'진료하는 병의 개발'이 무슨 뜻인지… 새롭게 등장하는 질병에는 한방치료가 어떻게 이루어지는지에 대한 질문으로 이해하고 답변하겠습니다.

원전은 하나의 모델입니다. 사고의 틀을 주는 원천이지요. 현재 진료시 이용되는 처방들은 이를 응용하는 것입니다. 소위 한의학 원전에는 현대의학식의 질병명과 처방만 있는 것이 아니라, 내용의 대부분은 인체와 질병 상태증상를 보는 관점에 관한 이론입니다. 그러니까 '원전에 없는 새로운 질병'이라는 개념 자체가 성립되기 힘듭니다. SARS[44]Severe Acute Respiratory Syndrome나 AIDS 같은 병을 한의학으로 치료한다는 것도 이 병을 몇 가지 증상의 조합으로 보고 양방 병명과 관계없이 한의학적 치료방침을 세울 수 있기 때문입니다.

원전에는 수천, 수만 개의 처방이 있기 때문에, 그 중에 적합한 처방을 찾아 그대로 사용하는 한의사도 있지만, 대부분(90% 이상?)은 그 처방을 재조합하거나 적당한 가감을 하여 사용합니다. 지금도 새로운 처방들이 계속 만들어지는 것이지요.

새로운 처방의 효과가 검증되었는가? 물론 RCT 방법으로 검증된 것은 별로 없을 것입니다. 한의학의 치료 영역을 확대하려는 시도가 활발히 이루어지고 있는 첫 단계 정도니까요.

44) 중증급성호흡기증후군 : 2002년 11월부터 중국 광동지역을 중심으로 발생하여 홍콩, 싱가포르, 베트남, 캐나다, 미국 등 전세계로 확산되고 있으며 발열과 기침, 호흡곤란, 비정형 폐렴 등 증상을 보이는 증후군이다. 대부분의 환자는 회복이 되지만 10~20%의 환자에서는 호흡부전이 나타나고 인공호흡이 필요하게 된다

한의사도 의료 사고시 책임을 져야 하는가?

Q 아직까지 EBM으로 밝혀진 것이 없다면 어떠한 치료가 표준적인 치료이고 적절한 치료였는지 어떤 기준으로 판단을 내리는가요? 병원에서 실습 돌면서 한약이나 보약을 먹고 신기능이나 간기능이 나빠진 병력을 가진 환자가 있었습니다. 단순히 『동의보감』이나 다른 의서에 쓰여 있는지 여부가 중요한가요?

댓글 1 ....

제가 알고 있는 바를 말씀드리면 의사는 매뉴얼이 있고 거기에 맞춰서 치료를 하면 의료사고에서 자신을 보호할 수 있으나, 한의사는 매뉴얼이 없고 모든 한의사가 다 다른 치료를 하고 있어서 자신이 시행하는 모든 치료에 대한 책임은 자신이 진다는 식으로 설명을 들었던 것 같습니다. 그리고 표준적인 치료에 대해서 제 생각에는 한의사가 서로 다른 치료를 하고 있는 게 그만큼 맞춤 치료에 가깝게 치료를 하는 것일 수도 있지 않을까 싶은데요. 단지 우리가 이해할 수 없는(과학이라는 패러다임이 아닌) 언어로 얘기하기 때문에 그게 맞춤 치료라고 여기기 어려운 것 아닐까요?

댓글 2 ....

개인적으로 주변 분들에게 여쭈어 보니 한의사를 피고소인으로 해서 의료소송을 해도 되는 건지 잘 모르시는 분들도 상당한 것 같네요. 기본적으로 치료를 목적으로 하신 분들이 적은 편이니까 그렇다는 생각이 들어요.

댓글 3 ....

환자를 실제로 다루는 실용적 학문이기 때문에 치료를 하기 위해선 합당한 근거가 있어야 합니다. 실험을 통한 증거확립으로써 한의학적 치료가 얼마나 효과가 있고 부작용은 무엇인지 숫자로 보여줄 수 없는 상태로 막연히 생약은 자연에서 온 것이니 부작용이 없다는 식으로 대충 넘어가다가는 조만간에 의료소송을 피할 수 없을 것입니다.

머지않은 미래에 변호사들과 환자들이 한의사들에게 당신이 먹인 이 약이 환자의 질병 악화에 영향이 없는 것을 증명해 내라고 요구할 것입니다. 당신이 왜 그런 치료를 했는지 물을 겁니다. 의료계의 상황을 봤을 때 한의사들에게도 이것이 먼 미래는 아닐 겁니다. 빠르게 대처하지 못한다면 서양의사가 아닌 다른 이익집단에 의해 한의체계의 변화가 유발될 수도 있을 것 같네요.

A 한의사들도 의료사고를 겪습니다. 정확한 통계는 저도 잘 모르겠지만, 침구치료나 한약치료의 부작용으로 인한 의료사고들이 있습니다. 그러나 일반적으로 가벼운 정도의 부작용이어서 소송까지 가기 전에 치료비와 위자료로 해결되는 것이 대부분이라고 알고 있습니다.

강의 시간에도 말씀드렸지만, "한약이나 보약을 먹고 신기능이나 간기능이 나빠진 병력을 가진 환자"라고 표현하실 때에는 일단 그 한약과 보약의 출처부터 확인되어야 할 것 같습니다. 우리나라에서 한약과 한약재가 유통되는 구조가 잘 정비되어 있지 않기 때문에 한의사가 처방, 제조한 한약 뿐 아니라, 홈쇼핑 판매 한약, 건강원에서 달인 보약, 약국에서 파는 한약, 민간요법이나 자가 처방에 의해 약재를 구입하여 먹은 경우도 많기 때문입니다. 이런 것들은 분명히 정비와 개선이 되어야 하지만, 모든 것을 한의사의 책임이나, 한약 자체의 문제로 돌려 버리는 근거로 사용하면 안 될 것 같습니다.

한의사가 처방하여 한약을 복용하는 경우에도 문제는 분명히 생깁니다. 특정 한약재가 문제가 되기보다는 환자의 증상에 약이 맞지 않았을 경우, 용량이 적당하지 않았을 경우가 더 많으리라고 생각됩니다. 최근의 연구들은 한약으로 인한 간손상의 경우 주된 기전이 내인성 간독성보다는 특이적 면역반응에 의한 것으로 보는 경우가 많습니다. 이 부분에 관해서는 한약 안전성 항목을 참조해 주십시오.

댓글에서도 지적되었듯이 '표준적인 치료'라는 것은 없고, '적절한 치료'였는지는 의도하였던 효과를 얼마나 달성했는지, 부작용은 없었는지로 판단하는 것은 마찬가지라고 생각합니다. 약물 부작용에 대한 보고·감시 체계를 만드는 것은 양의계와 마찬가지로 한의계에서도 필요한 일이고, 국가적으로도 관심을 가지고 추진해야할 문제라고 생각됩니다.

마지막으로 한약은 자연에서 온 것이니 부작용이 없다는 것에는 동의할 수 없습니다. 오히려 한 첩의 약이라도 주의해서 써야 한다고 말해야 옳다고 생각합니다. 다만 한약의 해로움과 이로움이라는 것이 한의학적 논리로 설명되어야 하는데 현재는 그 해로움과 이로움이 전부 서양의학적 논리로만 재단되기 때문에 조심스럽습니다.

간질환을 한방으로 치료할 수 있나

Q 오늘 강의에서 '한약이 과연 간손상을 일으키는 데 얼마나 작용하는지에 대해서 확실한 연구가 나온 것이 없다'라고 언급하셨습니다.

그런 연구가 아직 없다면 어쩔 수 없으나, 적어도 한약의 간손상이 조금이라도 의심이 되는 현 상황에서 간질환이 있는 환자가, 서양의학적인 치료를 받고 있는 상황에서는, 한의학에서 중복되는 진료를 하지 말아야 하는 것 아닐까요?

실제로 급·만성 바이러스 간질환으로 치료받고 있는 환자가 서양의학적인 항바이러스 치료를 받는 동시에 한방에 가는 경우가 꽤 많이 있고, 꼭 한방에 가지 않더라도, 주위에서 간에 좋다면서 (저희가 보기에는) 간손상을 악화시킬 수 있는 약초들을 많이 권유하곤 합니다.

한의학 분야에서 종사하고 계시는 분들은 이런 부분에 대해서 어떻게 생각하시는지, 서양의학에 종사하시는 분들이 한방을 믿지 못하는 것만큼 동양의학에 종사하시는 분들 역시 서양의학적인 치료를 무시하는 것은 아닌지, 혹은 반대로 스스로 그런 부분에 대해서 고쳐가야 된다는 움직임은 있는지, 동양의학 임상에서의 실제 이야기를 조금이라도 듣고 싶습니다.

A 간질환의 치료에 대해서는 논란의 여지가 있는 듯합니다. 제가 학교 다닐 때는 ○○○ 교수님께서 항바이러스제 치료에 관해서 강의하셨는데, 중단시 flare up[45] 문제와 치료 효과의 불확실 때문에, 여러 가지 고민거리가 있다고 들었던 것 같습니다. 대한간학회 가이드라인에서 권고하는 것을 보면, 현재는 어느 정도 표준적인 치료법으로 자리 잡은 것 같기는 하지만, 저의 가까운 의사 친구 두 명이 만성 활동성 간염 환자인데, 둘 다 다른 약은 복용 안하고, 한 명은 운동만 하고 있고, 한 명은 한약을 복용하더군요(제가 권한 것은 아니었습니다).

한약재는 아니지만 간 보호 효과를 인정받고 있는 실리마린도 생약성분 제제이고, 한약 중에서도 인진을 비롯해 t-Bil[46]total bilirubin,을 낮추거나 손상된 간세포를 보호하는 효과가 실험적으로 입증된 많은 약재들이 있습니다. 한의학적인 접근법으로 간염을 치료할 수 있는 가능성은 얼마든지 있다고 생각합니다. 단 민간에서 단방요법으로 한 가지만을 다량, 장기 복용하는 것에 대해서는 저도 절대 반대입니다. 그런 경우들이 주로 한약 관련 간손상으로 파악, 보고되는 증례들이거든요.

간질환 치료를 전문으로 하는 한의원도 있지만, 대다수 한의사들은 환자가 간질환이 있거나 간효소수치가 높다고 하면, 한약 복용을 권하지 않거나 권하더라도 간이혈액검사기 등을 통해서 경과를 관찰하면서 치료합니다. 한약 복용 도중에 다른 양약도 환자들이 얼마든지 함께 복용할 수 있는데, 괜히 간손상에 대한 책임을 뒤집어쓰지 않을까라는 걱정들도 많이 하지요.

빠르게 변해가는 현대 서양의학의 모든 치료들을 따라잡기는 쉽지 않지만, 서양의학 치료를 전적으로 무시하는 한의사는 거의 없습니다. 서양의학을 신뢰하지 않는다기 보다는 그동안의 무시, 비난과 박해(?) 때문에 감정의 골이 깊은 것이겠지요. 신뢰회복을 위해서는 서양의학계가 먼저 노력

45) 재발하면서 증상이 급격하게 악화되는 것

46) 혈중 총빌리루빈 수치

해야할 일도 많다고 생각합니다. 한국 의료현실에서의 한의학의 실체 인정, 상호교류 확대. 무엇보다 적대행위가 먼저 중단 되어야겠지요. 많은 학생들이 레포트에서 "남북통일만큼 어려운 의료일원화"라는 표현을 사용하셨던데… 그러고 보니 정말 비슷한 것이 많네요.

당뇨병도 한의학적 치료가 가능한가

Q1 한의학에 대해 원래 아는 것이 전혀 없어 수업을 들어도 어떤 환자가 한의학의 도움을 받을 수 있는 환자인지 잘 감이 잡히지 않습니다. 예를 들어 설명해주셨으면 해서 질문을 드립니다. 너무 일반화한 경우인지 모르겠지만, 인슐린으로 혈당이 그럭저럭 조절되고 있고 합병증으로 신장기능이 약간 떨어지기 시작한 외래 f/u 중인 환자가 당뇨병을 완치한다고 소문난 한의원에서 당뇨 한약을 복용하겠다고 하면 환자를 말려야 하는 것인가요, 아니면 그렇게 하시라고 말씀드려야 하는 것인가요? 의사 쪽 입장에서는 말려야 한다는 의견이 지배적인 것 같고, 한의학 쪽에서는 환자에게 도움이 될 수 있다고 하고, 환자들 사이에서도 의견이 분분한 것 같습니다. 의학과 한의학을 동시에 전공하신 선생님의 의견이 궁금합니다.

A1 많은 분들이 보고서에서 "한의학으로 치료할 수 있는 영역과 그렇지 않은 영역을 명확히 구분, 인정하기를 바란다"고 썼습니다. 타당한 지적이지만, 치료 가능과 불가능이 그렇게 분명하게 선이 그어지는 문제가 아니라는 점 또한 사실입니다.

예를 든 당뇨병을 가지고 설명해 보겠습니다. "한의학에서는 당뇨병을 치료할 수 있다, 혹은 치료할 수 없다"고 말하기보다는 환자의 상태, 질병의 단계에 따라 치료 가능성이 다르다고 말하는 것이 옳을 것입니다. 『동의보감』 '소갈消渴' 편에 보면 소갈(당뇨병과 완전히 같은 개념은 아니지만, 당뇨병을 포함하는, 당뇨병 증상과 유사한 한방 질병명 정도로 일단 이해해 두십시오)을 다시 상소, 중소, 하소로 나누어 설명하고 있고(질병이 심해지는 단계로 이해할 수도 있습니다), 불치증에 대해서도 언급하고 있습니다(처방 내용을 빼면 몇 페이지 되지 않으니 서점에서 번역본을 읽어보셔도 좋겠네요. 모르는 말이 많겠지만 그래도 읽어 보시면 재미있는 내용들이 많습니다).

한의사의 입장에서는 이러한 지식을 토대로 그 환자를 치료할지를 결정하겠지만, 전신 건강상태, 혈당수치, 합병증 유무, 다른 질환의 유무 등에 관한 양방적 지식도 결정에 영향을 미치리라 봅니다. '모든' 당뇨병을 완치시킬 수 있다고 주장하는 한의사가 있다면 정말 문제이겠지요.

환자의 입장에서는 나이도 중요한 변수입니다. 예로 든 환자가 70대 노인이라면 굳이 새로운 치료법을 시도해볼 이유가 없겠지만, 30대 초반이고 신장기능도 이미 떨어지기 시작했다면, 신부전과 투석, 신장이식으로 이어지는 일반적 경과에서 벗어나기 위해 더 많은 시도를 해볼 것 같습니다.

저 같으면, 또 보통의 한의사라면 예로 든 환자에게 무리한 한약 치료를 권유하지는 않습니다. 하지만 증상 없이 건강 검진에서 발견된 당뇨라든지, 혈당강하제 등의 치료로 잘 관리가 안 되고 있지만 한의학적 판단에서 치료 가능성이 높아 보이는 환자에 대해서는 혈당의 완전 정상화, 혹은 최소한 당뇨약을 더 이상 늘리지 않고, 인슐린 치료로 가지 않을 수 있도록 관리하는 것을 목표로, 한약 치료를 병행해 보고 싶다는 생각은 더 많이 할 것 같습니다. 혈당 강하제를 바로 끊게 하기보다는 일정기간 한약과 병행하면서 경과에 따라 줄여 나가는 방식을 선호할 것 같구요.

한의학 치료 원리에 대해 추가로 설명해 보겠습니다. 인체가 스트레스를 받았습니다. 화를 내고 전투적이 되면 머리가 빨리 돌아갑니다. 대뇌의 신경세포에 에너지 수요가 많아지니까 혈압이 올라가고 혈당이 상승합니다. 다른 비전투적인 부분의 혈류는 감소합니다. 전투상황이 해소되면 혈당도 혈압도 다시 하강해서 평상시 상태로 됩니다. 이런 현상이 스트레스에 인체가 반응하는 방법입니다.

그런데 고혈압이나 당뇨병이라는 것은 전투상태에서 전투를 위해 올라간 혈압이나 혈당이 전투가 끝나고도 평상시 상태로 되지 않는 것입니다. 왜냐하면 스트레스의 지속 때문에 몸은 아직도 전투상태이기 때문입니다. 그렇기 때문에 아드레날린이나 혈당을 높이는 호르몬인 글루카곤 등을 건드리지 못하고 인슐린만 상대하는 것은 한계가 있다고 봅니다.

게다가 혈압약이나 당뇨약을 먹어서 혈압과 혈당을 강제로 떨어뜨리면 몸에서는 혈압과 혈당이 낮다고 느낍니다. 당연히 혈압과 혈당을 올리려고 노력하게 됩니다. 혈압약·당뇨약과 몸이 서로 싸움을 하는 것입니다. 대치 상태는 평생을 가게 됩니다. 당연히 치료할 수 없고 조절할 뿐이라는 이야기가 나옵니다.

제가 병원 실습할 때 수십 년 동안 당뇨를 앓던 노인이 혈당조절이 안되어 입원한 사례를 보았습니다. 합병증은 크게 진행되지 않았으나 혈압이 높았기 때문에, 혈압약을 한 가지씩 계속 늘려 종류별로 4가지 모두 사용하는데도 혈압이 떨어지질 않아서 주치의가 애를 먹고 있었습니다. 내분비내과의 ○○○ 교수님께서 제시하신 해결책은 "혈당 조절을 너무 엄격하게 하지 말아라. 인슐린 주사를 줄여라"였습니다. 서서히 진행되는 합병증보다 고혈압으로 인한 뇌졸중이 더 걱정되는 상황이었기 때문입니다. 일시적으로라도 자꾸 저혈당 상태가 되면 이것을 위기로 인식한 인체에서 뇌혈류를 확보하기 위하여 혈압을 계속 높이기 때문이라고 설명하셨습니다. 경험 많으신 교수님의 연륜이 이런 거구나 실감했던 순간이었습니다. 당뇨약이나 혈압약을 한 가지라도 시작하면 얼마 지나지 않아서 다른 약도 병행하게 되고, 계속 약을 복용하게 되는 환자가 많은 이유도 설명이 됩니다.

반대로 혈압의 상승과 혈당의 상승을 이유 있다고 보고 이유를 찾아봅니다. 스트레스 상태가 지속되고 있습니다. 꼭 한약이 아니더라도 명상과 휴식을 통해서 스트레스가 해소됩니다. 당연히 몸은 전투상태를 해제하고 혈압도 혈당도 평시상태로 돌아갑니다. 이론적으로 이런 것을 이용하면 고혈압도 당뇨병도 치료가 가능합니다. 물론 정도에 따라서 여러 가지 변수가 있을 것입니다.

한의학은 고혈압이나 당뇨병을 치료한다고 하기보다는 고혈압이나 당뇨병이 생기는 상황을 치료한다고 보기 때문에 한약이 좀 더 이런 방법에 적합하긴 합니다. 그러나 이것을 먹으면 당뇨가 낫는다는 한약은 있을 수가 없으며, 만일 있다면 그것을 전통 한의학적 처방이라고 하기는 어렵다고 봅니다. 만일 어떤 특정의 A라는 약을(그것이 탕약이든 알약이든 복합제이건 단일제이건) 먹어서 당뇨병이 낫는다면 당장 그것을 한약이든 양약이든 국가가 나서서 입증을 하고, 모든 당뇨병 환자에게 싼 값에 공급을 해야겠지요.

Q2 한방에서 현대 의학의 1형 및 2형 당뇨병을 어떻게 정의내리며 치료하고 있는지 궁금합니다.

구체적으로 1)정기적으로 혈당을 측정합니까? 2)혈당을 낮추기 위한약물에는 어떤 것이 있으며 그 효과는 검증되었나요? 3)목표혈당치는 얼마입니까? 4)현대 의학의 혈당 및 인슐린 개념이 없을 당시 한의학에서 당뇨병을 엄밀히 정의했나요? 못했다면 옛 의서에 제대로 된 진단 및 치료가 없을 텐데 오늘날의 처방은 무엇에 근거를 두고 있나요? 5)위 질문사항에 대해서 모든 한의사가 통일된 의견을 가지고 있나요? 현대 의학의 경우 해리슨이나 세실의 내과학 교재에 기반을 두고 당뇨병을 이해하고 치료한다면 한의학에서는 어떤 교과서에 근간을 두며 그 교과서는 어떤 연구에 기반을 두고 있습니까? 6)실제로 혈당을 잘 조절해보신 경험이 있나요? 7)합병증이 발생하면 어떻게 대처하시나요?

A2 앞의 답변을 참조하시고 몇 가지만 보충합니다.

1) 자가혈당측정기 같은 것으로는 측정이 가능할 것입니다. 그러나 HbA1c당화 혈색소 같은 것은 정식 혈액검사가 아니면 힘들겠지요. 양방 진료를 중단하고, 한방으로만 치료하는 경우는 거의 없기 때문에 병원에서의 정기적인 검사 결과를 그대로 사용하는 경우가 많을 것 같네요.

2) 동물실험에서 혈당을 낮추는 결과를 보인 개별 약재는 많겠지만, 한의학의 치료 처방이 본래 단일 약재 의존적이지 않기 때문에 큰 의미는 없어 보입니다. 증례연구 정도의 논문은 있겠지만 효과 검증이 RCT를 의미한다면 아직 없을 것 같습니다

3) 당뇨를 치료한다고 말하려면 서양의학에서의 기준치와 동일하게 목표를 잡아야겠지요.

4) 5) 다른 답변을 참조하십시오. 강의에서 한의학의 진단과 한약 처방이 이루어지는 과정을 충분히 이해시켜드리지 못했기 때문에 나오는 질문이라고 생각됩니다.

6) 저는 임상경험이 짧고 소아 특수질환 전문 한의원에서 진료하기 때문에 저의 직접 경험은 아직 없어서 아쉽네요. 주변 한의사들의 경험은 많이 들어보았습니다.

7) 양방적 치료와 한방적 치료를 병행하겠지요. 한의사도 환자도 양방적 치료를 배제하고 한방치료를 하기보다는 보완적으로 사용하는 것이 진료 현장의 현실이라는 점을 우선 이해하시는 것이 좋을 것 같습니다.

한방 성장 · 비만 클리닉의 치료방법은 무엇인가

Q 이전에 소아과 실습 때 내분비계 외래에서 본 사례가 생각나서 문의 드립니다. '성장클리닉'이었는데요. 키가 작은 아이들의 부모님들이 성장 호르몬 주사 등을 상담하러 병원에 많이들 오시더라구요. 대부분 여러 병원을 전전하면서 이미 다양한 시도들을 많이 하셨던데, 가장 신기하게 생각 되었던 게 바로 한방성장치료였습니다. 주된 한방치료의 내용은 성장 호르몬 있는 약재와 함께(여아의 경우 초경을 미룸으로써 성장판 닫힘을 늦추는 약재를 사용하는 듯 보였는데요), 당시 담당 교수님께서 제게 "『동의보감』에 성장판을 늦게 닫히게 하는 약이 있냐?" 하고 물어보셔서 그냥 웃고 넘겼던 적이 있습니다. 과연 한방에서의 성장 클리닉은 어떠한 근거에서 이루어지는 것인가요? 실제로 위의 효과를 보이는 약재에 대한 서적, 자료, 임상 실험 등이 있는 것인지, 아니면 보약 등의 위약 효과? 그런 것인지가 궁금하네요.

'비만클리닉'도 같은 궁금증입니다. 제가 예과 때 한두 번 정도 한의원에 간 적이 있었는데, 그 한의원에서는 '감비환'이라는 알약과 함께 '지방분해 침'에 대한 얘기를 하신 적이 있었거든요. 요즘 인터넷 광고 배너에 봐도 ○○한의원과 함께 다이어트 어쩌고 그래서, 솔깃하기도 하고 신기해서 눌러보면 CT 등의 자료와 함께 약물과 침술 등으로 다이어트에 성공한 많은 사례들이 있던데요.

이 역시 과연 과학적인 데이터에 근거한 치료들인지 궁금하네요. 한약이라면 스테로이드 성분이 많고, 살이 찌면 쪘지 빠진다는 생각은 하기 힘든데요.

A 제가 생각하는 한의학적 저신장 치료, 비만 치료에 대해 원론적으로 설명해 보겠습니다. 그러나 저는 성장클리닉이나 비만클리닉을 하고 있는 것이 아니기 때문에, 다른 클리닉 한의원에서 실제 어떻게 치료하는 지에 대해서는 정확히 모릅니다.

성장 클리닉의 경우, 『동의보감』에 "성장 호르몬이 들어 있는 약재"나 "성장판 닫힘을 늦추는 약재"라는 표현은 당연히 없겠지요. 초경을 미루는 약재나 처방에 대해서도 들어본 적은 없습니다. 환경호르몬이나 변화된 생활환경 등이 초경을 빨라지게 한다는 가설이 있으므로, 그런 요인들을 한약으로 조절해 볼 수는 있겠지요. 중국에서는 특발성 성조숙증을 신음허腎陰虛 병리로 보고 한약을 투여하여 치료한 연구들이 꽤 많이 발표됐습니다.

유전적으로 정해진 키의 범위를 뛰어넘어 키를 크게 하기는 힘들다고 생각합니다. 질병이나 다른 이유로 인해 제 키만큼 다 못 자라는 경우, 그 문제들을 해결해 주는 방식으로 아이들의 성장에 도움을 줄 수 있다고 봅니다. 즉 밥을 잘 안 먹고 소화 흡수를 잘 못하는 게 문제라면 그것을 해결해주고, 잠을 잘 못 잔다면 잠을 잘 자게 해주는 거지요.

비만 클리닉의 경우 예를 들었던 지방분해 침은 긴 침을 복부 등 피하지방이 많은 부위에 비스듬하게 자침하고, 전기를 걸어주는 일종의 전침電針입니다. 침으로 직접 지방이 분해된다고 하기보다는 전기적 열(?) 자극과 진동 자극으로 지방을 좀 더 연소되기 쉬운 상태로 만드는 게 아닐까하고 추측해봅니다.

단지 체중을 줄이는 것이 아니라 더 건강하게 해주면서 비만을 치료하는 한의학적 치료는 크게 두 가지라고 생각합니다.

첫째는 음식물 섭취를 줄이는 것을 도와주는 것입니다. 비만의 원인이 병적인 식욕항진 때문이라면 심리적인 원인칠정상(七情傷)과 신체적인 원인위열(胃熱), 식적담화(食積痰火) 등을 살펴서 그 중에 해당하는 것을 한약으로 치료하면서 생활습관 개선을 병행해야겠지요.

둘째는 음식물 섭취가 그렇게 많지 않은데도 체내의 대사율이 저하됨으로써 부종을 겸한 비만이 오는 경우인데, 한의학적으로는 기허, 양허 등의 범주에 속합니다. 허한으로 인해 생긴 습과 담음을 빼주면서 원기를 북돋아 체내 대사를 원활하게 해주는 치료를 합니다.

한약에 스테로이드 성분이 많고, 그것이 살을 찌운다는 생각을 하시게 된 근거는 무엇인지요? 그렇게 쓰여 있는 논문이나 교과서가 있는가요? 이것은 한약에 대한 대표적인 오해 중의 하나인데 한약관련 답변을 참고해주시길 바랍니다.

추간판 탈출증의 완치는 가능한가

Q 추간판 탈출증[47]에 대한 치료로 한의학에서 추나推拿요법[48]을 많이 하는 것 같은데, 기본적인 원리를 찾아보니깐 비뚤어진 뼈와 관절 및 근육을 정상 위치로 환원케 하여 허리디스크를 치료한다고 되어 있더라구요. 추간판 탈출증 질환은 추간판의 퇴행성 변화가 선행되는 경우가 많은데 단지 뼈와 관절 그리고 근육의 위치를 정상으로 환원하는 것만으로 치료가 가능하다는 게 이해가 되질 않습니다. 물론 일시적인 증상의 호전은 기대할 수 있겠지만 근본적인 치료는 불가능할 것 같다는 생각이 듭니다. 추나요법이란 정확히 어떤 치료인가요? 그리고 이 치료만으로 추간판 탈출증의 완치가 가능한가요?

A 일단 척추디스크나 척추측만증 등 대부분의 척추질환은 14경맥 중 임독맥任督脈의 흐름이 나빠서 생긴다고 봅니다. 흐름이 나빠지니까 척추가 기운으로 눌린 것 같이 됩니다. 그래서 수핵이 터지지요. 블럭을 쌓아놓고 압력을 주니까 삐뚤어지기도 합니다. 당연히 퇴행성이 되고 굳어지고 삐뚤어집니다. 추간판 탈출증에 퇴행성변화가 선행되거나 동반되는 일이 많은 것은 이런 이유이고 더구나 다발성으로 오는 일이 많은 것은 척추 전체가

47) 일반적으로 척추디스크로 불리는 척추질환

48) 손가락과 손바닥으로 힘의 방향과 강약을 조절하여 밀고 당기고, 누르고 꼬집어 올리거나 또한 원형 마찰 등의 방법을 통해 효과를 나타내는 치료 의학을 말한다. 『동의보감』에는 안교, 도인, 안마 등으로 추나의 명칭이 소개되어 있다. 우리나라에서 추나요법이 쇠퇴한 이유는 조선시대의 사회적 분위기가 신체의 노출이나 남녀의 합석을 용인하지 않았던 것과 관련이 있는 것 같으며, 특히 선비 사상은 육체의 노동을 천시하는 경향이 있어서 수기요법의 발전을 저해하였던 것으로 보인다. 추나 치료법은 최근 들어서 각광을 받고 있으며, 대한한의사협회 분과학회로 추나학회가 정식으로 등록되어 한의사의 고유한 수기요법으로 합법화하게 되었다. 대한한의사협회 산하의 추나학회에서 규정한 추나란 "한의사가 수기법(手技法)으로 환자에게 시술하는 것으로서, 한의학 외치법(外治法) 범주에 속하며, 시술자의 손과 지체(肢體)의 다른 부분을 사용하거나 보조기계 등을 이용하여 인체의 특정부위(체표의 경혈·근막의 압통점·척추 및 전신의 관절 등)를 조작하여 인체의 생리·병리적 상황을 조절함으로써 치료 효과를 거두는 것이다"로 되어 있다. 추나요법은 약물이 가지는 부작용이 없으며, 치료 과정에서 환자가 곧바로 편안함을 느낄 수 있다

같이 나빠지는 일이 대부분이기 때문입니다.

척추는 중앙에 블럭을 쌓아놓고 주변에 탄력이 좋은 고무줄을 붙인 것 같은 구조입니다. 〈힘의 불균형 ⇒ 자세의 변화 ⇒ 근육의 불균형 ⇒ 뼈의 삐뚤어짐〉으로 이어지는 것입니다. 그런데 뼈의 삐뚤어짐을 잡아놓았는데 근육의 불균형이 그냥 있으면 다시 삐뚤어집니다.

추나의 의미는 뼈의 삐뚤어짐이 심해서 통증으로 운동이 불가능한 경우에 뼈를 일단 잡아놓고 운동이 가능하도록 하는 정도의 기능인 듯 싶습니다. 물론 뼈를 잡아놓은 채로 시간이 흐르면 근육의 힘이 차차 정상으로 돌아오겠지요. 그렇지만 다시 삐뚤어지는 사람이 많습니다. 운동을 하여서 근육의 힘을 조정해 주거나, 근육이 일정한 강도가 되면, 어느 순간에 뼈는 저절로 똑바로 됩니다. 물론 운동이 가능한 경우라야 합니다.

추나는 광의의 카이로프랙틱이라 볼 수 있으나 카이로프랙틱과는 좀 다릅니다. 추나는 좀더 경락과 경근의 흐름을 좋게 하는 것이고, 카이로프랙틱은 해부학적으로 하는 것이라고 생각됩니다. 물론 카이로프랙틱을 해도 기운이 흐르긴 합니다. 운동을 해도 기가 흐르긴 하지만, 기공을 하면 기가 더 많이 흐릅니다.

제가 정형외과 수업 중에서 인상 깊었던 것이, MRI 소견과 증상이 꼭 일치하지는 않는다는 것이었습니다. 길에서 요통이 없는 건강한 사람들을 무작위로 선별하여 촬영을 했을 때, 상당한 정도의 이상 소견을 보이는 사람들도 많았다는 연구결과를 ○○○ 교수님께서 보여주셨지요. 척추디스크에 대한 수술 비율이 아주 높은 곳이 우리나라인데, 수술로는 완치가 된다고 보시는지요? 이론적으로, 또 실제 임상에서도요. 최근의 연구결과는 MRI 소견과 증상이 무관하고, 수술여부가 예후에 영향을 미치지 않는다는 쪽으로 나오고 있는 것으로 알고 있습니다.

한의학에서는 암에 대해 어떻게 접근하는가

Q 한의학에서는 암에 대해서 어떻게 접근하는지 궁금합니다. 암을 치료하려면 분명 전이되기 전에는 수술을 하고, 전이가 된 이후에는 항암요법을 해야 하는 것으로 배워왔는데요, 한의학으로는 두 가지 다 해내기가 어려운 것으로 생각되기 때문입니다. 한의학으로는 암을 설명할 수 없다는 말을 들었는데, 서울대병원에 오는 수많은 암환자들을 보면서 이런 것을 설명하지 못하면 너무 많은 부분을 설명하지 못하게 되는 거 아닌가 하는 생각이 들어서입니다. 암이라는 개념이 없다면 비슷한 개념으로라도 어떻게 접근하는지가 궁금합니다.

A 한의학에도 '암'이란 개념은 분명히 있습니다. 물론 monoclonal단일클론성, undifferentiated미분화된 등의 개념으로 설명하지는 않지만, 암이라는 단어 자체도 한의서에서 따와서 번역어로 사용된 것입니다. 유암유방암처럼 직접 암이라는 표현도 사용하지만, 적積, 덩어리이라는 표현을 더 많이 사용합니다.

현대의 유방암이라 볼 수 있는 유암乳巖, 嬭癌의 병리와 치료에 대한 『동의보감』의 설명을 살펴보면 다음과 같습니다. "부인이 근심하고 성내며 억울한 일이 오랫동안 쌓이고 쌓이면 젖 속에 자기도 모르게 자라 새끼나 바둑돌과 같은 멍울이 생긴다. 이것은 아프지도 가렵지도 않다가 10여 년이 지난 뒤에라야 곪아 터지면서 헌 데가 생겨 푹 꺼진다. 이 헌 데의 모양은 오목 꺼져 들어가 마치 바위구멍과 비슷하다. 이렇게 되면 치료할 수 없게 된다. 만일 병 초기에 그 원인을 없어지게 하고 정신을 안정하며 마음을 시원하게 한 뒤에 치료하면 나을 수 있다." 증상 묘사가 아주 상세하지요. 유방암에 대해서는 분노, 억울을 주된 병인으로 보고, 한약, 침구 등의 치법과 더불어 심리치료를 강조하는 것이 흥미롭습니다.

암세포를 직접 공격해서 사멸시키는 항암제 개념의 치료도 있지만, 대부분의 치료는 면역력을 높여 암세포가 스스로 소멸하도록 하는 개념 쪽에 가깝습니다(의서에서는 이것을 정기가 강해지면 적積이 스스로 소消滅 한다고 표현하고 있습니다).

어느 단계 이상으로 커진 암에 대해서는 물론 한계가 있겠지만, 암 크기가 줄어들지 않더라도 암이 더 이상 성장하지 않도록만 할 수 있으면, 생존률은 훨씬 높아질 것입니다. 현대 의학의 치료도 점차 'Fighting against cancer'에서 'Living with cancer'[49]의 개념으로 변화해 가고 있습니다. 또한 Cancer stem cell암줄기세포이 발견되면서 암의 전이, 재발에 결정적 역할을 하는 암줄기세포에 초점을 맞추지 못한 기존의 항암치료, 방사선치료의 효과에 대해 더 많은 의문이 제기되고 있습니다.

49) 항암제나 방사선 치료를 통해서 종양을 완전히 제거, 파괴하려고 하기보다는 종양 증식을 억제하면서 생존 기간을 늘리고 삶의 질을 높이려는 것

새로운 한의학적 암 치료법이 인정받고 있는가

Q 경희대 동서신의학병원 통합암 센터를 이끌고 있는 최원철 교수님이 옻나무에서 추출된 '넥시아' 등의 물질로 암환자를 치료한 결과 상당히 치료성적이 좋음을 보여주는 연구를 동서신의학병원 통합암센터 주최의 '암치료 근거중심의학 심포지엄'에서 발표할 것이라는 보도를 보았습니다. 이 분은 소변암분석법이나 하이퍼써미아라는 기구를 이용한 원적외선 치료 등 새로운 치료법을 선보이고 있는데요, 이런 치료법이 일반적으로 한국 한의학계에서 인정되고 있는지 알고 싶습니다.

A 최원철 교수님은 동서 신의학병원 이전부터 광혜원 한방병원이라는 곳에서 말기암 환자를 많이 치료하신 분입니다. 매스컴을 타기도 했고, 사기꾼이라는 소리를 들으며 검찰 수사를 받기도 하는 등 그 과정에서 어려움을 많이 겪으셨지요.

그 곳에서 사용하는 구체적인 암 진단법이나 치료법에 대해서 저도 자세히는 모릅니다. 그러나 경희대 동서신의학 병원이라는 틀 속에서 현재 치료가 이루어지고, 그 결과를 학술 심포지엄으로 발표한다는 것으로 볼 때 한의계에서 뿐만 아니라 의료계 전체에서도 인정받는 쪽으로 한 걸음씩 나아가고 있다고 봅니다. 한의학적 치료법이 이것 한 가지만은 아니지만, 넥시아가 한의학적 원리에 입각하여 한의학의 치료 영역을 넓힌 사례로 평가받을 수 있게 되기를 기대합니다.[50)]

50) 경희대 동서신의학병원은 2010년말 강동경희대한방병원으로 이름이 바뀌었습니다. 항암제 사용없이 넥시아 단독요법으로 전이된 4기 신장암을 치료한 2개의 환자 사례가 유럽종양내과학회 공식 학술지인 Annals of Oncology 2010년 6월호에 게재된 것을 비롯하여 2011년 현재까지 10편의 넥시아 관련 논문이 SCI, SCIE 저널에 실렸습니다. 2011년 7월 판미동에서 출간된 『최원철 박사의 고치는 암』에서 자세한 내용을 찾아보실 수 있을 것입니다. 옻나무에서 추출한 천연물 신약 후보 물질인 AZINX75는 현재 국내 8개 대학병원에서 다기관 공동 제 2상 임상시험중입니다

한의학에도 정신과 영역이 있는가

Q1 서양의학에서는 신경정신과적 진단을 내릴 때, DSM이나 ICD의 진단 기준[51]에 의거해서 진단을 내립니다.

한의학은 인간을 바라보는 관점에 있어 서양의학과 다른 사유체계를 가지고 있으므로 정신과적인 진단 체계 자체가 다를 것이라 생각이 드는데요. 어떤 진단 체계를 사용하는지가 궁금합니다.

또한, 정신과적 진단을 내리려면, '정신건강'에 대한 정의가 있어야 할 텐데, 한의학에서는 정신건강을 어떻게 정의하고 있는지 궁금합니다.

Q2 '신경정신과'의 경우 서양의학에서도 아직 명확한 치료법이 개발되지 않고 증상을 어느 정도 조절하는 정도에 불과하다고 배웠습니다. 한방에서 다루는 신경정신과 영역의 경우 주로 어떤 질환들을 대상으로 어떤 방법으로 치료하고 있으며 현재 밝혀진 치료 효과는 어떠한가요?

51) 두가지 모두 국제적으로 사용되는 질병분류와 진단 기준

한방정신과의 문제

한의학에서는 물론 정신과라는 영역이 따로 존재하지는 않습니다. 인체의 구성요소를 정기신혈로 보는데, 그중 신병神病, 기병氣病이 정신과에 많

이 관련되어 있습니다. 그 외에 전광癲狂, 매병呆病 등 정신분열병, 간질, 치매 등의 질병을 묘사한 것으로 보이는 부분도 있고, 산후 우울증은 부인편에, 소아발달지연은 소아편에 있는 식으로 여러 곳에 흩어져 있기도 합니다. 각 질병의 원인에 대해서는 또 혈허血虛, 칠기증七氣症, 구기증九氣症, 심허心虛 등등 무수히 많은 병인으로 설명하고 그에 따라 치료합니다.

정신건강의 정의

정신건강을 정의하는 데 7정七情을 사용한다고 해석할 수 있지만, 그것이 지나치지 않는 것이 중요하다고 봅니다. 또 『황제내경 소문』 앞부분에 상당히 도교적인 색채로 쓰여진 부분이 있는데, 염담허무[52]를 정신건강의 제일로 봅니다. 참고도서 목록에 소개한 책을 직접 한 번 읽어보시길 권합니다.

치료 대상이 되는 질환들

신경정신과 영역의 모든 질환이 한방치료의 대상이 될 수 있습니다. 그러나 입원, 양약치료가 필수적인 정신분열병 등의 중병보다는 주로 가벼운 질환을 많이 보겠지요. 불면, 우울 등의 증상으로 양약을 복용하거나 권유받은 사람들 중에서 양약의 부작용을 경험하거나 걱정하면서 양약 복용을 꺼려하는 사람들이 주로 한의원에 내원합니다. 또 최근에는 ADHD주의력 결핍 과잉행동 장애, Tic틱장애, 학습장애 등이 주목을 받으면서 새로운 전문 클리닉들이 많이 생기는 추세입니다. 정신지체, 자폐 등을 치료하는 곳도 있습니다. 치료효과 검증은 역시 현재 진행형입니다. 특히 개원가 중심의 한의계에서는 기준에 맞는 임상연구를 하기는 매우 힘들기 때문입니다. 그래도 그것만이 살길이라고 생각하기 때문에, 열심히 데이터를 모으고 있는 분들이 많습니다.

52) 욕심 없이 담담하고 소박한 마음

Ⅱ

한방 의료의 실제 - 진단

서양의학의 여러 영상장비를 이용하려는 것은 한의학의 한계를 자인하는 것 아닌가?

Q 최근 들어 각종 영상 장비를 이용하려는 움직임도 크고, 그로 인해 법정 공방도 벌어지고 있습니다. 한의학 쪽에서 이런 방법을 쓴다는 것 자체가 "눈에 보이지 않는 개념"을 바탕으로 환자에게 접근하던 한의학 자체의 근본적인 한

계를 인정한다는 의미가 아닐까 합니다. 이에 대한 한의학계 내부의 의견은 어떻게 모아지고 있는지도 궁금합니다. 또한 실제로 우리나라 같은 경우는 환자들이 양의와 한의를 모두 찾아가는 경우가 많은 편인데, 이런 경우에 일어날 수 있는 여러가지 임상적 문제(대표적으로 약물과 한약재 상호작용 등)에 대해 한의학계 내부의 교육이나 피드백 시스템 등이 갖춰져 있는지도 궁금합니다.

A 한의학의 문제와 한계에 대해서는 아주 다양한 의견이 존재합니다. 그러나 영상장비 사용이 "눈에 보이지 않는 개념"을 바탕으로 한 한의학의 한계 때문이라고 생각하는 사람은 적을 것 같습니다. 기본적으로 '진단'을 위해 사용하는 것이 아니기 때문이지요. 자세한 내용은 본서의 '한의학에서 서양의학적 검사와 진단기계 도입이 왜 필요한가' 등 다른 답변을 참조하십시오.

약물과 한약재의 상호작용 문제에 대해서는 연구된 내용자체가 아주 미미합니다. 그러니 교육할 내용도 원론적인 것 외에는 없겠지요. 피드백 시스템이 모니터링 시스템을 의미하시는 거라면, 잘 갖추어져 있지 않습니다. 하지만 이것은 한의계 만의 문제가 아니라 서양의학계에도 똑같이 반문할 수 있는 질문 같습니다. 제 생각에는 공동연구가 가장 시급한 분야라고 보여집니다.

한방치료의 비용 대비 효과를 측정할 도구가 있나

Q 서양의학의 한계로 비용 대비 효과cost effectiveness를 들었습니다. 이것이 한의학 등의 대체의학이 대안이 될 수 있는 이유라고 할 수 있나요? 일단, 비용은 산정이 가능하다고 가정하더라도 치료 효과는 어떻게 판정할 수 있습니까? 이것을 측정할 도구가 있습니까?

A 치료효과 판정은 이제까지 거의 서양의학의 도구를 사용해 왔다고 볼 수 있습니다. 당뇨를 치료했다면 혈당수치가 정상화되어야 할 것이고, 암을 치료했다고 하면 크기가 줄어든 영상 사진으로 입증이 되어야겠지요. 최근에는 한의학적 진단기기와 더불어 치료효과 판정도구의 개발 필요성을 많은 사람들이 이야기하고 있습니다. 임상연구를 위해서도 필수적이기 때문에 주관적인 증상 감소나 삶의 질에 관한 한의학적 평가도구를 개발하려 노력하고 있는 중입니다. 그러나 이것 또한 서양의학계의 '인정'을 받아야 실제 효용성이 있다는 점이 문제이지요.

한의사는 영상장비를 사용할 수 없는가

Q ○○○ 선생님 강의 시간에 '자궁근종'의 치료에 대해 말씀하시면서, 다 치료가 되는데 영상장비가 없어서 치료효과를 입증하지 못할 뿐이라고 말씀을 해주셨습니다. 그런데 ○○○ 교수님의 침구경혈학 강의에서는 마지막에 뇌 MRI 사진 등 여러 사진을 자료로 보여주시면서 저희에게 침의 효능에 대해 설명해 주셨는데요,

1) 진짜 한의사들이 지금 영상장비를 사용하지 못하는 실정인지, 2) 만약 그렇다면 연구를 수행하기 위해서는 반드시 의사가 동반되어야 하는지 알고 싶습니다.

A 강의 시간에 자궁근종이 한방으로 치료가 다 된다고 말씀드리지는 않았습니다. 만약 한방치료로 근종의 크기가 줄어들거나 더 이상 커지지 않게 되었다고 해도, 영상장비로 확인하지 않고서는 치료효과를 입증할 수 없다고 했던 것 같습니다.

현행 의료법상 한의사의 영상장비 사용에 대해 허용, 혹은 금지하는 명

문화된 규정이 없지만, CT, MRI 등은 의료기사를 반드시 필요로 하는데, 한의사에게는 의료기사 지도권이 없기 때문에 사용할 수 없는 것으로 해석됩니다. 이 경우에는 반드시 의사가 동반되어야겠지요. 그러나 의료기사가 없이도 사용할 수 있는 장비[53]사용에 대해서는, 환자에게 따로 비용을 청구하지 않고, 연구 목적으로 사용하는 경우에는 사례별로 판단해서 허용하는 것으로 알고 있습니다[54].

53) 초음파, 간이 혈액검사 기기 등

54) 별도의 허가 절차가 있는 것이 아니라, 보건복지부나 관할 보건소 등에 질의해서 불법이 아니라는 회신을 받는 형식으로 이루어집니다

한의사의 의료기기 사용에 대한 갈등, 합리적 해법은 무엇인가

Q1 한의사의 CT-MRI 사용에 대해서 법원에서 1심에서 한의사의 손을, 2심에서는 의사들의 손을 들어주었지요. 마지막 3심을 놓고 의사-한의사의 대결이 준비 중이라는 신문 기사를 읽었지만, 법조계에서는 절차상의 문제가 없으면 2심 판결이 3심에서 뒤집히는 일은 거의 없다고 합니다. 누가 이기는지의 여부를 떠나서 한의대 교육과정에는 해부학적 구조물들을 암기하는 부분이 결여되어 있는 것 같습니다. 만약 영상의학 장비 사용이 허용된다고 하면 판독에는 지장이 없을까요?

"CT 볼 줄 아는 한의사 선생님한테 8시간만 특강 받으면 우리도 할 수 있다"라는 한의사 친구의 말이 단지 '배움이 짧아서' 실수한 것이기를 바라면서 질문드립니다(위에 말이 사실이라면.. 서울대병원 진단방사선과[55]는 왜 레지던트를 4년이나 하겠습니까). 영상 장비 사용과 판독에 관한 것은 단순한 영역 싸움, 감정적 불신의 문제는 아닌 것 같은데요.

55) 2007년 6월부터 공식적으로 '영상의학과'로 명칭 변경

Q2 추가 질문이 가능할 것 같습니다. 진단방사선과 전문의는 분명히 서양의학적 진단명을 내놓을 것입니다. 이것이 한의학적 진단과 1:1로 대응되지

않을 텐데 치료는 어떻게 하나요? 진단이 나지 않는 환자에게 치료를 할 수는 없는 노릇이지 않습니까?

Q3 한의학의 존립 근거가 한의학의 배경 사상이라면, CT 영상은 한의학적 사유로 어떻게 설명이 되는지가 궁금합니다. 기본적으로 우리나라가 양의와 한의를 다 인정하는 것은 그 개별성 때문일 텐데, 한의사가 CT를 사용하는 것에 대하여 의사들의 손을 들어준 판결의 취지는 그 판독 절차상의 이유도 있겠지만, 해부병리를 기초로 한 영상은 서양의학의 사유에 부합하는 것이므로 그 고유 영역을 인정한 것이라고 파악됩니다.

Q4 CT를 통해서 진단내리고 싶은 것은 악성종양과 같은 것을 배제하기 위해서, 혹은 이러한 진단 도구를 사용하면서 의료수가를 높이기 위해서라고 생각이 드는데요. 이러한 것으로 실제로 질병이 있는 환자를 제거하고 정상인들만을 대상으로 치료를 하겠다는 태도는 의료비의 낭비를 야기하지 않을까요? 먼저 CT로 진단된 질병에 대해서 한의학적 치료를 하는 것이 의학적 치료보다 우위에 있다는 것이 밝혀진 다음에 CT 사용을 허용해야 한다는 것에 대해서 어떻게 생각하십니까?

A 한의학에서 서양의학적인 검사나 기계를 도입하게 되는 이유에 대해서는 앞에서의 답변을 참고하십시오.

저의 생각은 '의료기기'라고 뭉뚱그릴 것이 아니라, 해당 기기 하나하나마다, 사용에 필요한 조건, 제한을 분명히 하고, 그 범위 안에서 허용되는 쪽으로 제도 개선이 이루어져야 한다고 생각합니다. 여기에서 관건은 '안전성'과 '기기 사용에 필요한 충분한 교육'이겠지요.

토론회에서 ○○○ 교수님께서 언급하셨듯이 영상판독은 영상의학과 전문의가, 조직 검사는 해부병리 전문의가 하는 것이 마땅합니다. CT나 MRI 장비를 개인 한의원에서 사용하는 경우는 거의 없는 것으로 알고 있고, 한방병원 급에서는 어떤 형식으로든 의사와 방사선사를 고용하여 해결하는데, 문제가 되었던 K한방병원의 경우 왜 그렇게 하지 않았는지 잘 모르겠습니다. 그러나 이것이 양의계-한의계의 싸움으로까지 비화한 것은, 단지 전문가의 판독을 필요로 하고 위험성도 있는 CT만의 문제가 아니라, '한의사의 의료기기 사용 반대'라는 아주 포괄적인 결론을 내리려 했기 때문인 것 같습니다. 청진기, 혈압계부터 시작해서 의료기기의 범주는 아주 다양하고, 그것을 한의사가 어떤 목적으로, 어떤 방식으로 사용하는가도 다 다를 것이므로, 그런 식으로 결론이 나버리면 문제가 계속 끊이지 않을 것입니다.

영상장비 중에서 현실적으로 문제가 되는 것은 오히려 초음파라고 생각됩니다. 저의 개인적인 생각으로는 위험성이 없거나 적은 것은 검사비용을 따로 받지 않는 것을 전제로 연구목적으로는 허용되었으면 합니다. 한의대에서도 기본적인 해부학과 진단방사선학을 배울 뿐 아니라(실습의 질이야 같을 수 없지만, 학점, 수업시간은 의대와 큰 차이가 없습니다), 실제 더 중요한 것은 숙련도이기 때문입니다. 제가 아는 의사들이 전문의 자격을 가졌음에도 불구하고, 개원 직전에 따로 시술과 판독 능력을 높이려고 초음파 강의를 들으러 다니는 것을 보았습니다. 또 신경과와 같은 곳에서는 판독을 자체로 하지 않고 영상의학과에 의뢰하는 것에 대해서 수치(?)로 여기는 경향조차 있다는 것은 여러분도 잘 아실 것입니다. 한의사라도 한 가지 질환을 주로 치료하다 보면, 적어도 그 질환과 관련한 판독에서는 일정 수준에 도달할 수밖에 없게 됩니다. 한의사가 쓴 복부초음파 책도 찾아볼 수 있을 정도니까요.

오해를 피하기 위해 다시 말하지만, 저는 "한의사가 CT를 찍어도 된다, 또는 한의사가 모든 양방검사를 자유롭게 할수 있어야 한다"고 주장하는 것이 아닙니다. 구체적인 의료기기마다, 어떤 자격을 갖춘 사람이 어떤 목적으로 사용할 수 있는지에 대한 규정이 만들어지고, 그것이 실제로 지켜지도록 하는 것이 이 문제를 근본적으로 해결할 수 있다고 생각하는 것입니다.

한의사의 CT 기기 사용에 대한 소송

지난 2004년 4월 방사선사에게 CT촬영을 하게 하고 이를 이용해 방사선 진단을 한 K한방병원에 대해 서초구보건소가 의료법 위반(한의사 면허 이외의 의료행위)을 적용, 업무정지 3개월 처분을 내린데 대해서, K한방병원은 업무정지처분취소를 구하는 행정소송을 제기하였습니다. 그러면서 한의사의 의료기기 사용문제에 대한 법리 공방은 한방 의료행위의 성격과 범위로까지 확대되어 한의학계와 서양의학계가 첨예한 논리를 펼쳤습니다.

2006년 6월 30일 서울고등법원 제8특별부는 서초구보건소가 K한방병원에 내렸던 3개월 업무정지처분에 대해서는 재량권 남용이라며 한방병원 측 손을 들어준 1심 판결을 이어갔지만, 한의사의 CT 사용에 대해서는 서울행정법원이 내렸던 1심의 판결취지는 뒤엎었습니다. 즉 "의학과 한의학은 그 원리 및 기초가 다르다. 해부학에 기초를 두고 인체를 분석적으로 보는 서양의학과 달리, 인체를 하나의 소우주로 보고 종합적으로 바라보는 한의학은 인체와 질병을 바라보는 관점이 다르며, 진찰방법도 차이가 있어 한의사의 CT 사용은 한방의료행위 범주에 벗어난다"고 하여 한의사의 CT사용은 불법으로 판결한 것입니다.

K 한방병원과 서초구 보건소 모두 고등법원의 판결을 받아들여 상고를 포기함에 따라 판결은 2심에서 최종 확정 되었고, 한의사협회는 그후 한의사에게도 '의료기사 지도권'을 부여해달라는 헌법소원을 제기했다가 취하하였습니다. 2010년 2월 1일부터 양한방 협진 활성화를 위해 병원에 한의과 설치와 한방병원에 의과 설치를 허용한 개정의료법이 시행되면서, 한방병원에서도 CT를 설치하여 사용할 수 있게

되었습니다. 단 200병상 이상이어야 하며, 의사를 고용하여 의과 과목을 설치한 한방병원에서 비전속 영상의학과 전문의 1명, 전속 방사선사 1명의 운용 인력을 만족하는 기준에 맞아야만 CT 설치 및 사용이 가능하도록 규정되어 있습니다.

2011년 6월 29일에는 한의약 육성법 개정안이 국회를 통과하였습니다. 한의약의 정의가 "한의약이라 함은 우리의 선조들로부터 전통적으로 내려오는 한의학을 기초로 한 한방의료행위와 이를 기초로 하여 과학적으로 응용 개발한 한방의료행위 및 한약사(韓藥事)를 말한다"로 바뀌었습니다. '과학적으로 응용 개발한'이라는 단 열 글자가 추가된 것 뿐인데, 의사협회는 이 개정안이 한의사의 현대의료기기 이용을 허용케 하는 단초를 마련하게 될 것이라며 법안 통과에 반대했었습니다.

2012년 2월 23일에는 초음파기기를 사용한 한의사들에 대한 검찰의 기소유예 처분을 취소해달라는 한의사들의 헌법소원이 헌법재판소에서 기각되었고, 초음파 사용, 한약재를 원료로 한 천연물 신약의 한의사 처방권 등을 둘러싼 갈등은 지금까지 계속되고 있습니다.

이 소송에서 항소심 재판부는 서양의학계의 입장을 거의 그대로 따랐지만, 의미있는 내용들이 많이 있어서 조금 자세하게 소개해보겠습니다.

이 소송의 쟁점은 크게 두가지였습니다. 1)한의사가 방사선사로 하여금 CT기기로 촬영하게 하고 이를 이용하여 방사선진단행위를 한 것이 의료법 제25조에서 정한 '면허된 이외의 의료행위'를 한 경우에 해당하는지의 여부. 2)그런 행위를 하였다는 이유로 의료법인에 대하여 의료업정지처분을 한 조치의 타당성 여부. 여기서 2)의 쟁점은 구체적인 행정처분에 대한 것이므로 논외로 하고, 중요한 것은 1) 의 쟁점입니다.

자궁근종이라는 상태는 한가지이지만, 그것을 한의학적으로 진단하였을 경우와 서양의학적으로 진단하였을 때의 이름과 개념이 다른 것입니다. 이것을 일치시켜 나가려면 한의사가 의료기기를 사용하여서 그 한의학적 진단명이 서양의학적으로는 어떤 형태로 보이는 지를 비교하여 볼 필요가 있습니다. 다만 그 사용에 있어서 충분한 교육을 필요로 할 것입니다. 더 좋은 것은 의사와 한의사가 공동으로 같은 환자를 보는 것이겠지만, 현실적으로 안 되고 있는 상태이니 그 중간 단계에서 한의사에 의한 서양의학적 진단기기의 사용이 자꾸 문제가 되는 것입니다.

이와 관련해서 아래의 주장은 항소심 재판부에 제출되었던 원고 K한방병원 소송

대리인인 바른법률(김치중, 홍지욱 변호사)과 피고인 서초구보건소와 피고 보조참가자인 영상의학회, 의사협회의 항소사건을 맡은 한백(여상규 변호사)간의 논쟁입니다.

피고 : CT는 현대의 대표적인 의료장비로서 특성과 구조원리를 제대로 이해한다면 전문교육을 받지 않은 한의사는 위험성과 전문성 측면에서 CT를 취급해 진료행위를 할 수 없다.

원고 : 이렇게 우수한 CT기기를 왜 의사만 독점적으로 이용할 수 있도록 하고, 한의사는 사용할 수 없다는 것인지 이해하기 어렵다.

피고 : 진단방사선과는 고도의 전문성을 띠므로 관련 전문의가 아닌 의사가 CT를 판독한다는 것은 학문적으로 용인되지 않고 있다.

원고 : 한의대에서도 방사선을 통한 진단방법을 충분히 교육하고 있다. 물론 한의사가 진단방사선과 전문의가 될 수 없지만 그렇다고 환자의 상태를 파악하는데 CT기기 이용을 금지할 이유는 될 수 없다.

피고 : 한의학에서 망진을 하는 것은 환자의 음양, 허실에 관한 병증을 판명하기 위한 것이지만 CT의 영상정보사진에는 이를 판명할 아무런 기준이 없으므로 결국 CT는 한의학적 이론에 근거한 음양허실 상태를 판단하는 기기가 아니다.

원고 : 한의학에서 환자의 음양, 허실에 관한 병증을 판명하기 위해 망진을 할 때에도 단서는 결국 외부에 객관적으로 드러나는 물리적 증상에서 얻어지는 것이므로 CT기기의 영상정보사진은 기초자료를 제공해 준다.

피고 : 한의학은 구체적인 조직과 장기의 병변이 아니라 기, 담, 정기, 선천지기, 후천지기 등 무형의 평형개념 허실을 변증하는 방법이므로 CT를 한방의 진찰 및 진단수단으로 사용하는 것은 본질에 배치된다.

원고 : 평형개념의 허실을 변증하는 단서는 외부에 객관적으로 드러나는 물리적 증상을 관찰하는 것에서 얻어지며, CT기기는 한의사의 허실을 보다 정확하게 파악하게 한다.

피고 : 한의학에서는 임상실습 과정이 없어 방사선진단행위가 한방의료행위로 인정될 수 없다.

원고 : 한의학에서도 방사선학을 중요한 과목으로 교육하고 있으며, 임상연구도 활발하게 이뤄지고 있어 방사선진단행위는 당연히 한방의료행위로 인정해야 한다.

피고 : 의사조차 진단방사선과 전문의가 아닌 경우 CT 영상사진 판독은 매우 위험하다.

원고 : 원고는 한의사가 진단방사선과 전문의 역할을 할 수 있다고 주장하는 것이 아니라 한의사도 한방의료행위에 CT기기를 이용할 수 있다고 주장하는 것에 불과하다.

피고 : 한방병원은 오로지 상업적 목적만을 위해 CT기기의 본래 용도에서 벗어난 비만치료에 오용하고 있으며, 원고의 이용방법이 지방의 두께를 알아보는 정도라면 이는 일반인도 가능한 일인데, 그렇다고 일반인에게 CT기기 사용을 허용할 수는 없다.

원고 : 이 한방병원은 비만치료에 CT기기를 사용하는 방법에 관해 이미 오래전부터 임상실험 등을 통해 그 효용성을 입증한 바 있고, 이 경험을 바탕으로 한방의료행위를 한 것이다.

피고 : 지방의 두께를 알아보는 정도로만 CT를 이용한다면 의료자원의 낭비이며, 이로 인한 의료비 상승을 초래한다. 굳이 비만치료를 위해 CT기기를 사용해야 한다면 진단방사선과를 이용하면 된다.

원고 : 원고는 정부 출연 연구기관인 한국한의학연구원과 합동으로 CT기기를 이용해 「한국인 UCP-1 A-1766G 유전자 다형성의 최초 발견 및 체지방 축적에 미치는 영향」 논문을 작성하여 SCI급 의학저널 학술지인 BBA에 채택된 바 있다. 피고 주장대로 원고가 CT기기를 지방의 두께 측정에 사용한다고 하더라도 원고는 정확하게 알아보기 위해 CT기기를 사용한 것인데 왜 의료자원의 낭비인가.

피고 : CT기기 사용에 따른 방사선 피폭 및 오독에 따른 오진 등으로 국민 건강에 결정적 악영향을 초래할 위험이 크다.

원고 : CT 사용에 따른 방사선 피폭 문제는 한의사에게만 국한되는 문제가 아니며, 원고도 자격 있는 방사선사를 고용해 모든 안전 규칙을 준수했고, 오독에 따른 오진 문제 역시 의사나 한의사에게 공동으로 일어날 수 있다.

피고 : 한의사에게 CT기기 사용을 인정하면 의학과 한의학의 이원적 체계가 위협 받는다.

원고 : 의학과 한의학의 이원적 체계는 진찰, 진단 방법보다는 병의 원인 분석이나 치료 방법 등에서 본질적 차이를 보이는 것으로 CT를 사용한다고 해서 이원적 체계가 위협 받을 일은 없다.

피고 : 원고 한의사는 무면허의료행위를 자인했음에도 불구하고 원심은 특별한 이유 없이 이를 믿지 않았다.

원고 : 기본적으로 CT기기의 사용이 한방의료행위인지 여부는 순수한 법률적 판단의 문제로서 이것을 원고의 증언에 근거해 판단할 수는 없다.

피고 : 의료기관 종류, 전문의제도, 진료과목 표시규정상 진료과목, 의료법 시행령상의 국가시험 범위 및 시행규칙상 시험과목, 의료법상 진단용방사선발생장치 규정 등을 종합적으로 살펴보면 CT기기를 병원과 의원에서만 사용하는 것을 전제로 한 개별규정들이 무수히 존재하므로, CT기기 사용은 의사의 의료행위에 속한다.

원고 : 각종 규정이 의사를 위주로 정해 둔 것은 사실이지만 여기서 바로 CT기기의 사용은 의사의 의료행위이고, 한방의료행위가 아니라고 보는 것은 논리의 비약이다.

한의학의 진단법으로 진단할 수 있는 질병은 제한되어 있지 않나

Q 한의학개론 강의록에서는 이표지리以表知裏라고 해서, "인체는 장臟변수와 상象변수가 서로 연계되어 있는 하나의 시스템으로, 인체 내부의 변화를 표현하는 장변수는 인체 외부에서 관찰되는 상변수로부터 유도"한다고 설명하면서, "'간기허肝氣虛'는 여러 종류의 상변수로부터 추론해낸 일종의 장변수"라고 예를 들었습니다. 또한 한의학에서는 인체라는 흑상에서 출력되는 정보를 망문문절의 사진을 통해 얻는다고도 설명하였습니다. 즉, 내적인 문제는 외적으로 표현된다고 할 수 있겠지요? 이런 방법으로 진단할 수 있는 질병의 수는 매우 제한돼 있지 않나요? 이러한 한계를 극복하기 위해 어떠한 방법이 있는지 궁금합니다.

A 한의학의 진단은 양방 병명으로서의 질병을 진단하는 것이 아닙니다. 고혈압이든 감염질환이든 병명을 진단하기 위해서는 양방적인 진단기준을 만족할 수 있는 검사와 측정이 필요하겠지요. 반면 한의학에서의 진단은 병증의 진단이고, 병인이 무엇인지, 병이 어느 단계에 있는지심각도를 동시에 보는 것이므로, 진단이 제대로 이루어지면 곧바로 치료로 연결될

수 있습니다. 즉 어떤 사람의 병을 루푸스[56]라고 진단하기 위한 한의학적 진단 방법은 없지만, 한의학적 사진四診에 의해 그 환자가 현재의 상태에 이르게 한 병인병리를 진단하여 치료하는 것입니다. 따라서 그 환자가 루푸스 진단기준 중 정확하게 몇 개를 충족시키는지, 그래서 확실히 루푸스라고 할 수 있는지에는 일차적으로 관심을 가지지 않는 것이지요. 하지만 현실적으로 대부분의 환자들이 병원을 거쳐 병명을 가지고 내원하기 때문에 그런 점에서는 별로 불편을 느끼지 못하는 것 같습니다. 양방적 진단을 할 수 없다는 것은 그래서 별 문제가 되지 않지만, 한의학에서의 진단이 거의 대부분 오감에 의지하는 주관적인 것이어서 체득과 객관화가 어렵다는 점이 제일 문제가 되고 있고, 그런 한계를 극복하기 위한 한의학적 진단기기 개발에 관심을 가지는 사람들이 많습니다.

56) systemic lupus erythematous
전신성 홍반성 낭창

한의학의 '전체적 관점'은 진단에 어떻게 반영되나

Q 수업을 듣다보면 양의학은 국소적인 것에 집착하고 한의학은 전체를 본다는 말을 많이 하시는데 한의학에서 도대체 무슨 뜻으로 그런 말을 하는지 궁금합니다. 만약 양의학에서 국소적인 것만 생각한다면 왜 수많은 감별진단을 배우겠습니까? 다양한 감별진단에는 몸을 전체적으로 보는 관점이 들어가 있는데, 왜 그런 점은 보지 않고 위가 나빠 위에 어떤 직접적인 치료를 한다고 그것을 국소적이라고 하는지 정말 궁금합니다.

A 조금 오해가 있으신 것 같습니다. 전체가 부분으로 이루어져 있다는 것은 서양의학이나 한의학이나 모두 기본적으로 인정하는 사실입니다. 그러므로 서양의학이 국소적인 것에 집착한다는 말을 서양의학에서는 전체를 보지 않는다는 말로 이해하신 것은 오해입니다. 많은 사람들이 이렇게 오해하고 있습니다. 한의사들 또한 전체만 보고 부분은 보지 않는 것이 아닙니다.

다만 서양의학에서도 전체를 생각하지만 이 전체는 부분으로 환원해서도 이해할 수 있다는 환원가능성을 용인하고 있는 반면, 한의학에서는 부분이 모여 전체를 이룰 때에는 부분의 차원에서는 볼 수 없었던 전체로서의 새로운 특성이 나타나기 때문에 전체는 부분으로 환원될 수 없다고 이해하고 있다는 점이 다릅니다.

어깨의 인대에 통증이 있을 때 서양의학은 인대의 염증을 치료하기 위해서 인대를 보지만, 한의학은 인대의 염증의 원인을 몸에서 찾는 것입니다. 동시에 그때 몸의 다른 변화 즉 두통이나 요통이 같이 있다면 그것을 한 가지 질병으로 보는 것입니다. 어찌 보면 인대의 염증을 치료한다기 보다는 염증이 생기는 상황을 치료하며, 위의 염증만을 치료하는 것이 아니라 위장기능이 떨어지게 만든 전신 상황을 치료한다고 볼 수 있습니다. 이것이 몸 전체를 하나의 패턴으로 인식하는 전일관이라는 것입니다.

주증과 차증은 어떻게 구분되는가

Q 진단을 내릴 때 '주증'과 '차증'이 있다고 하셨는데 그러한 주증, 차증들도 듣고 보니 너무 주관적인 것이 아닐까하는 생각이 드는데, 그런 차증 속에서도 단계를 나누는 기준이 있는지 궁금합니다. 예들 들어 '비기허脾氣虛'를 진단할 때 반드시 있어야 되는 '차증' 중의 하나로 사람이 게을러진다고 했는데 얼마나 게을러진 정도를 보고 게을러졌다고 하는지 궁금합니다.

A 주증과 차증의 문제는 한의학 변증의 진단 표준화에서 시도되었던 구분입니다. 한의학 변증에서의 증證은 여러 증상症狀들의 상관성이 있는 조합을 말합니다. 여기서 주증主症은 예를 들어 '비기허'[57]脾氣虛, 와 같은 증證으로 진단할 때 반드시 갖추고 있어야 하는 증상들을 말하고, 차증次症은 필수적이지는 않지만 동반될 가능성이 많은 증상들을 말합니다. 물론 이런 증상들은 주관적인 면이 있습니다. 그래서 이들 증상들을 객관적으로 평가할 수 있는 척도에 대한 연구가 진행되고 있습니다.

또 근래에는 중국의 경우이기는 하지만 예를 들어 비기허증으로 진단된 환자들의 혈액학적 지표를 포함하는 다양한 지표들을 조사하여 변증의 객관화를 시도하고 있습니다. 중국의 학술잡지들에는 이런 방식의 연구 결과

57) 기허(기운의 쇠약) 중에서도 위장의 소화 흡수기능이 떨어진 상태를 지칭하는 변증명임

가 많이 실려 있습니다. 대표적인 성과로는 심자윤沈自尹이라는 학자에 의해 이루어진 신양허[58]腎陽虛에 대한 연구로, 신양허증으로 진단된 환자들을 조사한 결과 이 증상이 있는 환자들 대부분에서 시상하부-뇌하수체-표적선[59]축의 기능 문란이 관찰되었다고 보고하고 있습니다.

58) 생명력의 근본이 되는 양기가 허한 것을 양허라 하는데, 그중에서도 신(腎)의 양기는 원양(元陽)이라 하여 가장 중심되는 것으로 봄. 신양이 허한 것을 신양허라 한다. 쉽게 추위를 타고 설사를 자주하는 등 갑상선 기능저하증과 유사한 증상을 보인다

59) 부신피질, 갑상선, 성선 등

한의학 상의 고유의 진단명에는 어떤 것이 있는가

Q1 한의학에서 내리는 진단명은 어떤 것이 있는지가 궁금합니다. 1)서양의학에서의 진단명을 그대로 쓰는 경우도 많은지, 2)한의학 고유의 진단명에는 어떤 것이 있는지 등등에 대해서 예를 조금 들어주시면 감사하겠습니다.

A1 한의학에서는 주로 변증진단에 의한 치료를 많이 하지만, 병명도 많이 있습니다. 이것을 진단명으로도 볼 수 있겠지요.

1) 서양의학에서의 진단명을 그대로 쓴다기 보다는 서양의학 용어가 도입될 때 번역하는 과정에서 기존에 사용하던 한의학 용어를 가져다 쓴 것이 많기 때문에 학질말라리아, 천식(양방의 Asthma와는 다른 개념입니다), 대하leukorrhea, 황달, 현훈vertigo 등의 용어는 『동의보감』 등에서 독립적으로 기술되어 있는 병명(혹은 진단명)입니다.[60]

2) 옹저[61], 소갈[62], 경풍[63], 전간epilepsy, 유암(병에 대한 묘사가 유방암 증상과 똑같습니다.), 얼격반위(증상 묘사로 보아 말기 위암으로 보입니다) 등이 떠오르네요. 비脾허증, 정精부족증 등 병인을 직접 묘사하는 변증명진단명이 제일 많고, 노권상[64]勞倦傷, 방로상[65]房勞傷, 등의 병명도 병인과 관련

60) 끝의 세가지는 양방에서 병명이라기 보다는 증상이네요

61) 봉와직염 등의 심한 피부감염증

62) 당뇨병 증상을 포함하는 병으로, 서양의학적 진단명인 당뇨병과 완전히 동일한 것으로 볼 수는 없습니다

63) 열성 경련을 포함한 소아들의 경련 증상 혹은 간질

64) 과로로 인해 나타나는 심한 신체증상

65) 지나친 성생활로 인한 전신증상들

된 한의학 고유의 진단명들입니다.

Q2 4년 동안 서양의학만 배워서인지, 오늘 수업이 흥미롭기도 하지만, 솔직히 말해서 조금은 혼란스럽기도 하네요. 오늘 설명하신 것들 중에서 질문을 드리고 싶습니다. 일단, 질병에 대한 개념의 문제입니다.

수업 시간에 ALS[66], 메니에르 병, 갖가지 류마티즘 질환에 대해서 침구 치료가 어떤 효과가 있는지에 대해서 설명을 해주셨습니다. 하지만, 한의학과 서양의학의 질병에 대한 설명이 다른 것으로 알고 있습니다. 수업 시간에 설명하신 경혈의 개념, 기의 흐름의 개념은 서양의학으로는 설명할 수 없는 것으로 알고 있습니다. 위 질병은 지극히 서양의학적인 개념에서 나온 질병 개념입니다. 하지만, 기본적인 개념이 다른 질병을 치료하는 데에 침구학을 사용한다는 것이 조금 어색하게 다가옵니다.

류마티스가 아니라, 한의학에 맞는 질병명이 있을 것 같은데, 이것에 대해서 설명을 해주셨으면 합니다.

A2 꼭 일대일로 대응되는 것은 아니지만, 당연히 한의학에도 많은 질병명이 있습니다. 일반적으로 관절염 증상은 저리고 아픈 것을 뜻하는 비증痺症이라 하며 병인과 구체적인 증상 차이에 따라 풍비風痺, 한비寒痺, 습비濕痺로 나누기도 합니다. 류마티스 관절염은 관절변형 모양을 학의 다리 같다고 묘사한 학슬풍, 통증 양상과 관련된 비유인 호랑이가 무는 것 같이 여기저기 아프다는 뜻의 백호역절풍이라는 질병명에 대응된다고 보입니다.

66) Amyotrophic lateral sclerosis, 근위축성 측삭 경화증

한의사들은 감별진단 없이 치료부터 하는가

Q 동네 한의원에 가서 느낀 점으로, 감별진단 없이 혹은 진단명 없이 치료부터 하는 경우도 있는지 궁금합니다.

A 진단 없이 치료한다면 의사라고 할 수 없겠지요. 그러나 모든 감별진단이 다 끝나야만 치료를 시작할 수 있는 것은 아니라는 점은 임상 실습을 하셨기 때문에 이해하실 줄 압니다. 한의원에 만성두통을 호소하는 환자가 내원했다면, 두통의 원인에 대한 확실한 감별진단이 되기 전이라도 일단 두통 증상을 완화시킬 수 있는 침구치료를 하겠지요. 이후 몇 번 더 침구 치료를 시행하면서 진찰, 문진, 침치료에 대한 반응 등을 보아 두통의 원인이 식체급성 소화불량, 식적만성 소화불량, 풍한, 담음, 어혈, 습열 중에서 어느 것인지 감별진단 하고, 침구치료로만 가능할지, 한약 복용을 할 필요가 있는지도 감별진단 할 것입니다. 그 과정의 어느 순간에서 의사의 추정진단impression이 최종진단final Diagnosis으로 바뀌는 것은 서양의학과 동일하다고 봅니다.

진맥의 원리는 무엇인가

Q1 예전에 중국에 관광차 갔다가 맥을 짚은 적이 있는데, 단지 맥을 짚음으로써 그 사람의 장기 상태를 알아내는 것이 무척 신기하다고 생각했습니다. 그것에 대해 간단히 설명해주셨으면 하구요.

일반 한의원에 가면 가장 먼저 하는 것이 진맥을 짚는 것인데 과연 진맥을 가지고 어떻게 사람 장기의 오장육부에 대한 정보를 얻을 수 있는지... 서양의학에서도 심박수 측정이나 맥의 특징 즉 pulsus tardus이라든지, pulsus alterans, pulsus bisferiens 등[67]으로 심장질환을 진단한다고 되어 있지만 사람 손으로 하는 거라 별로 신뢰가 안 가고 한계가 많을 거 같은데, 실제 한의사들에게 진맥이 어느 정도의 임상적 가치를 지니는지 궁금합니다(예전 TV 사극에 나오는 부분을 보거나 실제 한의원에 가보면 제가 느끼기에는 다소 억지 같은 부분도 없지 않은지라…).

67) pulsus tardus 맥압의 상승이 느린 맥박,
pulsus alterans 교호맥, 맥박의 크기가 교대로 변화하는 것
pulsus bisferiens 이단맥, 수축기에 두 개의 맥박 봉우리가 촉진되는 것

A1 한의원 하면 많은 사람들이 우선 생각하는 것이 진맥입니다. 이전에 진맥만으로 종양 여부와 그 부위까지 진단하는 것으로 유명한 중국 한의사의 이야기가 매스컴에 보도되기도 했습니다. 그렇다면 과연 문지 않

고 다 아는 것인 불문진단不問診斷이 명의의 조건이며 한의학의 특징일까요? 그렇지는 않습니다. 맥은 생기生氣의 표현이며, 질병의 상태가 급격하게 변할 때 더 많은 정보를 줍니다. 하지만 맥만으로 모든 것을 알 수 있는 것이 아니고, 맥은 망문문절望聞問切의 네 가지 진단법 중에서도 가장 하위에 위치한 진단방법의 일부일 뿐입니다. 따라서 정확한 진단을 위해서는 환자의 모습과 색을 관찰하는 관형찰색觀形察色, 자세한 문진問診, 혀나 복부에 대한 진찰이 종합적으로 필요합니다. 손목에 실을 매어 그 실 끝을 잡고 진맥하는 것은 거의 가능하지 않은 힘든 일이 아닐까 저도 생각합니다.

또 맥을 짚는 방법, 해석하는 방법도 여러 가지가 있는데, 가장 많이 쓰이는 방법은 세 손가락을 이용해서 좌우 양 손목의 맥을 모두 짚는 것입니다. 좌우 6부위에 6장이 대응되어 있고 맥의 형태도 28맥으로 아주 상세하게 기술되어 있기 때문에 맥으로 장기의 상태를 해석할 수도 있습니다. 현실적으로는 물론 아주 어렵기 때문에 대표적인 맥상 대여섯 가지가 주로 진단에 활용됩니다.

개인적으로는 진맥의 유용성이란 각 장부의 병을 직접 진단하는 데보다는 환자의 전신 상태, 생명력을 판단하는 데서 더 중요하다고 생각합니다. 중병에 걸린 경우에는 생사를 가를 수도 있고, 그렇지 않더라도 예후와 치료기간 등을 예측하는 데 많은 정보를 주는 것 같습니다.

Q2 기본적으로 한의사라고 하면 침술을 시행하는 것, 한약을 조제하는 것, 그리고 진맥을 하는 모습이 떠오릅니다. 침술과 한약에 대해서는 많은 선생님들이 오셔서 다양한 연구 논문과 현재 연구 상황을 설명해주셨습니다. 그런데 아무리 생각해도 진맥을 잡아보고 환자의 상태를 파악하고 진단까지 가능하다는 것은 잘 받아들여지지 않습니다. 그리고 제가 실제로

한방병원을 찾아가도 보약을 짓는 경우 말고는 별로 진맥에 의존하는 모습은 볼 수가 없었습니다. 제가 알기로 진맥은 맥박수만이 아니라 동맥의 폭이나 길이, 촉감, 깊이, 위치관계나 힘이 있나 없나 등으로 판단한다고 하는데, 저희가 동맥을 촉지했을 때 알 수 있는 것은 주로 맥박 수와 맥압입니다. 진맥에 관해서 몇 가지 질문을 드리겠습니다.

1)첫째로 진맥으로 가능한 진단은 어느 정도 수준인지, 2)현재 한의사들은 진맥을 얼마나 신뢰하며 그것이 실제 처방에 얼마나 반영되는지, 3)강의 중간에 보여준 EBS방송 내용을 보면 진맥이나 다른 시술이 기계화 되는 시도가 이루어지던데(맥진기 등이 실제로 사용되고 있는 것으로 알고 있습니다), 맥진기 등의 기계로 재는 것과 경험 많은 한의사의 손으로 재는 것 사이에 얼마나 상관관계가 있는지 연구가 된 것은 있는지 알고 싶습니다.

댓글

예전에 한의대생과 얘기했던 적이 있는데, 진맥은 대학 수업에서 배워서 되는 게 아니라고 하더군요. 무수한 경험을 바탕으로 이뤄내는 거라고. 현재 개업하고 있는 한의사분들 중에 진맥을 제대로 짚는 사람은 얼마 안될 거라고…. 당시 본초학 교수님 본인도 진맥 어떻게 하는지 이론만 알지 실제 할 줄은 모른다고 하셨다 하더라고요. 언뜻 생각하기에도 말로 설명하기는 어려울 듯합니다. 그리고 예전에야 중요했겠지만 많은 진단장비가 도입된 지금 그 실용성에도 의문이 갑니다. 보약 지으러 갔을 때 진맥을 짚는 것은 그냥 서비스 차원이 아닐까 생각한 적도 있습니다.

댓글

저도 한의사 분한테 들었는데 수업시간에 배운 것은 아주 기본적인 것이고 유명하다는 한의사를 찾아가 직접 사사받아야 한다더군요. 뭔가 체계화된 교육과정이 있는지 알고 싶습니다. 물론 현재 진맥에 크게 의존하는 한의사는 없다고 들었는데 맞는 말인지요?

A2 진맥은 전신의 경락과 장부의 상태 즉, 기의 상태를 보는 것입니다. 레이저 같은 것을 통한 파동의 측정으로는 파악이 안 되는 것입니다. 진맥의 문제는 기를 측정한다는 것 자체가 여러 가지 논란을 불러일으키는 것입니다. 진맥을 통해 병의 위치, 형태, 환자의 상태를 파악하는 것이지 진맥으로 당뇨병이다, 간염이다라고 진단하는 것은 있을 수 없습니다.

맥진기와 손으로 한 진맥 사이의 상관관계에 관한 연구는 아직 없는 것으로 알고 있습니다. 제가 기계 쪽에 관심도 크지 않고 문외한이라서 잘 모르지만, 맥진기에서 측정하는 것이 전통 한의서에 있는 진맥과는 조금 다른 듯합니다. 그러나 맥진기는 계속 여러 가지 종류가 개발되고 있고, 비교적 많은 한의사들이 사용하고 있기 때문에 앞으로 연구 성과를 기대해 볼 수 있는 분야입니다.

진맥은 세 손가락을 이용하여 하는 것삼지맥이 보통인데, 각 손가락이 닿는 부위를 촌, 관, 척이라고 합니다. 정확한 위치는 요골동맥이 가장 잘 촉지되는 곳ABGA[68] 에 둘째 손가락을 놓고, 적당한 간격으로 셋째, 넷째 손가락을 놓아 촌, 관, 척 부위의 맥을 잡습니다. 촌맥 부위에서 한 손가락만 사용하여 상하로 누르는 힘을 다르게 하여 오장의 상태를 보는 일지맥을 사용하는 분들도 있습니다.

여러분들이 들었던 대로, 맥을 정말 잘 짚는 사람은 얼마 안 되고, 진맥에 크게 의존하는 한의사는 없다고 할 수는 없지만 적습니다. 서비스 차원도 분명 있겠지요. 소아과에서 흔히 하는 농담(실제로는 진료 팁이지요.) 중에 하나가 "들리건 안 들리건 전면 청진은 반드시 한 번 해주어야 하고, 까다로운 엄마인 경우 후면 청진까지 해주어야 한다"입니다. 그런 것과 비슷하게 맥 해석에 자신이 없다고 해도, 한의학, 한의사의 제일 큰 상징이 진맥인데 그걸 생략할 수는 없겠지요?

68) 산소포화도 측정을 위해 동맥혈을 채취하는 곳

진맥으로 임신 여부를 진단할 수 있나

Q 사극에 보면 어의들이 중전마마나 후궁들의 맥을 짚고 "경하드리옵니다, 회임하셨습니다." 그렇게 말하는 장면이 나오는데요, 진짜로 맥을 짚어서 임신여부를 알 수 있는지 알고 싶습니다(사실 진짜로 알고 싶은 것은 '문틈이나 발 사이로 실을 손목에 매고 그 떨림을 느껴서 알곤 하던데 그것이 가능한지'이지만 의사간에도 신체 진찰을 수행하는 능력에는 차이가 많으니 그냥 맥을 짚는 것을 기준으로 질문 드립니다.). 그리고 현재에도 이러한 방법을 써서 임신을 진단하는지 알고 싶습니다.

댓글

전에 한의사 형하고 이야기 하다가 맥 짚는 법을 좀 알려달라고 해서 같이 있던 10명가량 손목의 맥을 열심히 따라서 시키는 대로 잡아봤더니 다르긴 다르더군요. 근데 우리도 흔히 청진기를 통해 소리를 듣고, 맥박수도 잡아보고 하면 얼굴이랑 봐서 병을 진단하잖아요? 그런 거랑 비슷한 거 아닌가요? 임신했을 때는 "임신시 변화"로 나타나는 여러 혈역학적 변화 때문에 당연히 맥이 달라질 것 같은데….

A 진맥의 의의에 대해서는 댓글을 쓰신 학생이 정확하게 이해하셨습니다.

임신진단과 관련된 것에 대해서만 말씀드리겠습니다. 당연히 현재는 이런 방법을 써서 임신을 진단하지 않고, 그럴 필요도 없겠지요. 그러나 일천한 저의 경험으로 보아도 임신맥이라는 것은 분명히 존재합니다. 의서에서는 척맥[69]이 커진다고 말하고 있고, 좌우맥의 차이로 남녀 구별을 하기도 합니다(이 방법을 사용했다가는 의료법에 위배되겠지요). 임신시의 혈역학적 변화(혈액량의 증가 등)와 연결시키면 잘 설명될 듯도 하네요.

69) 촌관척 중 좌측 척부위의 맥. 오장 중에서 신(腎)과 연관된 맥

진맥을 통해 장기의 이상을 진단할 수 있나

Q 한의원을 갔다 와서 생긴 의문점입니다. 제 맥을 짚어보시더니 심장이 약하다고 하셨는데요. 제가 맥박수가 원래 약간 빠르긴 하지만 특별히 약한 건 몰랐거든요. 양방 병원에선 심장이 약하다고 하는 개념 자체가 모호할 뿐더러 그런 진단을 내리기까지 많은 검사를 하는 걸로 알고 있습니다. 주변 어른들도 특별히 몸의 이상이 없는 상태에서 한의원에 갔다가 신체 장기 중의 한 부분이 안 좋다는 설명을 들었다는 말을 하십니다. 제 질문은 첫째, 진맥이라는 걸 통해서 어떻게 신체 장기의 이상을 진단할 수 있는지가 궁금하구요. 둘째, 특별히 몸의 이상을 보이지 않는 분들도 특정 장기가 약해져 있다는 진단을 받는 건 그 사람의 전체적 조화에 이상이 생겼다는 뜻으로 해석해도 되는 건지 알고 싶습니다. 그렇다면 최적의 조건을 유지하고 있는 사람은 몇 안 될 텐데 건강 증진을 목적으로 한방에서 권하는 몸을 보하는 치료를 해야 하는 것인지요.

A 진맥의 일반론에 대해서는 앞의 답변을 참조하시기 바랍니다. 세 손가락을 사용하던 한 손가락을 사용하던 오장의 부위가 정해져 있으므로 그 부위에서 해당 장부의 상태를 추측합니다. 장부의 이상에 대한 진단을

전체적 조화의 이상으로 연결시켜 해석하는 것도 물론 가능합니다. 그러나 '심장질환'과 한방에서 말하는 심장이 약하다심허증는 것은 다른 말입니다. 해부학적 장기와 오장육부의 개념이 같지 않은데서 생기는 오해라고 생각됩니다.

특별한 이상이 없는데, 건강증진과 질병 예방을 목적으로 보약을 먹는 것은, 건강증진을 위한 다른 행위들처럼 개인의 선택일 수 있습니다. 환자에게 약을 권유하는 것에 대해서는 한의사들도 고민을 많이 하는 편입니다. 반드시 한약이 필요할 때가 있겠고, 한약과 침구치료를 병행하면 효과가 더 좋을 때도 있겠고, 경영 차원에서 한약을 권할 때도 물론 있겠지요. 근본적인 차이는 한의학에서 보는 질병의 범위가 더 넓다는 것입니다. 서양의학적으로는 특정 질환의 진단을 내릴 수 없어도 한의학적으로는 치료의 대상이 되어야만 하는 '반건강'半건강, 혹은 未病의 상태가 아주 많습니다.

그런데 원래 한의학 이론에서는 약물로 치료하는 것을 가장 낮은 차원의 치료로 보았습니다. 음식과 기거 등의 양생법으로 병을 예방하는 것, 도인·안교[70]導引按蹻도, 침술 등을 통해 환자의 정신과 기운을 다스리는 것을 우선으로 하고, 그런 방법들이 다 통하지 않았을 때 비로소 약을 사용한다는 말이 나옵니다.

70) 몸을 튼튼하게 하고 병을 치료하는 호흡법, 체조법, 안마법 등을 통틀어 말하는 것으로 현대의 추나요법, 기공 등으로 이어짐

한의학적 진단도구가 얼마나 개발되었나

Q 구시대적인 대부분의 것이 현대적으로 바뀌고 있는 요즘. 한의학은 아주 옛날 지식을 그대로 고수하려고 하는 느낌이 듭니다. 초음파나 여러 의학 도구를 사용하는 것을 보면 한의학에서 한계에 부딪히자 기술의 발달을 포기하고 의학 기술을 얻어가는 느낌이 듭니다. 이것이 한의학의 한계에 부딪힌 것이라면, 더 많은 연구를 통해 한의학에 적합한 최신 진단도구를 자체적으로 개발하는 것이 더 어울린다는 생각이 드는데(맥을 짚는 기계가 나왔다는 말을 듣긴 했지만 정확하지 않습니다), 한의학적 진단도구들이 개발되고 있나요?

A 의료기기의 개발이나 의료기기를 사용하려는 노력은 한의학이 한계에 봉착해서라기 보다는 한의학을 현대인에게 이해시키기 위한 현대화의 노력이라고 보는 것이 합당할 것입니다.

한의학 원리에 맞는 진단도구, 치료기계 개발에는 여러 사람들이 노력을 기울이고 있습니다. 제일 앞선 곳은 독일이고, 여러 가지 제품이 개발·사용되는 것으로 알고 있습니다. 서양의학적인 도구를 함께 사용하는 것도 몇 가지 전제만 충족된다면 문제가 없다고 생각됩니다.

현재 많이 사용되고 있는 것은 맥진기(여러 제품이 있고, 계속 새로운 기계들이 개발 중에 있습니다), 체열진단기, 경락진단기 등이고, 성문聲紋분석기, 홍채 진단기를 사용하는 한의사들도 있습니다. 이런 기계의 개발은 공학적, 물리학적 지식 뿐 아니라 한의학 원리도 깊이 있게 또 정확히 이해하는 것을 필요로 하는데, 다양한 학문적 배경을 가진 한의사들이 점차 늘어나고 있기 때문에 전망이 어둡지 만은 않습니다. 그러나 한국에서 서양의학적 신의료기기가 개발되지 못하는 가장 큰 이유인 자본과 기술력의 문제는 똑같이 한계로 작용한다고 생각합니다.

국내 한 한방의료기기 회사의 진맥기 시스템

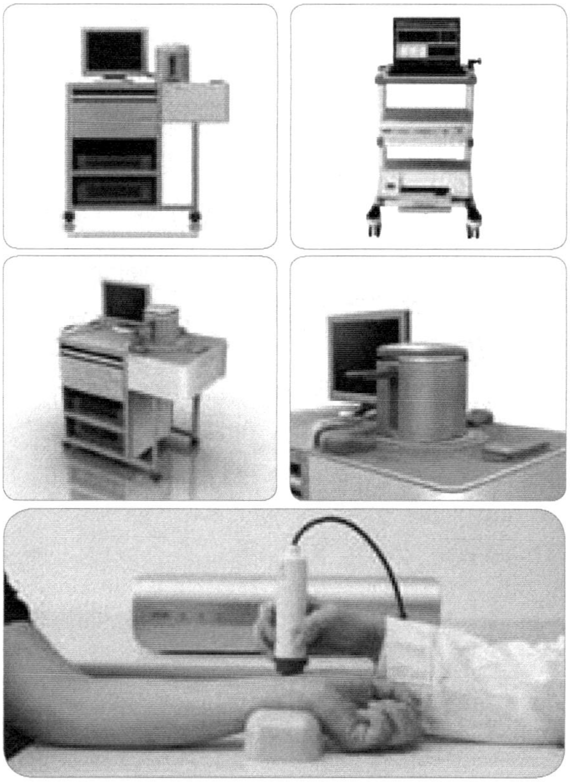

Ⅲ
한방 의료의 실제 - 경락과 침구

경혈을 이용한 치료효과는 어느 정도인가

Q 무협지나 무협영화에서 보면 혈을 짚어서 내공, 공력을 증강한다는 설정이 많은데, 이 때 혈이 경혈 혹은 경락에 해당하는 개념입니까? 그리고 보법과 사법의 개념을 들으니 실제로 이런 식으로 육체능력이나 정신능력을 향상시킬 수 있을 듯한데 인륜에 어긋날 수도 있으나 실제로 가능한지요?

A 새로운 생각은 언제나 호기심에서 시작됩니다. 혈은 기혈의 순환 통로에 있는 치료와 진단의 부위입니다. 저는 이런 비유를 사용합니다. 경부선은 서울에서 부산까지 가는 철도이고 그 철도에는 많은 역이 있습니다. 경부선은 경락이며, 많은 사람과 물건이 오르고 내리는 역들이 바로 혈에 해당합니다.

혈에 문제가 생기면 흐름에 장애가 오지요. 그러면 그것을 해결해야 흐름에 문제가 없습니다. 그래서 혈을 치료하면 경락의 흐름이 좋아지는 것이지요. 실제로 기공 수련자들 중에는 이런 기의 경험이 있는 경우가 다반사입니다. 제가 아는 복수면허자 한의사의 경우는 탈항이 10cm 정도 되었는데 선배 수련자가 단중혈[71]에 기를 넣어주는 순간 탈항이 들어갔다고 말하고 있습니다. 그 경험이 개원 의사 생활을 접고 한의대에 입학하게 된 계기 중의 하나였답니다.

제가 무협지를 읽어본 적이 없어서 혈을 짚어서 육체능력이나 정신능력을 향상시키는 것이 왜 인륜에 어긋날 수 있는지 잘 이해는 안 되지만…. 충분히 가능하겠지요. 제가 읽어본 의서가 아주 한정되어 있으나, 단전 자극 등 지압, 침구 차원 이상으로 무술의 영역에 속하는 내용이 적혀 있는 의서는 보지 못했습니다.

과거 동아시아에서는 한의학이 유일한 의학이면서 철학이고 생활원리이기도 했으므로 모든 영역에 영향을 미치고 또 영향을 받기도 한 예라고 봅니다. 고대로 거슬러 올라갈수록 도교, 도가의 이론과 실천이 한의학 영역에 많이 녹아 있습니다. 한국에서는 불교와 조선조 이후에는 유교도 한의학에 영향을 많이 주었습니다.

71) 양 젖꼭지 사이 흉골상의 경혈

경락에서 무엇을 진단하는가

Q 경락에 대한 질문입니다. 경부선에 비유를 해서 경락, 경혈을 설명하셨습니다. 서울에 문제가 있으면 서울을 직접 자극하는 것도 한 방법이고, 중간 역인 대전, 부산에도 자극을 할 수 있다고 하셨지요. 또한 이 선을 보면, 질병을 이해할 수 있다고 하셨습니다. 하지만 여기서 무엇을 보는 것인지 잘 이해가 가지 않습니다.

A 경락은 치료뿐만 아니라 진단에도 많이 이용됩니다. 눌렀을때 통증을 느끼는 지점인 압통점이나 피부 변색부위가 있을 때, 외상에 의한 것이 아니라면 그것이 어느 경락부위인지에 따라서 내부 장기의 병변과 연관이 있다고 보기도 합니다. 예를 들면 얼굴에 여드름이 나더라도, 심한 곳이 볼인지, 이마인지, 윗입술 부근인지, 아랫입술 부근인지에 따라 지나가는 경락이 다르기 때문에 치료하는 혈위도 다르게 선택할 수 있습니다. 손가락 중에서도 특정한 손가락만 아프다면, 서양의학적으로는 신경을 위주로 생각하겠지만, 한의학에서는 지나가는 경락 혹은 경락과 관련된 장부의 병을 의심해보기도 합니다. 손가락, 발가락 중에서 특히 어느 하나가 길거나 짧은 것도 해당하는 경락의 성쇠와 연관시켜 보기도 합니다.

경락 경혈의 실체에 대한 연구는 어디까지 진행되었는가

Q1 한의학은 한국의 여러 시기에 걸쳐 주류의학으로 존재했으므로 허무맹랑하지는 않을 것이라 생각됩니다. 그렇다면 한의학의 가치를 입증하기 위해서 한의학에서 말하는 것들을 과학적으로 검증하는게 옳지 않을까요?

양도락[72]良導絡 이라고 우리 피부에서 전기적 저항이 낮은 곳을 연결하였더니 경락과 일치했다는 논문이 있다는 것을 들었고, 그게 상업화가 될 정도로 호응을 받고 있다는 것을 알고 있습니다. 예를 들어 신부전이 있다고 하면 전기적 저항의 변화를 아플 때와 치료를 하고 난 후를 비교해서 유의한 변화가 있음을 보여주고(제 생각엔 기의 흐름이 원활하게 바뀐다면 전기적 저항도 변하게 될 것이라고 생각이 되네요), Cr혈중 크레아티닌 농도/BUN혈중요소농도 등의 변화가[73] 이것과 연계 되는 것을 보여주면 한의학에서 얘기하는 것들이 동양사상의 차원에 머물러 있는 것만은 아니라는 사실이 증명될 것 같습니다.

제 생각에는 한의학에서 말하는 개념들을 가시화시키는 것은 어떤 경락을 자극했더니 뇌 MRI의 변화가 어떻게 변했다는 치료결과를 보여주는 것과는 다른 것이라고 생각이 됩니다. 이런 노력들은 어느 정도 진행되어 있는지 궁금합니다. 기에 대해서 지금의 과학으로 측정할 수 있는 방법에는 어떤 것들이 있나요?

72) 양도락은 1950년 일본의 中谷박사에 의해 발견되었다. 약한 전류를 인체의 피부에 흐르게 하여 전기의 생리를 연구하던 중 한의학의 경락인 족소음신경과 같이 족내측에서 복부를 통하여 유방내측을 연결하는 선을 발견하였다. 이런 사실을 토대로 하여 다른 장기 질환의 환자를 통하여 연구한 결과 간, 심, 비, 폐 등에서도 통일된 선을 발견하게 되었고, 中谷박사는 이러한 선을 양도락이라 명명하였다. 양도락은 내장 기능을 지배하고 있는 자율신경 통로에 미량의 전기를 통과시켜 그 흐름의 정도를 보아 병의 유·무를 판단하며 이 자율신경 통로는 다른 부위 보다 전류가 잘 흐르기에 양도락이라 한다. 양도락은 한의학에서의 12경락의 유주노선과 유사하다

73) 두 가지 모두 신장기능을 표현하는 중요한 지표가 됨

Q2 한의학은 기와 경혈, 경락과 같은 보이지 않는 개념들을 다루기 때문에 강의를 들으면서도 잘 와 닿지 않았습니다. 현대의 의학이 워낙에 환원적, 생리화학적으로 인체와 질병에 접근하기 때문에 기나 장field이 과연 있을까 하는 의구심을 벗어나기 어려웠습니다.

EBM을 바탕으로 한 서양의학적인 방법으로 인체의 신비를 밝히고 의학적인 방법을 강구하는 현대에 있어 한의학이 전통적인 개념을 현대적인 방법으로 의사소통 하려는 노력을 하지 않으면 대립되는 패러다임으로 비판받고 그 존속을 위협받을 수 있다고 생각합니다. 혹시 체질이나 기와 같은 것은 유전성은 없나요? 예를 들면 엄마와 저는 비슷한 음식을 좋아하고 비슷한 체질인 것 같습니다.

반면에 아빠와 동생은 비슷한 수면 패턴을 보이기도 하고 땀을 잘 흘리기도 해서, 이런 것들을 가계도로 연결해보는 것도 재미있을 것 같은데요. 체질에서 대표적인 여러 소인들을 조사하여 그 유전 패턴을 연구해보는 것도 양의학과 소통하는 방법이 될 수 있을 것 같기도 합니다. 물론 선생님께서 말씀해주셨던 것처럼 침을 놓고 fMRI로 활성화되는 뇌의 영역을 관찰하는 것도 좋은 방법이 될 수 있을 것 같습니다. 좋은 의학 기술이 발전하여 한의학도 EBM에 근거하여 증명의 실마리를 찾을 수 있었으면 하는 개인적인 바람도 있습니다. 그렇지만 현재로서는 한의학이 양의학의 관점에서는 이해될 수 없는 점이 있는 것도 사실입니다.

Q3 경혈이라는 곳은 도대체 어떤 곳인가요? 의학에서 말하는 TP[74] Trigger Point와 어떻게 다른 건가요? TP는 일반적으로 통증을 유발시키게 되는 부위로 알고 있습니다만, TP를 단순히 마사지해주는 방법, 주사바늘 등으로 자극시키는 방법, 국소마취제를 주입하여 자극을 주는 방법 등 다양한데 이것이 체했을

74) 자극을 가했을 때 관련 근육에 통증이나 반응을 유발하는 점

때 위장관에 관련되는 손가락의 부위를 꾹 누르거나 침 등으로 자극하는 것과 어떻게 다른 것인지요?

Q4 기의 흐름, 정체를 풀어줌으로 효과를 낸다고 설명하는데 과연 그렇다면 해부학적으로 신경이나 다른 구조물에 자극을 주지 않았는데도 침 한대에 죽을 수도 있는 것인가요? 그저 기의 흐름을 잘못하여 콱! 막아버려 생명에 지장을 주게 될 수도 있다고 생각하면 되는 것인가요?

학생 답글

침구 요법의 기본 바탕이 되는 meridian경락을 생리학적으로 설명해 보려는 시도가 있습니다. dissection절개시 혈관과 같은 뚜렷한 channel통로, 관이 보이지 않는 경락과 침을 놓는 자리라는 경혈…. 증명된 건 없지만 나름대로 설명하고 있는 자료들이 더러 있네요.

"그는 동맥혈이 정맥혈과 비교했을 때 전하의 차이가 있음을 발견했다. 이것은 동맥과 정맥 사이에 전하의 흐름이 존재함을 의미한다. 물리학 이론에 따르면 선을 따라 이온이 흐를 때, 선 주위에는 또 전자기장이 형성된다. 이렇게 노덴스트롬 박사는 인체가 전자기장으로 둘러싸인 혈관 '케이블'들의 거대한 망을 가졌음을 밝혔다. 내가 제안한 이들 장이야말로 하이알루론산 분자 안에 놓여져 기능적 '미세관'(보호된 영역)을 생성하는 것이고, 이 관 안으로 전하가 흐른다. 이것이 '기'로 알려진 이온의 흐름이다. 이것은 사람이 살아 있을 때만 나타나고, 죽으면 혈액 흐름이 멈추면서 전자기장도 사라진다. 그러면 하이알루론산 미세관도 이완·소멸되며, 사체를 해부해도 경락 미세관을 결코 발견할 수 없다. 방사선 조영제를 경혈에 주입하면 조영제가 침술 문헌에 묘사된 전통적인 선을 따라 다리를 올라가며, 혈관이나 림프관을 따라 가지는 않음을 보여준 연구들도 있다."(학생이 인용한 영문을 번역한 것임. 원문은[75]).

조영제造影劑로 증명한 적도 있었다는데요? 이 부분은 설명이고 본문 중의 hyaluronic acid model은 또 다른 곳에 있네요. "이 하이알루론산 모델은 왜 에너

75) "He had discovered there is a difference in the charge of the blood in the arteries compared to blood in the veins. This means that there is a flow of charge between arteries and veins. In physics, when there is a flow of ions along a wire there is also an electromagnetic field generated around the wire. Thus, Dr. Nordenstrom has established that the human body has an immense network of blood vessel "cables" that are surrounded by electromagnetic fields. It is these fields that I propose hold in place the Hyaluronic Acid molecules that create functional "tubules" (protected zones) inside of which flow ions. This is the flow of ions that is known as "Chi" or "Qi". It only happens when a person is alive, when they die the blood stops flowing, the electromagnetic field disappears, the hyaluronic acid tubules relax and disappear, and no anatomy dissection will ever find an acumeridian tubule in a dead person. (There have been studies where radioactive dye was injected into an acupuncture point and the dye moved up the leg along the traditional line described in acupuncture literature and not along any known blood or lymph vessel)." Bjorn Nordenstrom: Biologically Closed Electric Circuits and other important information on Microcircuits. http://www.naturalworldhealing.com/nordenstrom-electrical.htm

지가 경락이라 알려진 선을 따라 흐를 수 있는지 설명해줄 것이나, 인체를 해부해서는 이 관을 찾을 수 없다. 이 모델에서 하이알루론 산 분자는 동맥과 정맥 주위의 전자기장 전하에 의해 특정 위치로 끌려간다".[76] 그런데 기가 이온의 흐름이라면 에너지, 전류 등 뭔가 병 치료에 관련 있을 것 같기도 합니다.

A 꼭 한의학의 연구가 아니더라도 기를 측정하고자 하는 시도는 오래전부터 엄청나게 많았습니다. 여러분들도 잘 알고 있을 키를리안 장치부터 시작해서 전기, 자기, 초음파, 광자 등 현대과학과 현대 의학에서 사용되는 거의 모든 기구로 연구가 이루어지고 있다고 보시면 됩니다. 제가 어설프게 정리해서 소개하는 것보다 참고도서 목록의 기의학 관련도서를 참고하시는 것이 좋겠습니다.

기는 기본적으로 실재하는 것입니다. 기를 꼭 이상한 것으로 생각하지 마시기 바랍니다. 서양의학적인 해부생리학으로 몸의 현상을 다 설명하지 못합니다. 분자 원자로 내려가면 도저히 이해가 안가는 일이 더 많습니다. 이런 설명이 안 되는 부분 중의 어떤 에너지적인 부분을 기라고 할 때, 이 기가 흘러가는 길, 작용하는 통로가 경락입니다. 만일 기의 중요통로가 막히면 사람이 쓰러지고, 심하게 막히면 당연히 죽습니다. 기능이 나쁜 경락의 통로가 소통이 원활해져서 기능이 좋아지면 몸의 상태가 좋아집니다.

현단계에서는 기를 자연과학적으로 설명할 방법이 없습니다. 먼 미래에 자연과학이 더 발달하여 기라는 것의 존재를 인식할 수도 있겠습니다만, 현재도 미래도 기는 여전히 기일뿐입니다. 다시 말하지만 자연과학이든 음양오행이든 인간의 학문이 존재를 규정짓는 것은 아닙니다. 자연현상은 그냥 자연현상일 뿐이지요.

경락, 경혈의 해부학적 실체에 관해서는 아직 정답이 없지만, 북한에서

76) This Hyaluronic Acid model would explain why energy can flow in the body along lines known as acupuncture meridians, but channels have not been found on dissection of the body. In this model, Hyaluronic Acid molecules are pulled into position by the electromagnetic charge around the arteries and veins

의 봉한관 학설, 그것을 현대적으로 연구하고 있는 혈관계, 림프계에 이은 제 3의 순환계로 경락과 경혈을 '프리모 시스템'이라고 명명한 소광섭 교수님의 연구 등도 관심이 있으시면 찾아보십시오. 소광섭 교수님의 연구는 계속 진전되고 있기 때문에 잘 모르는 제가 소개하는 것은 적절하지 않을 것 같군요. 충분히 많은 자료를 찾아 보실 수 있으리라 생각됩니다. 또 제가 개인적으로 관심있는 것은 헬렌 랑게빈Langevin HM의 연구입니다. 경락과 침의 효과를 결합조직과 그것을 싸고 있는 막, 각종 화학물질의 작용으로 설명하고 있습니다. Pubmed[77]에서 저자로 검색하시면 여러 개의 논문을 찾아볼 수 있습니다.

77) http://www.ncbi.nlm.nih.gov/sites/entrez

침에 관한 임상연구의 어려움은 무엇인가

Q 침구에 관한 수업시간 마지막에 질문을 한 근거가 된 논문[78]의 결과가 신뢰성이 없는 이유는 잘 훈련된 동양의학 시술자well trained oriental physician가 시행하지 않아서였다고 들었습니다. 그렇다면 '잘 훈련된 동양의학 시술자'의 정의는 어떻게 되는지, 그리고 무작위배정 임상연구에 참가한 한의사의 다수가 well trained oriental physician이 아니라면 한의사의 질 관리가 되지 않고 있다는 증거가 아닌지 하는 의문이 들었습니다.

침구에 관한 논문에 대한 반박을 하시면서 근거로 드셨던 게 1)침술을 시행한 사람의 실력이 의심스럽다, 2)침술이라는게 모든 사람에게 똑같이 행해지는 게 아니다, 3)우리 몸 어디를 찌르더라도 침술과 관련있다는 것이었던 걸로 기억합니다.

사실 이 논문은 수업 시간에 반박하셨던 모든 점에 대해 고려가 된 연구로 수업 시간에 반론의 근거로 말씀하신 것들은 이 논문에 대해서는 해당되지 않는 면이 많다고 생각됩니다. 구체적으로 살펴보면,

1) 논문에서 침 시술을 시행한 사람은 최소 140시간, 평균 500시간의 훈련을 받았고 평균 10년의 경험이 있는 사람들이었습니다. 한의대에서 침술에 대해 얼마나 트레이닝을 받는지는 모르겠지만, 이 사람들이 실력이 부족하다고 하면 막 한의대를 졸업하고 개원을 한 사람들도 역시 마찬가지로 실력이 없는 것 아닌가요?

78) Melchart D et al. Acupuncture in patients with tension-type headache : randomised controlled trial. BMJ 2005 :331:376-382

2) 실제 침술 시행에 있어서는 기본 3 경혈은 기본으로 시행하고 나머지 경락은 환자에 따라 선택적으로 시행하였습니다.

3) 대조군에서는 최소 침술minimal acupuncture이라 하여 침술에서 핵심이라고 하는 '득기'를 하지 않았는데, 득기를 하지 않는다면 설사 경락 위에 찔렀더라도 그것은 치료 효과가 있는 침술이 아니라 단순한 찌르기가 아닌지요?

A1 이제까지의 대부분의 침 임상연구는 주로 외국에서 이루어졌는데, 아시다시피 외국에는 한의사는 없습니다. 미국에는 침구사가 있고, 임상 연구는 침구사, 혹은 중의사, 혹은 의사가 직접 시술하는 식으로 이루어집니다. 그렇기 때문에 시술자의 시술테크닉에 차이가 많을 수밖에 없고, 그런 점들을 고려하여 침임상실험에 대한 상세한 규정이 2001년 마련되었고 계속 개정되고 있습니다.[79)]

ㅇㅇㅇ 교수님께서 언급하신 것은 학생이 질문한 그 논문에 대한 것이라기보다는 기존에 서구에서 행해졌던 침구임상연구 논문의 일반적인 문제점들에 대한 것으로 이해하시면 됩니다.

수업시간에 다루어지지 못했던 득기得氣 개념에 대해서 좀더 설명하겠습니다. 득기란 '침을 제대로 시술-경혈의 위치를 정확하게 취혈하고, 적절한 수기hand technique를 하는 것-함으로써 기를 원하는 부위에 확실히 이르게 하는 것'정도로 이해하시면 됩니다. 시술자의 손끝에는 '물고기가 낚시바늘에 걸렸을 때의 느낌', '빈 웅덩이에 빠져 들어가는 느낌' 등으로 묘사되고, 피시술자들은 '뻐근하다', '저릿하다', '우리하다'(경상도 사투리로^^) '뭔가 흐르는 것 같다' 등으로 묘사하는데, 지극히 주관적인 것이어서 객관화가 힘든 것이 난점이지만, 침 시술의 효과에 있어서는 핵심적인 요소입니다. 그러나 물론 득기와 득기 아닌 것으로 이분되는 것은 아니고, 100점짜

79) MacPherson H et al. Standards for Reporting Interventions in Controlled Trials of Acupuncture : The STRICTA Recommendations. Acupuncture in Medicine. 2002 : 20(1) : 22-25 한글로 된 논문도 있습니다. 이향숙 외. 「침의 대조군 연구에서 실험처지 보고에 대한 표준-STRICTA 권장안 및 침임상실험에서 최적의 치료, 거짓대조군 및 블라인딩에 관한 동의안」. 『대한침구학회지』 2002 ; 19(6) : 134-154

리 득기와 90점, 80점…, 50점, 0점짜리 득기가 있는 것으로 이해하셔야 합니다.

한의사가 나름대로 착각하는 것을 막기 위해서 환자에게 자침의 반응에 대해서 아무런 설명을 하지 않아도, 경락에 관한 지식이 없는 환자가 경락을 구체적으로 가르치면서 이곳으로 따뜻한, 또는 시원한 또는 스믈스믈한 것이 흐르는 느낌이 든다고 말합니다. 득기는 대개는 기분 좋은 감각입니다. 저는 침 시술시 불쾌한 감각을 참지 말라고 합니다. 모세혈관이나 신경을 건드리면 따끔거리는 느낌 등의 불쾌한 감각이 생기는데, 이것을 참고 있으면 환자가 더 긴장하게 되고 기의 운행이 나빠지는 경우가 많습니다.

물론 시술자의 숙련도에 따라서 환자 중에 좋은 느낌을 말하는 사람이 많아집니다. 시술자의 숙련도는 대단히 중요한 사항인데 숙련도가 진보하는 단계를 보면 점프하는 지점이 있습니다. 점프를 하기 위해서는 상당히 노력을 해야 하는데 점프를 하지 못하면 그 위를 볼 수 없습니다. 문제는 침술이라는 것이 이런 고도의 숙련도가 아니어도 그 효과가 어느 정도 있기 때문에 시술자는 여기에 만족하면서 그냥 지낼 수도 있게 됩니다. 이것이 한의학의 장점이자 문제점입니다.

A2 BMJ 눈문 결과 해석에 관해서 연구 디자인과 관련해 지적할 수 있는 것은 다음과 같습니다.

1) 치료 전과 후 각 4주간을 비교했는데, 치료 기간 중에 비교했으면 다른 결과가 있지 않았을까 생각됩니다.

2) 치료 전 침구치료 경험자의 비율이 대조군에서 더 높았습니다(54% vs 35%, p-value는 나오지 않았지만, 치료에 대한 기대가 더 높았을 거라고 생각됩니다).

이 논문의 특징은 침 치료가 비치료군에 비해서 큰 효과가 있는 동시에 대조군인 최소침술군도 상당한 치료효과를 보인다는 것입니다.

논문 결과에 대한 해석에 있어서 핵심은 결국 플라세보 효과placebo effect 문제라고 생각됩니다.

이 논문에 대한 연구자들의 반응들도 당연히 읽어보셨을 거라고 생각되는데, 치료자 가림blinding이 안된 것Konstantinos Papilas, 환자 모집 방법으로 인해 치료에 대한 기대치가 높은 사람들이 주로 연구 대상이 된 것 등은 중요한 지적이라고 생각됩니다. 토론회에서도 말씀드렸지만, 기대, 환자와의 접촉, 환자와의 공감 등과 같이 환자-의사관계에 영향을 주는 모든 것들이 환자 순응도와 치료율을 높이며, 동시에 플라세보 효과를 설명하는 요인도 됩니다.

14경맥은 서로 긴밀히 연결되어 있고, 혈자리를 가지고 있지 않은 노선도 많으며, 361개의 공인된 경혈 외에도 계속 신혈들이 발견 추가되는 것을 고려하면, 최소 침술이 실제 효과 있는 침술real acupuncture로 작용할 수 있는 측면도 아주 많습니다. 연구자의 입장에서는 아주 곤란한 문제겠지만, 반대로 치료자의 입장에서는 취혈이 조금 부정확하거나 득기가 충분히 되지 않아도 어느 정도 치료 효과를 나타낼 수 있다는 것은 오히려 좋은 일일 수도 있겠지요.

다른 연구자들의 반응에 대한 저자들의 답변에서도 이야기하고 있듯이, 이 논문의 결함을 찾을 수 없어서 논문의 결과를 전부 인정하더라도, 이것을 다른 질병에 적용하거나, 침의 치료 효과를 부정하는 식으로 일반화하지는 않으실 줄 압니다.

침구시술 수준을 어느 정도까지 높일 수 있는가

Q 양의학에서는 '표준화'라는 것이 중요한 개념이라고 생각합니다. 어떤 좋은 치료법이나 시술이 있다면 그것을 다른 사람들도 함께 공유하고(물론 대부분의 경우 서양쪽의 침구술에 관한 이야기겠지만), 더 많은 사람이 사용을 할 수 있도록 하기 위해서요. 그런데, 질문에 대한 답변을 보면 그 침구술을 '표준화'하는 것이 과연 가능한 것인가 라는 생각이 듭니다. 다른 학생이 질문한 한의사들의 자질관리도 의문시 될 수 있겠구요.

한의학의 과학화가 가능한 것인가 라는 광범위한 질문까지 가지 않더라도, '침구술'만을 두고서라도 '득기'라는 것을 어느 정도 수준까지(100%는 못되더라도 70~80%는 될 수 있게) 올리고 관리하는 것은 가능한가요?

A 수술 숙련도와 비교할 수도 있을 것 같습니다.

진단과 그에 따른 침처방혈자리를 선택하는 것을 표준화하는 것은 좀더 어려운 문제이지만, 시술 기법 차원에서의 표준화(특히 임상연구와 관련해서)는 침의 굵기, 자침 깊이, 유침 시간, 침 회전 여부 등 상당히 자세하게 규정되어 있습니다.[80]

80) STRICTA – 침 임상연구 표준안

그러나 이것 역시 손놀림과 관련된 것이므로, 오랜 시간의 훈련뿐 아니라 타고난 손재주 또한 필요한 것을 부정하기 힘듭니다. 똑같은 병원에서 같은 기간 동안 외과 전문의 수련을 했다고 해도, 수술을 좀 더 잘하는 의사, 그렇지 않다고 평가되는 의사가 있는 것으로 비유할 수도 있을 것 같습니다. 질 관리와도 연관되는 문제이긴 한데…. 손놀림이 좀 서툰 의사에게 수술을 받아도, 수술 시간이 길어지거나 봉합 흉터가 더 흉하다는 것 외에 치명적인 문제가 발생하는 경우는 드뭅니다. 하지만 의사 본인은 끊임없이 더 잘하기 위해 노력하는 것처럼, 객관적인 질 관리 이전에 한의사 스스로 침구치료 실력을 높이기 위해 부단히 노력하겠지요.

IMS(근육내 자극술)와 침술은 다른 것인가

Q1 한의학에서 CT, MRI 를 사용하겠다고 하여, 사회적으로 큰 이슈가 되었던 것으로 알고 있습니다만 현재 마취통증의학과를 비롯한 양의학에서 시술하는 IMSIntra Muscular Stimulation에 대해서 아시는지요? 그것의 작용기전과 한의에서의 침의 작용기전 및 효과에 어떠한 차이점이 있는지 설명해주셨으면 합니다.

Q2 이전에 가정의학과 실습을 돌던 중 IMS에 대해 조금 알게 되었습니다. 의학계에서는 이를 하나의 신기술로 보고 실제로 시행하는 병원이 늘어나고 있는 반면에 한의학계에서는 침술행위를 양의사가 하는 것이라 하여 반발하고 있다고 알고 있습니다. 한의학계에서는 IMS를 어떤 입장에서 이해하고 있으며 어떻게 비판하고 있는지 알고 싶습니다.

저는 해부학적 근거를 바탕으로 근육 부위를 자극하는 시술이 경혈자리에 놓는 침과는 분명히 다르다는 생각을 갖고 있습니다.

A 한의사들도 TPTrigger Point에 침을 사용한 자극dry needling은 아주 많

이 사용하고 있습니다. 서양 약물을 사용하는 약물주사는 안 하지만요. 대신 경혈에 한약재 성분을 정제한 것을 주입하는 약침요법은 많이 사용합니다.

IMS와 침술의 작용기전이 차이가 있다는 것은 주로 의사들의 설명이고, IMS는 침에서 유래한 것이고, 침과 다를 바가 없다는 것은 한의사들의 주장입니다. 마취통증의학과를 비롯한 양의학에서 시술하는 IMS는 침으로 근육을 자극하는 일종의 침술입니다.[81] 동양에서 서양으로 전해진 침술의 일종을 한국의 의사들이 배워다 쓰는 것이지요. 한글이나 한자를 영어로 바꾸어 놓았다거나 서양의학적인 개념을 이용해서 작용기전을 설명한다고 해서 침이 침이 아닌 것이 되지는 않습니다. 젓가락을 chopsticks라고 부른다 해서 그 작용기전과 효과가 젓가락과 달라지지는 않는 것과 마찬가지입니다. 또 한의사들은 정통 한의학 이론에 기초한 침구치료가 제한적인 침술인 IMS 보다는 훨씬 효과가 있다고 생각합니다. 자세한 내용은 복수면허자가 쓰신 논문[82]을 참고하시는 것이 좋을 것 같습니다.

81) 침을 이용해 근육통증을 치료하는 IMS 시술기법을 한방의료행위로 볼 수 있는지의 여부에 대한 법률적 논쟁은 2011년 10월 11일 서울고등법원의 판결로 일단락되었다. 지난 2004년 강원도의 한 중소도시에서 개인병원을 운영하며 IMS시술을 해오다 의사면허자격정지처분을 받은 O모 의사가 보건복지부장관을 상대로 낸 의사면허 자격정지처분 취소소송에 대해서 1심 재판부는 한방의료행위인 침술행위로, 2심 재판부는 한방의료행위가 아닌 것으로 판결하였다. 2심 재판부는 판결문에서 "IMS시술은 긴장된 근육 깊은 곳에 침을 자입해 전기자극을 줌으로써 근육통증을 완화하는 치료방법"이라며 "의학적 근거, 치료방법 등에 있어 한방의료행위인 침술행위와 다르므로 한방의료행위인 침술로 볼 수 없다"고 규정했다. 이에 대해 보건복지부는 IMS 시술기법이 한방의 침술행위와의 유사할 수 있다는 취지로 대법원에 상고하였다. 2011년 5월 대법원은 서울고등법원의 항소심 결과를 파기하고 서울고등법원에 환송조치한다고 결정했다. 대법원은 ○모 의사의 행위에 대해 IMS가 아닌 한방의료행위인 침술행위로 볼 여지가 많다고 밝혔다. 또한 원심(고법)이 침술행위에 관한 법리를 오해하여 필요한 심리를 다하지 못해 판결에 영향을 미쳤다고 판단, 결정했다. 2011년 10월 서울고등법원은 대법원 취지와 동일하게 최종 판결을 내렸다. 지리한 법적 공방은 종지부를 찍었지만, 이 판결에 대한 한의사협회와 의사협회의 논쟁은 여전히 계속되고 있다

침의 작용 기전은 무엇인가

Q 예전에 손목을 삐었는데 어디를 잘못쳐서 부러진 줄 알고 있었는데. 병원을 가려다가 주말이라서 못가고 가까운 한의원에서 침을 몇 대 맞았습니다. 지금 생각해보니 인대가 늘어나거나 뼈에 문제가 있었던 것 같지는 않습니다. 그런데 침을 맞은 날은 많이 아팠는데 다음날에는 씻은 듯이 나았습니다. 침은 도대체 어떤 기능을 하는 것입니까? 신경을 자극하는 것인가요?

A 질환에 따라 기전이 다릅니다. 한의학적으로 기혈의 소통을 원활하게 하는 것이 기본적인 작용기전입니다. 기혈이 어디에선가 정체되었거나 흐르게 하는 힘이 부족한 경우에 해당됩니다. 지금 경우는 항염증 효과로 설명합니다. 치료 후에는 불편한 부분을 자극시켜 놓았으니 좀 더 아플 수 있으나 다음날이면 편해집니다. 이것을 부정적으로 보면 자연적인 치유라고 할 수도 있겠지만 아무 치료를 안했을 때보다 경과호전이 빠른 것은 임상에서 쉽게 확인됩니다. 통증에 대해서는 강의시간에 말씀 드린 대로 신경계통으로 설명하는데 이것도 A-베타신경설, A-델타신경설이 있습니다. 또 관문설[83], 신경-체액설[84] 등 다양한 기전으로 설명합니다.

한의사협회는 법원의 판결로 인해 "의사들의 IMS는 침술의료 행위와 다르지 않음이 분명해졌다"고 주장하며, 침술을 시술하는 의사들에 대한 고소 고발 공세를 계속하고 있다. 그러나 의사협회는 "○모 의사의 행위가 침술행위로 판단된 것과는 별개로, 재판 과정에서 의사들의 신의료기술인 IMS가 침술과 다른 의료행위라는 것이 인정되었으므로, IMS 시술에는 아무 문제가 없다."는 주장을 펴고 있다. 한의사협회는 이에 대해 의사협회가 2심 재판까지 O모 의사의 행위를 "침술이 아니라 IMS 시술이었다"고 주장했기 때문에 이런 주장은 자가당착이라고 비판하고 있다

82) 한재복. 「IMS란 무엇인가?」 『대한침구학회지』 2007 ; 24(5):127-136

83) gate control theory, 침 자극이 통증 전달 경로를 일시적으로 차단하므로 진통효과가 있다고 설명

84) 신경 자극이 여러 가지 물질을 분비해서 진통 효과를 낸다는 설명

침술치료에서 원격 취혈을 하는 이유는 무엇인가

Q 예전에 발목을 삐어서 침을 맞은 적이 있습니다. 그 당시 오른발을 삐어서 오른쪽에 침을 맞았는데, 한의대 다니는 친구들과 대화를 하다가 오른발을 삐었을 때 왼발에 침을 놓는 이론이 있다고 하면서 제가 간 한의원을 좀 의심하던데요(물론 오른발에 놓는 게 잘못은 아니라고 합니다). 저는 그 당시 '왜 멀쩡한 왼발에 침을 놓지'라고 생각했습니다. 과연 이렇게 실제로 진료를 하는지에 대해 궁금하고, 진료를 한다면 그 원리는 무엇인지 알고 싶습니다.

A 좌병우치 우병좌치左病右治 右病左治라는 원리가 있습니다. 좌측에 병이 있으면 건강한 우측에서 치료하라는 것이지요. 급성 염좌인 경우에는 인대가 손상되고 부종이 생기게 됩니다. 그런 경우 자극을 주게 되면 더 붓게 되고 통증을 심하게 느끼는 경우가 있습니다. 그런 경우에는 이런 방법을 사용합니다. 마비된 쪽을 치료할 경우에도 이런 방법을 사용하지요. 신경이 완전히 마비된 곳에서는 침자극이 효과를 발휘하기 어렵습니다.

더 근본적으로는 인체 기운의 균형이라는 관점에서 건강한 쪽의 기운을 끌어다가 병든 쪽을 고친다고 보기 때문입니다. 어떤 관이 막혔을 때 막힌 부분을 계속 쑤셔대는 방법도 있지만, 멀리 떨어진 곳부터 높은 수압으로 물을 흘려보내면 막힌 것이 뚫리는 식으로 설명해 볼 수도 있겠군요. 또한 자침의 운용에 따라서 경락의 흐름을 강하게도 약하게도 할 수 있습니다. 건강한 쪽의 기운을 억제하고 다친 쪽의 경락의 흐름을 강화해서 생리활성을 높임으로써 치료를 한다고 설명할 수도 있습니다.

아픈 부위에 바로 침을 놓는 것은 아시혈阿是穴이라고 해서 가장 낮은 차원의 침법이고, 일반적으로 원격취혈[85]이 훨씬 더 강력한 효과를 가진다고 봅니다. 좌병우치 식으로 취혈을 하는 것을 거자법巨刺法, 무자법繆刺法이라고 하고, 상지에 병이 있을때는 하지에서 취혈하는 식으로 상병하치上病下治의 개념도 있으며, 왼쪽 무릎–오른쪽 팔꿈치 식으로 두 가지를 합한 대칭취혈 등 침 법은 정말 무궁무진하게 많습니다.

85) 통증 부위, 손상부위에서 멀리 떨어진 곳에 침을 시술하는 것

침으로 안면신경마비의 완치가 가능한가

Q 3학년 실습 과정 중에서 안면신경마비 증례를 접하였을 때 많은 수의 환자들이 병원에 다니다가 빨리 치료가 되지 않음에 실망하고 한의원에 가서 침을 맞고선 좋아졌다고 말하는 사례가 많았는데요. 이에 대해 선생님께서는 안면신경마비의 자연경과의 특성상 증상이 좋아진 것이지 침의 효과라고 볼 수 없다고 하셨습니다. 제 생각에도 시간이 흘렀기 때문에 좋아진 것이지 침의 효과라고 볼 수는 없을 것 같은데, 이에 대한 답변을 부탁드립니다.

경험자로서 일부 한의사가 환자를 속이는 대표적인 사례라고 판단됩니다. 물론 그렇지 않으신 분들도 있겠지만. 안면신경마비는 거의 완쾌됩니다. 치료하던 안하든. 초기에 항바이러스 제제와 스테로이드 치료가 효과가 있다는 설이 있긴 합니다. 하지만 한의원에서는 과도하게 약을 팔려는 느낌을 지울 수 없습니다.

A 최근 교과서에 완쾌율이 어떻게 나와 있는지 확인은 못해보았습니다. 제가 아는 이비인후과 의사(여러분의 선배인데 꽤 크게 개원을 하고 있습니다)가 간략하게 정리해 준 것은 1/3은 아무 것도 안해도 저절로 낫고, 1/3은 스테로이드 치료로 효과를 보고, 1/3은 스테로이드를 써도 후유

증이 남는다는 것이었습니다. 숫자가 중요한 것은 아니고 분명한 것은 후유증이 남는 사람들이 있다는 것이겠지요.

Bell's palsy[86]가 경과가 양호한 질병임에는 틀림없지만, 환자 입장에서는 상당한 공포감과 불편함이 있는 질병이고, 하루라도 빨리 낫고 싶은 질병입니다. 과제물에도 몇 사람이 안면신경마비를 겪었던 일들을 쓰셨습니다.

저도 역시 약 복용을 강요하다시피 하는 것에 대해서는 불쾌하게 생각합니다. 그러나 약을 복용했을 때 훨씬 빨리 좋아질 수 있는 환자군이 분명히 존재합니다. 욕먹기 싫어서 그런 환자에게도 약을 권유하지 않는다면 그 또한 잘못이라고 생각합니다.

후유증이 남을 가능성이 있을 때 그것을 예방하거나, 자연 완쾌되는 기간을 대폭 단축시킬 수 있다면 침구치료나 한약치료를 병행하는 것이 환자 입장에서도, 의사 입장에서도 현명한 선택이 되지 않을까요? 이런 질병이야말로 빨리 임상연구가 되어서 불필요한 논란이 없어져야 할텐데…. 한방치료를 병행했을 때 예후가 좋다는 논문은 한의학 학술잡지에서 쉽게 찾아볼 수 있습니다. 그러나 역시 RCT 연구는 없습니다. 환자 모집과 환자군 배정이 아무래도 어렵지요. 병행치료가 아닌 단독치료를 더 선호하는 환자가 거의 없기 때문에….

86) 안면신경 염증으로 인한 가장 흔한 안면신경마비를 가리킴

경혈을 이용하여 치료하는 방법에는 무엇이 있는가

Q 경락은 일종의 '선' 개념이고, 경혈은 '점'이며, 경혈이 진단과 치료의 부위라고 하셨는데요, 경혈을 치료하는 방법에 침 외에 또 다른 방법이 있는지요? 예를 들어, 불같은 것으로 지진다던지 하는 방법은 없습니까?

또 침이라는 것이 우리가 일반적으로 알고 있는 바늘과 같은 단순한 구조입니까? 아니면, 특수한 구조를 가졌는지요?

마지막으로, 제가 예전에 침을 맞아본 적이 있는데, 그 때 알코올이나 베타딘으로 소독을 안하고 놓으시는 것 같던데, 침 맞을 때 무균조작 같은 것은 어떻게 이루어지는지 궁금합니다.

A 우선 뜸을 뜨는 방법이 있는데, 여기에도 생강 등을 깔고 하는 간접구, 그렇지 않은 직접구가 있고, 뜸의 크기도 달라 쌀알보다 작은 뜸부터 왕뜸까지 다양합니다. 침을 놓은 후 불로 침을 가열하는 온침, 화침 등의 방법도 있구요. 현재까지 많이 사용되는 것은 몇 가지 안 되지만, 옛 의서에는 정말 많은 방법들이 나와 있습니다. 경혈을 손가락 끝으로 눌러주는 지압법도 효과가 있습니다.

과거에는 9침이라 하여 여러 가지 특수한 구조의 침들도 많이 사용되었습니다. 현재는 사혈시 사용하는 삼릉침, 소아에 사용하는 도장침끌리침 등 외에는 대부분 단순한 구조의 호침(가는 바늘이라고 생각하시면 됩니다)을 사용합니다.

침은 일회용 침을 사용할 뿐 아니라 침 놓을 부위를 알콜솜으로 소독하는 것이 원칙입니다. 침시술에도 감염 방지를 위한 CNTClean Needle Technique가 있고, 한의대 실습 시간에 교육이 이루집니다.[87]

87) 「침구시술안전가이드」(구성태 외, 군자출판사, 2011)를 참고하세요

체했을 때 손을 따는 것은 어떤 원리인가

Q1 평소에 '체했다'는 말을 자주 쓰고 그러면 사람들은 '손을 따라'고 하는데요, 의대 친구들까지도 그런 얘기들을 자주 하는데, 체했을 때 손을 따는 것은 어떤 이유이며, 무슨 효과가 있는 것인가요?

Q2 저도 궁금했던 건데요. 체했다는 것에 대한 의학적 해석은 소화불량 정도밖에 없는데, 분명히 소화불량 혹은 장중첩증 등등의 소화기계의 문제와는 확실히 구분되는 '체한 상태'가 우리 몸에는 존재하는 것 같습니다. 특히 체하게 되면 어깨가 단단하게 뭉치고 머리도 아프고 등등 소화기계 증상이 아닌 다른 증상들도 많이 나타나지요. 하지만 이에 대한 의학적 치료는 소화제 정도가 되겠지요. 하지만 한의학에서는 손가락을 따고 어깨를 풀어주고 등등 소화기계 이외의 부분에 대한 방법으로 이를 치료하고 있는 것 같아서 '대단하다'라고 생각하는 부분이기도 합니다. 체한다는 것에 대해 한의학에서는 어떤 원인으로 설명하고 있으며 그 치료가 되는 방법들의 원리에 대해서 저도 궁금하군요.

Q3 저도 이거 진짜 궁금해요. 제가 정말 잘 체하거든요. 특히 추운 데서 뭐 먹으면 제대로 체하죠. 엄마가 제 손가락 수십 번 따주셨어요. 그러고 나면 좀 나은 것 같기도 하고, 정말 손가락 딴 것 때문인지 시간이 지나서 나아지는 건 지 알 수가 없네요. 어릴 때 체해서 한의원 갔을 때도 손가락 따 주시던데 어떤 원리인지 궁금해요.

댓글 1 ....

저는 '체하다'를 굳이 의학적인 용어로 한다면 급성 위장관염 정도로 이해하고 있습니다. 체하게 되면 속이 더부룩하거나, 배가 아프거나, 설사를 하는 증상 이외에도 앞에서 묘사한 전신 증상이 나타나게 되는데, 이는 복강 내의 자율신경이 자극을 받아서 나타나는 것이 아닌가 합니다. 제 경험에 체하면 가슴도 답답하고 때로는 머리도 아프고, 심할 땐 토하기도 했습니다. 그럴 때는 토하고 나면 좀 시원하고 배도 꺼지고 한결 낫더라고요. 이런 것들은 모두 자율신경 이상으로 인한 증상들이지요. 따라서 서양의학적으로도 '위장관 운동 촉진제'와 '위산 제거제', '가스제거제' 등을 통해 충분히 해결할 수 있다고 생각됩니다. 이 부분에서 침술의 효과가 있는 것은 사실이지만, "서양의학에서는 체한 것을 잘 못 다루는데, 대단하다"라고 말하기는 어려울 것 같습니다. 참고로, 소화제는 성분이 대부분 소화효소로서, 만성 췌장염과 같이 소화액 분비가 줄어들지 않는 한, 그다지 효과가 없다고 봅니다. 그냥 위약 효과겠지요. 시중에 일부 소화제들이 시메티콘 같은 "장관 가스 제거제" 성분을 포함하고 있어서 더부룩한 것을 제거하는 데 효과가 있긴 합니다.

댓글 2 ....

그렇군요. 하지만 저의 경우에 급체를 해서 거의 빈사상태에 이르도록 응급실에서는 저에게 해줄 수 있는 것이 없었고 결국 한의원으로 실려 가서 침 한방에 나았던 경험이 있어서 '대단하다'고밖에 말할 수 없었습니다. 위의 설명을 듣고 보니 충분히 가능한 것 같은데요. 체한 것도 한방에 낫게 해주는 의사가 돼 봅시다.

댓글 3

제 생각에는 자율신경계 이상으로 생기는 증상이라 볼 수도 있지만, ischemic status장관의 허혈상태와 연관이 있지 않을까 합니다. 급하게 음식을 먹거나 과하게 먹은 경우, 위와 장 운동의 Homeostasis항상성가 깨지고 congestion울혈, 혈액의 흐름 정체과 같이 혈액 순환 장애가 오지 않을까 합니다. 체한 후 손을 따면 검은 피가 줄줄 나오고 뭔가 시원한 느낌을 받곤 하지 않습니까? 기의 흐름에 관한 글을 보니 위장에 관여하는 어떤 혈을 뚫어 ionic channel세포내 이온 교환 통로에 변화를 주어 그럴 수도 있겠다는 생각이 들기도 하는군요.

A 역시 의사국가고시를 앞둔 본과 4학년답군요. 저도 글들을 읽으면서 많이 배웠습니다.

체한다는 것은 말 그대로 기운이 잘 소통되지 않고 정체된다는 것입니다. 기가 막혀 있는 정도에 따라 다양한 증상이 나타나겠지요. 여러 가지 침구치료를 할 수 있지만, 손끝을 따서 피를 내는 것이 효과가 있는 것은 기운의 통로를 하나의 관으로 비유하여 설명할 수 있을 것 같습니다. 물이 가득 찬 병을 갑자기 기울이면 물이 잘 따라지지 않습니다. 그 때 어떻게 하시나요? 병을 살짝만 기울여 일단 물이 조금씩 나오면서 병 입구 표면에 물길이 생기고 나면 물이 잘 흐르는 것같이 모세혈관의 울체를 풀어줌으로써 전체 혈액 순환이 좋아진다고 볼 수 있습니다.(한의학에서는 혈관 따로 경락 따로 보는 것이 아니라 소혈관, 모세혈관의 개념은 락맥, 혈락血絡, 부락浮絡 등의 개념과 연관되어 있습니다. 14경맥, 기경팔맥이 기의 주요 통로이지만 락맥, 혈락, 부락 등도 기와 혈의 통로입니다.)

심하게 설사를 할 때의 응급요법 중에 하나는 백회혈이라고 두정부에 침구치료를 하는 것인데, 침이 없으면 헤어드라이어를 사용하여 뜨겁게 해주어도 효과가 있습니다. 실험할 때 피펫에서 적당량을 덜어낸 후 중지하고 싶을 때 어떻게 하시나요? 피펫의 위쪽 입구를 막는 것과 두정부의 혈을 자극하는 것이 비슷한 작용을 한다고도 볼 수 있습니다.

체한 상태에서 침구치료를 한 후 체열진단기로 측정하니 낮아졌던 복부의 온도가 올라갔다는 연구를 본적이 있습니다(방송에서 방영되었던 것도 같네요.). 바륨을 먹여서 위장관 촬영을 일정 시간 계속해 보면 위의 운동성 변화를 직접 관찰할 수도 있겠네요.

수지침과 경락 마사지는 침과 어떻게 다른가

Q 침구경혈학 강의에서 언급하신바와 같은 '혈자리'를 자극하는 수지침이나 이른바 경락마사지라고 하는 경락자극요법 등을 한의학에서는 어떻게 보시는지 궁금합니다. 또 그런 시술들과 한의학과에서 배우는 침술은 어떤 점에서 구별되는지 알고 싶습니다.

A 경락과 경혈을 자극하는 지압법은 전통적인 한의학 치료법입니다. 수지침은 고전 한의서에 있는 것은 아니지만, 이침耳針, 두침頭針, 족침足針 등과 마찬가지로 충분히 한의학적일 수 있는 이론이며 침법입니다. 쉽게 시술할 수 있는 반면, 일반적인 침법보다 자극의 양과 강도는 많이 떨어진다고 봅니다. 환자가 스스로 시행할 수 있는 건강법이라는 차원에서 보급을 해도 좋을 것 같은데, 두 가지 모두 비 의료인들이 유사 의료행위로 한다는 것 때문에 문제가 되는 것 같습니다. 특히 수지침 학회는 최근에 들어와 공공연하게 한의학을 매도하고, 한의사협회에 대한 공격을 서슴지 않고 있기 때문에 한의사들과 별로 사이가 좋지 않습니다.[88]

88) 고려수지침학회장 유태우 씨가 1995년부터 발행인으로 있는 <보건신문>사이트(www.bokuennews.com)의 기사들을 검색해 보시면 자세한 내용을 보실 수 있습니다. 사이트(www.bokuennews.com)의 기사들을 검색해 보시면 자세한 내용을 보실 수 있습니다

뜸의 원리는 무엇인가

Q 저는 침을 맞아 보기도 했고, 뜸을 떠본 경험도 있습니다. 손, 발이 차서 뜸을 뜨면 따뜻해진다고 하여 그런 시술을 받았었는데, 당시에는 어느 정도 효과를 보았으나, 지금 생각해 보니, 말 그대로 발화에 의한 순간적인 효과가 아니었나 하는 생각도 듭니다. 지금은 여전히 다시 손발이 차거든요. 뜸을 통해 말초의 혈액순환을 돕는다고 들었던 것 같은데 어떤 원리로 그렇게 되는 것인지 궁금합니다.

A 뜸에 있어서도 물론 경락과 경혈이 중요하지만, 뜸의 효과와 작용기전은 재활의학과에서 배우신 온열요법의 하나로 이해하셔도 될 것 같습니다. 손발이 차다, 몸이 차다, 추위를 많이 탄다 등의 한증寒症은 한두 번의 뜸 치료로 좋아질 수 있는 것은 아니라고 봅니다. 상당히 장기간 뜸 치료를 하거나 한약 복용을 병행하거나 해야 하고, 생활습관에서의 변화로 근본적인 원인을 제거하시는 것이 좋을 것 같군요.

근본적으로는 뜸 역시 기운을 조절하는 요법입니다. 만일 뜸이 온열요법만이라면 열을 가하는 편리하고 다양한 방법이 있는데 굳이 뜸을 할 이유가 없습니다. 뜸은 강력하게 막힌 곳을 돌파하여 경락의 기운을 조절하는 치료법입니다. 당연히 한증寒症이나 찬 곳에만 뜸을 뜨는 것이 아니고 열증熱症이나 뜨거운 곳에도 뜸을 많이 뜹니다. 기운이 막힌 것이 오래되어서 기운의 생산량이 줄어들어 생리활성도가 낮아지면 차가워지지만 기운이 막히는 초기에는 오히려 열이 생기는데 이때도 뜸은 좋은 치료법입니다. 심한 화상을 입었을 때 초기부터 화상부위에 침구치료를 병행하면 회복이 매우 빨라집니다.

사혈과 자석요법의 원리는 무엇인가

Q1 어렸을 때 손에 생긴 피부염으로 한의원에 갔는데 펜과 같이 생긴 것으로 사혈을 하고, 자석을 붙이고 다녔더니 피부약으로 낫지 않던 것이 싹 좋아졌던 경험이 있습니다. 어떤 해석을 하여서 판단을 하셨는지, 왜 그런 치료를 하셨는지, 어떤 의미가 숨겨져 있었는지 궁금합니다.

Q2 한의원에 가서 코침이라고, 아마 하셀바흐 플렉서스[89]를 찔러 사혈시키는 방법으로 머리 무거운 증상이 많이 나아졌던 경험이 있습니다. 삼릉침이라고 보통 침보다 두꺼운 걸로 찌르는 꽤 아픈 거였는데. 피가 100cc는 넘게 났던 거 같은데 한 세 번 받으니 머리가 많이 가벼워졌습니다. 왜 그런지 잘 이해는 안 갔지만요, 심천사혈, 오선신의학 같은 단체들은 아예 만병을 사혈로 해결하려고 드는데, 모든 건 다 어혈이 몸에 쌓여있는 것이 원인이므로 어혈을 제거하기 때문에 좋아지는 거라 설명하더군요. 한의학적으로는 어떻게 설명이 됩니까?

89) 코에서 정맥혈관들이 모여 있는 곳, 부딪치거나 했을 때 코피가 잘 나는 부위

Q3 얼마 전에 발뒤꿈치 통증으로 인해서 한의원에서 치료를 받았는데, 침을 놓아주신 후 사혈을 해 주셨습니다. 예전에도 어깨 통증을 호소하

는 환자들의 경우 침을 놓고, 부황을 떠서 그 후에 사혈을 하는 것을 본 적이 있는데요.

정말 죽은피라는 개념이 있는지, 사혈을 했을 경우 환자마다 효과가 다른 것 같은데 그 차이는 어디서 비롯된 걸까요? 어떤 질환의 경우에 그 방법을 사용하시는지 궁금합니다.

A 한의학에서 말하는 어혈은 타박상으로 인해 멍이 든 것뿐만 아니라, 혈액 흐름이 원활하지 못하여 한 곳에 오래 정체되는 상태를 가리키기도 합니다. 손상이 생긴 직후(초급성기)를 지난 상태에서 손상으로 부종, 통증이 심한 경우 도움을 주는 것 같지만, 저는 개인적으로 그렇게 좋아하지는 않습니다. 기혈이 허약한 사람에게 남발해서도 안 됩니다. 심천사혈요법은 사혈로 모든 병을 자가치료 할 수 있다는 식으로 선전, 시술해서 한의사협회에서 정식 고소 고발을 하고 사이비 요법으로 규정하고 있습니다.

한의학의 병리 이론에서 어혈혈액의 운행 정체이 중요한 위치를 차지하고 있는 것은 사실이지만, 사혈요법 자체가 치료에서 높은 순위를 차지하지는 않습니다. 기가 혈을 이끈다氣爲血帥라는 표현도 있듯이 어혈 치료에서도 직접 어혈을 빼거나 어혈을 치는破瘀血 치료 뿐만 아니라, 근본적으로는 기의 운행을 좋게 하는 것이 더 중요합니다. 만병을 다 사혈로 해결하려 하는 것은 더욱 말이 안 되겠지요.

자석요법은 CAM에서 사용하는 치료법인데, 한의사라면 부착 부위를 경혈에 하고, N, S극 설정을 경락이 흐르는 방향을 감안하여 정하는 식으로 사용했을 거라고 추측됩니다. CAM의 많은 요법들이 이런 방식으로 임상 한방치료에 많이 도입되어 있고, 앞으로도 그런 추세가 계속 되리라고 예상됩니다.

Ⅳ 한방 의료의 실제 - 한약

한약의 효과는 스테로이드 효과에 불과한가

Q 1 저 같은 경우는 예전에 몸이 허약하다고 생각해서 한약을 지어먹고 힘이 났다고 생각했는데 지금은 혹시 그게 스테로이드가 들어가서 그랬던 것이 아닌가 하는 생각이 들기도 합니다.

* 스테로이드(Steroids) : 17개의 탄소가 세 개의 육각형고리와 하나의 오각형 고리가 붙어있는 모양으로 배열된 것을 스테로이드 핵이라고 하며, 스테로이드 핵을 포함하는 화합물을 스테로이드라고 총칭한다. 대부분의 동식물은 비타민과 함께 생명유지에 중요한 역할을 하는 스테로이드를 생산하고 있는데, 대표적인 것으로 세포막 구성에 결정적인 요소인 콜레스테롤(cholesterol), 스테로이드 호르몬이라고 불리는 부신피질호르몬이나 성호르몬 등이 있다. 피임약으로 사용되는 여성호르몬 유사 약물 외에 의사들이 치료용으로 주로 사용하는 스테로이드는 소염진통해열 및 면역억제작용이 있는 부신피질호르몬과 유사한 작용을 나타내는 합성화합물이다.

부신피질호르몬에는 주로 전해질 대사와 관련이 있는 염류코르티코이드(mineralocorticoid)와 포도당대사와 관련이 있는 당류코르티코이드(glucocorticoid)가 있는데, 소염진통해열 및 면역억제작용이 있는 것은 이중에서도 당류코르티코이드이다. 따라서 의사들이 보통 스테로이드라고 지칭하는 것은 부신피질호르몬 유사 화합물(corticosteroids) 중에서도 당류코르티코이드이다. 도핑검사와 관련되어 거론되어지는 스테로이드는 뼈와 근육을 강화시키기 위해 사용된 남성호르몬 유사 화합물(anabolic steroids)이다.

대부분의 식물에 함유되어 있는 자연 식물성 스테로이드(natural plant steroids= phytosterol)는 의사들이 지칭하는 스테로이드나 스포츠 뉴스에서 언급되는 스테로이드의 작용이 없다. 그럼에도 불구하고 아직도 많은 의사들이 자신들이 알고 있는 그 스테로이드(당류코르티코이드)가 한약에 들어있다고 오해하고 있다.

Q2 선생님께서 한약과 스테로이드와 관련된 오해들에 관해 감초를 예로 설명해 주셨는데, 한약 자체에 대한 것이 아니라, 한약에 임의로 첨가되는 스테로이드 제제가 문제가 되지 않을까 생각합니다.

1) 실제로 의원급 한의원에서 스테로이드를 첨가하고 있는지요? 만약 그렇다면, 그 비율은 얼마나 되는지 궁금합니다.

2) 제가 본과 2학년 때, 어떤 선생님께서 강의 도중 반 농담으로 보약을 먹으면 식욕, 혈색이 좋아지는 이유는 스테로이드 효과 때문이라고 말씀하신 적이 있습니다.

A 스테로이드를 따로 구입하여 한약에 첨가하는 한의원은 현재 없다고 생각합니다. 아주 오래 전에 무면허로 한약 처방을 하면서 그랬던 일이 있어서 문제가 되었던 것 같습니다. 만약 첨가하는 한의사가 있고, 그것이 밝혀진다면(성분분석 의뢰하면 금방 나옵니다. 실제로 어떤 의심 많은 환자가 그렇게 하는 것을 본 적이 있습니다) 한의사협회 차원에서 한의사 면허 박탈을 요구할 만큼 중징계 대상이 될 것입니다.

그 교수님은 농담으로 말씀하신 것이 아니라고 추측됩니다. 제가 만난 대부분의 의사들은 1) 한약에 스테로이드를 넣는다, 혹은 2) 감초=스테로이드인데, 한약에 감초는 반드시 들어가니까 한약의 효과는 스테로이드 효과라고 굳게 믿고 있었습니다. 서양의학에서는 특별한 방법이 없을 때면 정말 많은 질병에 스테로이드를 사용하기 때문에 한약도 으레 그러려니 하는 것이 아닌가 생각됩니다.

먼저 제가 묻고 싶습니다. 어떤 스테로이드 제제를 먹으면 허약하던 사람이 힘이 나는지요? 흔히 쓰이는 면역억제용 스테로이드를 먹으면 몸이 건강해지나요? 부작용으로 얼굴이 붓는 것 말고, 진짜 혈색이 좋아지는지요? RCT 에 의한 근거가 있는 말씀인가요? 아니면 운동선수들이 복용하는 남성호르몬제를 말하는 것인지?

한의사들은 감초의 부작용을 인식하고 있는가

Q 2년 전 혈액학과 신장학을 배울 때 상황버섯과 감초의 약리작용에 의한 질환을 배운 적이 있습니다. 상황버섯이 아마도 재생불량성 빈혈aplastic anemia을 유발할 수 있다는 것과 감초에 알도스테론 비슷한 작용을 하는 물질이 있는데, 이것이 과도할 경우 대사성 알칼리증을 유발할 수 있다는 것이었습니다. 둘 다 심각할 수 있는 질환인데,

1) 이 두 약재의 부작용에 대한 한의사들의 인식이 어느 정도이며, 아직도 이 두 약재가 많이 처방되고 있는지 궁금하고요,

2) 사실 약재가 100% 몸에 좋다고만은 할 수 없는데, 어느 정도의 부작용은 감수한다 할지라도 위와 같은 심각한 부작용은 꼭 환자에게 알리거나, 관련 약재의 적정량 이상 처방 제한 혹은 금지 등의 조치가 필요할 듯 한데, 한의학 쪽에서 이런 움직임이 있는지,

3) 심각한 부작용을 일으킬 수 있는 약제에 대한 연구, 혹은 조사가 이루어지고 있는지 궁금합니다.

A 1) 상황버섯은 전통 한약재에 속하지는 않고, 흔히 사용되지 않습

니다. 감초는 흔히 사용되는 약재이지만, 수업시간에도 말씀드렸듯이 감초 한 가지만 달여 먹는 것이 아니라, 복합처방에 사용되므로, 위알도스테론증[90] pseudoaldosteron 을 일으킬 정도의 용량을 사용하지 않습니다.

2) 감초는 본초학 서적에 따르면, 비만하거나 잘 붓는 사람, 변이 무른 사람에게는 많은 양을 쓰지 않도록 되어 있고, 각 처방에서 1일 사용량이 대략적으로 정해져 있습니다. 서양의학적 연구에 따라 새로운 부작용이 밝혀질 수도 있겠지만, 모든 한약재에는 이미 임상경험에 따른 금기, 주의, 1일 사용 용량이 정해져 있고, 한의사로서는 그것을 숙지하고 그 원칙대로 처방하는 것이 훨씬 더 중요합니다.

3) 신장병증nepropathy과 관련하여 중국산 광방기, 마두령 등의 한약재 등은 현재 사용이 금지되고 있습니다.

감초에 대해서 다시 한 번 정리해 보겠습니다.

감초의 주성분인 글리시리진glycyrrhizin 이 스테로이드를 대사하는 효소중의 한 가지11β-hydroxysteroid dehydrogenase를 억제하기 때문에 감초를 다량 복용시 염류코르티코이드 유사 효과mineralocorticoid like effect가 나타나서 위알도스테론 혈증을 초래할 수도 있습니다. 스테로이드제제를 이미 복용하고 있는 경우에는 스테로이드 대사가 저해되어, 스테로이드의 부작용이 더 심해질 가능성도 있구요. 감초가 교과서에까지 오르게 된 시작은 1977년의 BMJ 논문[91]으로 거슬러 올라가는데, 이것은 하루에 100~200g의 감초를 복용시킨 연구였습니다. 대부분의 한약 처방에서 감초의 상용량은 하루에 4~8g에 불과합니다.

감초 자체가 스테로이드도 아니며 스테로이드 부작용을 야기시키지도 않는다는 것은 요즘 유행하는 감초주사에서 역설적으로 증명이 됩니다. 개원가에서 일본, 독일 등에서 수입한 감초주사합성 글리시리신가 사용되고 있는 것은 인터넷 검색으로 쉽게 확인 하실 수 있습니다.

90) 알도스테론이 과다했을 때처럼 몸이 붓고 혈압이 올라가는 증상

91) Epstein MT. Effect of eating liquorice on the renin – angiotensin aldosterone axis in normal subjects. BMJ 1977;1 : 488 – 490

보약의 성분과 효과는 무엇인가

Q 한의학이 처음 시작된 중국이나 일본에서도 '보약'이라는 개념은 없다고 알고 있습니다. 보약이라는 것이 무엇인지, 어떻게 시작이 되었고, 그 안에 포함되는 성분은 어떤 것인지, 그리고 그것이 어떤 효과를 나타내는지 궁금합니다.

A 보補라는 것이 기본적으로 허증에 대한 치료법이기 때문에, 보약이 따로 있는 것이 아닙니다. 허虛한 것이 무엇이냐에 따라 보기補氣, 보혈補血, 보양補陽, 보음補陰 등 여러 가지를 치료목표로 할 수 있습니다. 처방도 한두 가지가 아니고, 반드시 포함되는 어떤 성분약재이 따로 있는 것도 아닙니다. 그러니까 꼭 녹용이나 인삼이 들어가야 보약이 아니고 그 사람의 상태에 가장 필요한 약들이 들어가면 보약이 됩니다.

현실적으로 사용되는 보약 개념은 오히려 병명과 진단이 뚜렷하지 않은 기능성 질환 상태에서 증상 해소 혹은 건강증진을 목표로 복용하는 약으로 이해하시면 될듯합니다.

한약은 간을 손상시키지 않는가

Q1 많은 강의에서 한약이 간손상이나 신부전을 일으킬 수 있다고 배웠고, 실습 나가서도 그런 환자들을 종종 보게 되는데, 한약은 천연물이니 안전하다고만 이야기할 수 있을까요? 안전하다고 할 수 있는 연구결과가 있나요?

Q2 주위를 보면 한약을 잘못 먹고 부작용이 난 사람의 얘기를 심심치 않게 들어볼 수 있는 것 같습니다. 실제로 교수님들이 수업을 하실 때도 한약 먹고 신장이나 간이 망가져서 오는 사람들이 꽤 있다고 그러셨고요.

저희 할머니께서 한약을 복용하려고 하시면 의사인 작은 아버지께서 결사적으로 말리십니다. 좀 과장되게 느끼고 있는 것일지도 모르지만 이렇게 한약을 먹고 부작용이 난 사람들이 의사들에게처럼 한의사에게 소송을 거는 일이 있나요? 또 있다면 어느 쪽이 승소하는 일이 더 많은가요?

A 우선 한약이 간에 안 좋다는 주장을 할 때 그런 환자를 자주 보았다는 것이 근거가 될 수는 없을 것입니다. 그런 것을 일반화의 오류라고 하지요. 어떤 한의사가 "나는 ~한 환자를 여러 명 고쳤다"고 말한다 해서 그 치

료효과가 과학적으로 입증되지 않는 것처럼, 한약의 안전성 문제도 반드시 근거에 입각해서 논의되어야 한다고 생각합니다.

간독성 문제로만 한정해서 자세히 이야기해보도록 하겠습니다.

발생률incidence의 문제 : 실제로 얼마나 발생하는가?

수업시간에 보여드린 국내외 연구결과들을 보면 한약 복용자(양약과 동시 복용 포함) 중에서 약인성 간손상drug induced liver injury이 발생하는 비율은 1% 미만이고, 약물을 중단하면 대부분 예후가 좋습니다. 그 정식 기준은 ALT 혹은 DB의 정상상한의 2배이상 상승, 또는 AST, ALP, TB 의 2배 이상 동반 상승입니다.[92]

그런데 한국, 중국, 싱가포르 등의 아시아권에서는 약인성 간손상의 원인물질 중 한약이 상당한 비율(15~85%)을 차지한다는 논문들도 많습니다. 그러나 이런 논문들은 여러 가지 문제점을 가지고 있습니다. 병원의 입원, 외래 환자 전부를 대상으로 하지 않고, 신규로 외래를 통해 입원한 환자만을 분석함으로써 상용 양약을 사용하는 입원 치료 과정에 다수 발생, 치료되는 간손상을 분석에서 제외하고 있다는 것이 첫째 문제입니다. 또 전향적인 연구가 아니라 대부분 의무기록 분석이라는 후향적 연구이므로 약인성 여부를 판단할 수 있는 정보가 정확하지 못하다는 것도 문제입니다. 그리고 한의사가 처방한 한약과 약국이나 시장에서 구입하는 한약, 홈쇼핑 등에서 유통되는 한약, 건강기능식품, 민간요법 등을 따로 구별하지 않고, 한약혹은 생약, 식물제제으로 표현함으로써 한약의 비율이 부당하게 높아지는 측면도 있습니다.

특히 한국에서는 원인물질 중에 양약이 더 많다, 한약이 더 많다 식으로 논쟁이 이루어지고 있는데, 약인성이라는 판정을 내리는 것이 쉽지 않고, 정확한 발생률을 계산하는 것이 쉽지 않기 때문에 감정적, 소모적 논쟁으

92) ALT : Alanine Trnasaminase, AST : Aspartate Transaminase, ALP : Alkaline Phosphatase, TB : Total Bilirubin, DB : Direct Bilirubin... 간기능 검사시 측정하는 항목들 중의 일부이다

로 흐르고 있는 감이 있습니다.

'약인성' 간손상 판정의 어려움

한약 부작용과 관련된 소송은 꽤 많습니다. 그리고 소송 이전에 합의로 해결되는 것은 더 많겠지요. 그러나 환자가 승소하기는 다른 의료사고와 비슷한 정도로, 또 비슷한 이유로 어려울 것 입니다. 특히 시간적인 선후관계가 있다 하더라도, 한약만 섭취하는 것이 아니라 다른 식품, 양약, 알코올 등을 함께 섭취하거나 간담도와 관련된 기저질환이 이미 있는 경우도 많기 때문에, 간손상의 확실한 원인이 한약이라고 결론 내리기는 굉장히 어려운 일입니다. 약인성 간손상과 관련해서는 국제적으로 RUCAM[93](1989) 이라는 척도가 사용되는데, 우리나라에서 발표되는 논문들을 보면, 한약으로 인한 간손상으로 분류해 놓고서도 "RUCAM 기준으로는 해당되지 않는다"는 식의 표현이 많이 있습니다.

실제로는 한약이 원인이 아닌데도 한약이 원인이라고 환자들이 생각하게 만드는 데는 의사들의 비판이나 언급이 크게 작용하는 것 같습니다. "한약으로 인한 약인성 간염"이라고 진단서를 써주었다가 반대로 소송이 들어와(그 경우는 약사가 처방한 한약이었는데) 크게 곤욕을 치른 대학병원 의사가 있었다는 이야기도 들었습니다. 간손상, 신손상이 있을 때, 병력 청취에서 한약을 복용한 적이 있다고 하면, 얼마나 오랫동안 어떤 약을 먹었는지 묻기도 전에, 또 다른 원인을 배제하기도 전에 일단 한약으로 인한 것으로 단정하는 것은 좋지 않다고 보입니다.

한 가지 부연할 것은 간독성이라는 말을 그 물질 자체에 내인성 독소가 있다고 해석해서는 안 된다는 것입니다. 약인성 간손상의 대부분은 '대사성 특이반응'에 의한 것입니다. 이것을 한의학적으로 해석하면 그 사람의 증에 맞지 않는 약일 때 나타나는 부작용으로 볼 수 있습니다. 알로에나 홍

93) 파리회의에서 관련 전문가들이 모여 만든 약인성 간손상 판정기준

삼을 먹고 간염 걸린 사례도 보도된 적이 있었습니다. 알로에나 홍삼 자체에 간독성 물질이 있는 것이 아니라 환자의 체질이나 증상에 맞지 않아 나타나는 '간열증' 혹은 '간허증' 으로 보는 것이 한의학의 관점입니다.

이후 연구 방향

한약 안전성에 대한 체계적인 연구는 반드시 이루어져야 합니다. 그러나 중요한 것은 어느 쪽 비율이 높으냐를 따지는 것이 아니라, 한약이 문제가 있다면, 어떤 한약(약재 혹은 처방)을 어떤 환자에게 얼마나 사용했을 때 어떤 문제가 생겼는지를 밝히는 것이 되어야 합니다. 약인성 간손상의 증례가 발생했을 때 공정하고 철저하게 원인물질 산정이 되는 것이 필요합니다. 또 한약 투여 과정에서 f/u하는 전향적인 대규모 연구가 필수적인데, 한의원에서 혈액검사도 하기 힘든 현재의 구조에서 어려움이 많지만 중요한 과제입니다.

2008년에 TV에서 방영된 '뉴하트'라는 '의학 드라마'에서 한 레지던트가 "한약 복용이 간 수치를 상승시켰다"고 하면서 한약을 극도로 불신하는 내용이 방영되었던 적이 있습니다. 저는 그 장면을 보고 너무나 어이가 없어서 그 내용에 대한 비판을 한 한의학 전문지에 기고했습니다. 그 글은 강의 도중에 학생들이 가장 많이 질문했던 한약의 안정성에 대한 답변과도 일맥상통하는 내용을 담고 있습니다. 그 기고문의 일부를 전재합니다.

'한약이 간에 나쁘다'는 의사들에게 묻는다

'뉴하트' 드라마 사태는 한약 폄하가 어디까지 갈 수 있는지 극명하게 보여주면서 많은 한의사들을 분노하게 만들었다. 터무니없는 이야기라도 많은 사람들이 오랜 시간 반복해서 주장하면 진실처럼 되어 버리는 21세기 한국의 현실은 마녀 사냥의 중세시대에 살고 있는가라는 자괴감마저 들게 한다. 방송대본 자문에 참여했던 의사들 뿐 아니라, "한약 먹으면 간이 나빠진다"고 주장하는 의사들에게 되묻고 싶은 것들이 있다.

1) 무슨 근거로 그런 말을 하는지? 그런 환자를 직접 만나보았는지, 아니면 "~라카더라. 아니면 말고." 식의 이야기들을 계속 기계적으로 옮기고 있는 것인지? 근거중심의학에서는 몇 개의 사례만으로 치료효과를 주장할 수 없음을 잘 알텐데, 증례보고(그것도 정확한 원인산정 과정을 거치지 않은!) 몇 개로 한약 전체가 간손상을 일으킨다는 용감한 주장을 할 수 있는 것인지?

2) 약인성 간손상의 판정 기준이 어떤 것이며, 얼마나 복잡한 과정을 거쳐서 판정이 이루어지는가를 알고 있는지? (『대한간학회지』 2006년 12권 1호의 논평에 "대부분의 임상의는 RUCAM의 세부 사항을 암기하지 못하는 상태이다"라고 인정하고 있지만, RUCAM 기준의 존재조차 모르는 의사들이 다수라는 것이 정확한 현실이다.) 다른 원인들을 충분히 배제하지 않고, 단지 간손상 이전에 한 번이라도 한약을 복용했다는 이유로 손쉽게 한약에 모든 혐의를 돌리고 있지는 않은지?

3) '전체 약인성 간손상 중 ~%가 한약에 의한 것이다'라고 결론 내리고 있는 약인성 간손상 관련 국내 논문들의 본질적인 한계를 알고 있는지? (앞의 논평은 또한 "의무기록을 통한 후향적인 조사로는 원인산정법에 의한 점수 산정은 사실상 불가능하다."고 지적하고 있다. 판정에 필요한 항목들이 다 조사될 수 없기 때문이다.) 그런데도 부적절한 자료와 연구방식으로 매해 비슷한 논문들이 만들어지는 진짜 이유는 무엇인지?

4) '한약'이라면 수천 가지가 있는데, 구체적으로 어떤 한약재, 어떤 처방이 문제라는 것인지? 케토코나졸(무좀치료제), 아이나(결핵약), 아세트아미노펜(타이레놀)... 이런 식으로 간손상 유발 가능성이 높은 약을 명시하지 않은 채 "양약은 모두 간에 나쁘다."라고 한다면 무식의 소치로 치부하지 않겠는지? 실제로는 건기식이나 자가 민간요법 등에 의한 문제가 더 많이 발생하는데, 그 모든 것을 뭉뚱그려 생약(=한약)의 문제로 만들어 한의사를 공격하며 한의학을 부정

하는 근거로 삼을 수 있는지?

5) 양약에 의한 간손상에 대해서는 왜 눈을 감고 있는지? 정말로 양약에 비해 한약의 간손상 유발 비율이 높고 예후도 나쁘다고 믿고 있는지? 전향적 연구를 표방했던 최근의 한 연구에서도 이전 연구와 마찬가지로 병원 입원 치료 과정 중에 무수히 발생하는 간손상은 모든 통계에서 빠져 있다(임상적으로는 정상치의 5배 이상 상승될 때 문제로 삼는 경우가 많지만 간손상 원래의 기준은 정상치 혹은 최초 수치의 2배 이상 상승임). 병원 소화기내과에 외래를 통해 입원한 환자만을 대상으로 하고 있기 때문이다. 양약의 경우 처방전이 모두 남아 있음에도 불구하고 성분별로 발생빈도를 분석하지 않은 이유는 또 무엇인지?

6) 한약의 안전성에 대한 연구가 앞으로 어떻게 이루어져야 한다고 생각하는지? 한약도 약이므로 부작용의 가능성은 있고 한약-양약의 병용이 일상적인 한국 의료 현실에서는 더욱 세밀한 모니터링과 연구가 필요하다. 그러나 한의사가 혈액검사를 시행하는 것조차 허용되지 않는 현실에서 어떻게 근거 자료를 만들어 제시하라는 것인지? 진실로 국민 건강을 위한다면, 이해관계와 편견에 사로잡힌 연구가 아니라 객관적으로 타당한 연구방식을 설계하여 한의계와 이 문제를 공동으로 연구해야 하는 것이 아닌지?

한약 안전성 연구는 어디까지 진행되었는가

Q 강의하신 내용 중에 한의학의 EBM이 어려운 점에 대해 말씀해 주셨는데요, 그렇다면 한약의 독성에 대한 동물 실험을 해 보는 건 어떨지에 대해 생각해보았습니다.

물론 한의학의 특성상, 한약의 효능과 독성을 동물에 적용시켜 생각해본다는 것 자체가 우스운 이야기일 수 있겠지만, "적어도 동물연구에서는 밝혀진 독성이 없다"란 근거를 제시한다면 한약을 이용하는 환자의 입장에서나, 의사의 입장에서나 받아들이기 쉽지 않을까요?

선생님 생각은 어떠신지…. 그리고 혹시 이런 연구를 진행하고 있는 건 없나요?

A 한약 독성 연구에서도 물론 동물 실험이 기본이 됩니다. 하나의 약재 혹은 처방을 가지고 간독성, 신장 독성, 생식독성 등을 연구한 것은 많고, 식약청 등에서 용역을 준 연구들도 많이 있습니다. 중국에서 사용하는 광방기 등이 그런 과정을 통해 사용이 금지되었습니다. 그러나 주로 쥐를 가지고 하는 실험에서의 독성 유발 용량은 사람에게 적용하기 힘들다는 것

은 잘 알고 계실 것입니다. 대사율의 차이 때문에 효과 실험에서도 5~10배 정도 사용하거든요. 사람에게 사용하는 상용량을 썼을 때에는 한약은 대부분 안전하다는 결과가 나옵니다.

독성 연구도 서구에서 활발한데, 문제는 서구에서 주로 연구대상으로 삼는 중국, 홍콩, 대만의 한약재들은 한국에서 사용하는 약재들과 종류도 다르고, 같은 종류라도 기원 식물이 다른 경우가 많기 때문에, 구별해서 보아야 합니다.

한약재는 독성과 잔류 농약 등에 관한 품질검사를 제대로 받고 있나

Q 제 생각이 의사들의 공통적인 의견인지는 말할 수 없으나, 대개 침구의 효과는 확실하지 않지만 신기하다고 하나 한약은 그 효과를 부정적으로 생각하시는 분들이 많은 것 같습니다. 그 이유 중의 하나가 한약재가 대개 중국에서 들어오고 있으며, 한약재에 대해서 중금속이나 방부제 등의 관리가 잘 되고 있는지 여부가 확실하지 않기 때문인 것으로 알고 있습니다.

그렇다면 이러한 의혹에 대해서 한의학계에서는 어떻게 생각하시는지?

그리고 서양의학의 제약회사와 같을지는 모르겠지만 한약재를 관리하는 식약청에서 인정한 일관된 업체가 있는지? 그렇다면 모든 한의원은 이러한 업체를 통해 한약재를 공급받고 있는지 궁금합니다.

A 한약재의 안전성에 관해서는 워낙 말도 많고, 탈도 많기 때문에, 정부와 한의계 모두 관리를 강화하는 노력을 계속 하고 있습니다.

현재 식품이 아니라 '약품'으로 사용되는 한약재는 식약청에서 인가받은 제약업체에서 나온 규격품만을 한방병의원에서 사용하도록 규정되어 있습니다.[94] 규격품 대상 한약은 『대한약전』 수록품목 131종, 대한 약전외 『한

94) 의료법 시행규칙. (2007.1.27 개정)

약규격집』 수록 품목 389종 등 총 520종입니다.[95)]

채취, 재배된 한약재를 수집, 세척, 건조, 거피, 절단, 가공(찌거나 볶거나… 등등), 포장해서 공급하는 것이 이들 제약업체의 업무입니다. 잔류 농약, 중금속 등에 관해서도 정기적인 품질검사를 시행하도록 되어 있습니다. 하지만 많은 업체들이 영세하여, 한의사들은 더 높은 수준의 품질관리를 요구하고 있고, 앞으로는 대형 제약업체 위주로 재편될 것이라 예상됩니다.

그러므로 집에서 삼계탕이나 한방차를 애용하실 경우, 시장에서 그냥 사는 것 보다는 근처 한의원에 가서서 약재를 구입하시는 것이 더 좋습니다.

95) 식약청 홈페이지 http://www.kfda.go.kr/index.html 에서 그 내용을 볼 수 있습니다

한약 처방전도 공개해야 하지 않는가

Q "한약 또는 한약재의 독성 효과"가 한의학에 대해 부정적 시각을 가지는데 크게 기여하는 것 같습니다. 물론 수업 시간에 말씀하신 것처럼 서양의학에도 독성을 지닌 약은 많습니다. 하지만 그러한 약에는 항상 일반인도 알기 쉽게 복용 시 금기, 주의 사항이 명시되어 있습니다. 그래서 일반인들도 약을 복용할 때 어느 정도 기본적인 사항은 알고 복용하게 됩니다. 하지만 한의학에서는 성분명, 복용 시 금기, 주의 사항 등의 정보가 일반인에게 전혀 공개되지 않습니다.

그러므로 일부 의사들에게서 "그 약에 뭐가 들어있는지 어떻게 아나?"라는 반응이 나오는 것 같은데요, 한약에도 구체적인 성분명과 함량, 복용 금기 또는 주의사항이 일반인에게 명시된다면 위와 같은 부정적 시각이 개선되는데 도움이 될 것 같다는 게 제 생각 입니다. 하지만 개원 한의원들에서는 여러모로 위와 같은 제도의 도입을 꺼려할 것 같은데요, 위와 같은 제도의 도입에 대한 선생님의 생각은 어떠신지? 그리고 개원가의 예상 반응은 어떠한지? 알고 싶습니다.

A 한의원에서 진료를 하다보면, 처방전을 요구하는 환자들을 종종 만나게 됩니다. 경우에 따라서 처방전을 알려주기도 하지만 대부분의 한의사

가 될 수 있으면 알려주지 않으려 합니다. 약재 시장에 가서 누구나 처방전에 적힌 한약을 구입하여 집에서 달여 먹을 수 있기 때문에 경영적인 이유가 있다고 볼 수 있지만, 더 중요한 이유가 있습니다. 같은 사람이라도 병과 몸의 상태가 변화하면 약도 달라져야 하는데, 한번 처방전을 받으면 환자 임의로 약을 지어 먹을 가능성이 많기 때문이기도 하고, 약재의 품질에 따라 기대할 수 있는 약효도 다르기 때문입니다. 또 한의사가 변형을 하지 않은 상용처방들은 이미 시중 서적에서 누구나 쉽게 접할 수 있습니다.

말씀하신 성분명이 '약재명'을 의미하는 것이 아니라 '화학성분명'을 말씀하시는 것이라면 한약재 한 종류에도 엄청나게 많은 성분이 들어 있고, 함량도 차이가 있기 때문에 명시하는 것은 불가능해 보입니다. 그러나 약재별 화학성분 조사는 이미 다 되어 있고, 자료로 찾아볼 수 있습니다.

한의원에 따라 다르지만, 복용 시 금기, 주의사항에 대해서는 여러 가지 형식으로(주로 복용법 안내 등의 문서 형식) 환자에게 정보를 전달하고 있습니다. 식품, 건강기능식품, 양약 등을 함께 복용하는 문제에 대해서는 환자가 복용 전이나 혹은 복용 중이라도 먼저 문의하는 경우가 많고, 그에 대해 답변해주는 식으로 해결합니다. 양약과의 상호작용 문제는 아직 너무 연구가 미흡한 것이 문제이긴 합니다.

한약에도 정량 개념이 있는가

Q 한의학에도 정량의 개념이 있는지요? 의학에서는 약제의 흡수를 철저히 평가하기 위해 투여하는 약의 양을 정확히 하는 것은 물론 어떤 경로에 따라 투여되었는지에 따라 각각의 분해 정도를 고려하여 흡수하는 정도도 정확히 알아내려고 노력하고 있습니다. 그러나 한약의 경우 약재의 양을 정확히 한다고 해도 우려내는 과정에서 얼마가 들어갔는지, 또 그 약을 섭취했을 경우 체내로 얼마나 흡수되는지 파악하려는 노력이 있는지 궁금합니다. 이렇게 해야 부작용 등에 대한 경고나 예방 등이 가능하다고 봅니다.

A 한약 처방에는 약재별 용량·무게 등이 물론 정해져 있습니다. 그러나 산지, 채취시기 등에 따라 성분 조성이 다를 것이고 약을 달이는 시간이나 방법에 따라서도 추출률이 다르기 때문에 실제로 섭취되는 유효성분을 정확히 측정, 정량하기는 힘듭니다.

이를 해결하기 위해 우선 약재관리 차원에서는 약재별로 지표물질을 선정하여 그 함량이 기준 이상일 때 인증해주는 검사 제도가 있습니다. 아직 모든 약재에 대해 의무적으로 시행되고 있지는 않지만, 점차 그런 방향으로 나가고 있습니다.

실제 임상을 하는 한의사의 입장에서는 자신이 사용하는 약재를 직접 혹은 달여 먹어보고(식품으로 치면 관능검사라 할 수 있지요) 용량을 가감하기도 하며, 치료에 대한 환자의 반응을 보고 약 용량을 가감하기도 합니다. 객관적인 지표가 없는 것이므로, 개인의 경험에 의존하는 바가 많고, 그래서 한의사로서 제대로 임상을 하는 것이 훨씬 더 어려운 것 같습니다.

또 이건 이론적인 근거가 있는 것은 아니고 제 느낌인데, 양약의 효과에서는 일정한 체내 농도를 유지하는 것이 핵심적인데 비해서 한약의 작용은 농도의 영향이 없는 것은 아니겠지만 실제로는 불가사의하게 흡수되기 전부터 효과를 나타내기도 합니다. 한의학에서는 이것을 기미氣味에 의한 작용으로 설명합니다. 또 한 가지 다른 점은 같은 약이라도 환자의 상태, 체력에 따라 복용량이 많이 달라집니다. 이것을 능력에 따라 복용한다는 뜻의 수력복隨力服이라 하는데, 약을 받아들이기 힘들 때는 조금씩 계속 먹기도 하고, 급성기에는 많은 양을 한 번에 복용하기도 합니다.

양약과 비교할 때 한약의 장점은 무엇인가

Q 한약은 서양의학적으로 질환이 없는 사람에게도 체질 개선을 위하여 투여할 수 있는 것으로 알고 있습니다. 그렇다면 한약의 위해성이 아닌 한약의 긍정적인 면에 대한 연구 논문은 없습니까?

한약은 서양의학으로 치면, 비타민 제제와 비슷한 개념이라고 할 수 있을까요? 저는 주위에서 한약을 먹고 드라마틱하게 체질 변화가 이루어진 사람은 본 적이 없어서 한약에 대하여 부정적인 이미지를 갖고 있습니다. 그 가격이면 차라리 비타민을 먹는 게 낫지 않을까 하는 생각이 드는 게 솔직한 심정입니다. 결론적으로 한약의 장점과 효능이 궁금합니다.

A 한약의 장점은 양약에 비해 '상대적으로' 더 안전하고 부작용이 적다는 것입니다. 물론 사용하는 용량에 따라서 또 증상에 맞게 사용되었는가에 따라서 부작용을 일으키기도 하지만, 가벼운 위장장애, 피부발진 등의 증상이 대부분이고, 심각한 부작용은 적은 편입니다. 물론 한약에도 독성이 많은 약들이 존재하지만, 서양의학에 의해 많은 약품들이 대체되면서 현재는 사용빈도가 현격히 줄어들고 있고, 그런 약재의 가공과정, 처방용

량에 관해서는 엄격한 수칙이 있습니다.

상대적으로 안전하다는 것은 많은 한약이 식품으로 분류될 수 있을 정도로 우리 생활에 가까이 있다는 사실과도 관련이 있습니다.

차로 상용되는 인삼, 당귀, 결명자, 오미자, 국화감국, 칡갈근, 둥굴레옥죽, 귤껍질귤피, 진피, 또 수정과를 만드는데 사용되는 계피, 식혜를 만드는데 사용되는 엿기름맥아, 그리고 율무의이인, 흰콩백편두, 대추, 모과, 산딸기복분자 등의 곡식과 과일, 반찬, 양념으로 사용되는 해삼, 카레 색소강황, 마산약, 도라지길경, 쑥애엽, 생강, 파뿌리총백 모두 흔히 사용되는 중요 한약재입니다.

한약 별거 아니네, 이런 것이 약으로 사용될 수 있는가라는 의문이 드시죠? 이런 사정 때문에 우리나라에서는 많은 사람들이 쉽게 구할 수 있는 한두 가지 약재(인 동시에 식품)로 증상을 자가조절해 보려는 경향이 많습니다. 이것도 한의사들의 애로사항이지요.

한약을 질환이 없는 사람에게 투여한다는 것에 대해서는 달리 생각합니다. 서양의학과 한의학의 질병의 인식범위가 다르기 때문에 서양의학적으로는 질병이라고 볼 수 없는 경우가 많이 있을 뿐입니다.

한의사가 체질이라는 말을 쓸 때는 사람을 몇 개의 그룹으로 나누어서 치료하려는 목적으로 씁니다. 그러므로 체질개선이라는 것은 타고난 체질을 변화시킨다는 의미가 아니라 그 체질에서의 약점을 보완해준다는 의미로 사용됩니다. 그런데 돌팔이도 체질이라는 말을 씁니다. 체질개선이라는 말로 애매하게 뜻을 혼동시켜서 속이려는 목적으로도 사용되는 거지요.

한약과 양약의 상호작용으로 문제가 발생하지 않는가

Q 내과계의 개원의 선생님들의 큰 고민거리 중 하나가 약물 부작용에 관한 건데요, 실제로 내과의 약 처방을 받는 환자의 대부분이 한약을 같이 먹고 있고, 그로 인한 약물 상호작용 때문에 부작용이 생기는 경우가 종종 있는 듯합니다(개원의 선생님들을 대상으로 설문조사차 나간 병원에서 들은 이야기입니다). 그래서 양의사들을 대상으로 한의학 특히 한약에 관한 강의가 필요하다고 말씀하신 선생님들도 계시고요. 이러한 한약과 양약의 상호작용에 대해 어떻게 생각하십니까?

A 한의사들에게도 양약에 대한 집중적인 강의가 필요하다는 말들이 많습니다. 또 한약 처방시 환자가 복용하는 양약을 반드시 질문하여, 차트에 기록해 놓을 것도 권고되고 있구요. 한약과 양약을 동시 복용하는 경우의 약물 상호작용에 대해서는 시급히 연구가 필요하다고 생각됩니다. 백작약과 여러 종류의 간질약의 상호작용에 대한 해외 연구는 pubmed에서 검색해 볼 수 있습니다. 그 외에도 몇 가지 약재의 약물 대사에 대한 연구가 학위 논문 등으로 발표되었으나[96] 개별약재가 아닌 탕제에 관한 연구는 훨

96) 오달석, 「건강한 자원자에서 한약 반복투여후 cytochrome P450 대사율 평가를 통한 한약 양약 상호작용 임상시험」, 경희대학교 동서의학대학원 2004년 석사논문

씬 찾아보기 힘듭니다.

보다 근본적인 해결책은 환자가 알아서 두 가지 약을 동시 복용하는 것이 아니라 질병별로 협진 프로토콜이 만들어지는 것입니다. 협진이라 해서 반드시 전 기간 동안 한약과 양약을 동시 복용하는 것이 아니고, 병의 단계별로 한쪽에서 주 치료를 전담하고, 그것으로 해결이 안 되거나 부작용이 생길 경우 다른 쪽에서 커버하는 방식이 오히려 현실적이며 효율적이라는 것이 많은 이들의 생각입니다.

한약과 양약을 함께 복용할 때 어떤 점을 주의해야 하는가

Q1 수업 시간에 한약은 복합 처방이 기본이라 성분 분석 접근법에 한계가 있다고 하셨는데요. 그럼 한의사들은 한약의 성분이 양약의 어떤 성분과 비슷한 건지 모르는 건가요? 외래에서 환자들이 양의에게 자신이 먹고 있는 한약을 먹어도 되는지 자주 물어보는데요. 한의쪽에서도 양약과의 병용에 대해 자주 질문을 받을 거라는 생각이 듭니다. 성분에 대한 정보가 없다면 이런 환자들의 질문에 어떤 대답을 해 주시나요?

A1 한약, 양약 모두 성분보다는 그 '작용'에 초점을 맞추어 생각하는 편입니다. 제가 그런 질문을 받을 때 하는 대답을 정리해 보겠습니다.

1. 환자가 일시적으로 복용하는 약(항생제 등)이 위장장애나 간독성의 부작용이 있는 약이라면 양약을 다 복용한 후에 한약 복용을 시작하도록 합니다.
2. 지속적으로 복용하는 약(혈압약, 당뇨약, 정신과 약 등)이 있다면, 일단 복용약의 이름을 정확하게 파악해 둡니다. (1에서도 이름을 알아보기는 하지만 정확하게 알거나 처방전을 가져오는 경우는 거의 없습니다.) 그 약의 부작용이나

작용을 고려하여 한약을 처방할 때 감안합니다. 예를 들면 환자가 소화기가 안 좋고, 위장장애 부작용이 심한 편이라면 주소증 해결 외에도 그쪽을 완화할 수 있도록 처방합니다. 또 양약과 한약을 1~2시간의 시간 간격을 두어 먹도록 하고, 한약도 장기적으로 복용해야 하는 경우라면, 복용하고 있는 양약을 서서히 줄여보는 것을 고려해 보자고 말합니다.

양약에 대한 지식은 제가 조금 더 많을 수 있지만, 성분명이 아닌 제품명을 들었을 때 무슨 약인지 모르기는 마찬가지고, 드러그인포라는 약물검색 사이트[97]를 애용합니다. 누구나 접근해서 비교적 상세한 정보를 얻을 수 있는 곳입니다. 모든 한의사들이 이렇게 하는 것은 아니지만 점점 더 많은 한의사들이 이런 식으로 양약에 대한 정보를 파악하고 대응하는 것으로 보입니다.

Q2 수업시간에 한약안정성 연구에 대해 언급된 적은 있지만, 한약과 양약의 병용투여에 대한 안정성이나 약물상호작용에 대한 과학적 연구가 어느 정도 진행되고 있는지가 궁금합니다.

A2 한약과 양약을 병행투여 했을 경우 어떤 작용이 일어날 것인가는 미지수입니다. 가장 시급한 연구 중의 하나라고 생각됩니다. 양한방 협진이 본격적으로 잘 이루어지기 위해서도 핵심적인 문제이구요. 일부 보고된 논문도 있습니다. 예를 들면 와파린혈액응고 방지제을 복용하는 사람에게 인삼을 금기하라는 등 몇 편은 있는 것으로 알고 있습니다.

97) http://www.druginfo.co.kr

한약의 제형 중에서 탕약이 가장 효과가 좋은가

Q 한의학의 약물 처방에 관한 의문점 중 하나가 탕약의 우월성 입니다. 전통적으로 정성을 다해 달여 만든 탕약일수록 그 효과가 좋다는 말이 있지요.

지난 '한약 치료의 이해' 수업 시간에도 새로운 형태의 약제 개발도 중요하나 동시에 탕약의 장점도 계속 고수, 발전해 나가야 한다고 말씀하셨는데요. '적절한 양의 약물과 이들의 조합'이라는 기본 개념 이외에 탕약 형태의 약제가 가지는 효과를 여쭈어 봅니다.

A 탕약은 불용성 섬유소 성분이 제거된 상태이므로 환제나 산제에 비해 소화 흡수가 빨리 되며, 함께 넣고 끓이는 과정에서 성분의 변화가 생기는 것도 생각할 수 있습니다. 한의학적으로는 기미가 살아있다는 표현을 할 수 있는데, 밥으로 비유해 보자면, 압력 밥솥에서 방금 한 밥, 해 놓은 지 오래된 식은 밥, 대형 급식시설에서 쪄서 하는 밥, 밥을 말려서 미숫가루처럼 가루를 낸 것 이 모두의 화학적 성분은 같겠지만, 맛도 다르고, 우리가 섭취했을 때 소화 흡수되는 과정이 다른 것과 마찬가지겠지요.

그러나 모든 경우에 탕약이 가장 좋은 것은 아닙니다. 보관이나 복용의 편의상 장기적인 복용이 필요할 때는 환약이 더 많이 사용되었고, 생약제를 가루로 만든 산제도 여러 경우에 사용되었습니다. 탕제는 준비에 아무래도 시간이 걸리므로 급할 때는 미리 준비된 산제가 필요한 경우도 많겠지요.

한약재 성분연구는 어느 정도 되어있는가

Q EBM에 대하여 진행되고 있는 연구 중에 가장 큰 부분이 한약재에 대한 성분 분석이라고 알고 있습니다. 이에 대한 연구도 우리나라에서보다는 미국 등 서구에서 활발하게 연구가 이루어지고 있다고 합니다. 우선 제가 알고 있는 이러한 내용이 사실인지요? 그리고 이러한 연구가 과연 어느 정도까지 이루어져 있는지요?

지금부터의 내용은 의학도로서 한약에 대하여 가지고 있는 의문인데요, 물론 저도 한약의 효과에 대해 인정하고 있는 부분이 많습니다만, 약재의 효과를 나타내는 것은 약재의 성분과 그 성분의 용량일 것입니다.

어제 수업시간에는 경험적인 적정투여량optimal dose을 사용하신다고 하였습니다. 물론 경험에 의한 용량도 충분한 귀납적인 근거가 있으면 과학적일 수 있다고 생각합니다. 제가 궁금한 것은 그 용량에 대한 정량의 문제인데요. 한의원에서 약을 처방할 때 그것을 처방하고 정량하는 단위는 약재의 무게 혹은 부피 혹은 개수로 알고 있습니다. 하지만, 그 약재가 어떤 환경에서 자랐느냐에 따라 같은 부피 같은 무게 같은 개수라고 하더라도 약효 성분의 차이는 천차만별일 것 같은데요. 즉 좋은 토양, 좋은 일조조건, 좋은 관리 하에서 자란 약재는 약효 성분이 매우 높을 것이고, 그 반대의 경우도 있을 것 같습니다.

단적인 예로 한약재는 아니지만 얼마 전 있었던 대마초 재배사건이 있습니다. 인공적으로 대마초가 잘 자랄 수 있는 환경을 실내에 만들어 국내에서 재배, 판매한 이 사건에서 환경을 매우 이상적으로 만들어준 결과 대마초의 환각성분이 일반 대마초의 10배에 달한다는 기사를 본 경우가 있습니다. 이렇게 같은 것으로 취급되는 약재들 간의 약효성분 용량차이를 한의학처방에서는 어떠한 방법으로 보정하고 있는지 궁금합니다.

서구에서 이루어지고 있는 한약재에 대한 성분분석의 최종적인 목표는 현재의 서양약제처럼, 약효가 있는 성분을 추출하여 정량적으로 사용하는 것, 즉 새로운 생약의 개발인 것 같은데요, 이에 대한 한의학의 의견도 비슷한 것인지 궁금합니다.

혹시 한의학의 목표도 그러한 것이라면 스스로 한약의 특수성을 버리는 결과를 초래하는 것은 아닌지, 성분추출을 통한 정량적 약제가 만약 대거 개발된다면, 이는 한의사가 써야 하는 약인지 의사가 처방해야 하는 약인지에 대한 의견도 듣고 싶습니다.

A 1. 학생이 알고 있는 내용이 사실입니다. 개별 한약재에 대한 성분분석은 거의 완벽하게 이루어져 있습니다. 서울대학교 천연물연구소에서 몇 년 전 출간한 『전통의약 대사전』, 잘 정리되어 있으나, 그 분량이 10권이 넘는 양장본이라서 책값이 상당히 부담됩니다. 서점에서 쉽게 구할 수 있는 『증거에 입각한 생약의학』[98] 에서도 맛보기는 가능합니다. 최신의 가장 풍부한 자료를 원하시면, NIH[99]나, 한국 특허청에서 만든 전통지식포탈[100] 등을 활용해 보십시오.

2. 정량에 대해서는 앞의 답변을 참조하십시오.

3. 일부 성분만을 추출하여 신약을 개발하는 것은 원론적으로는 한의학

98) Rotblatt M 외저, 원장원, 안세영 편역, 한우리, 2002년

99) National Institutes of Health, 美국립보건원 http://www.nlm.nih.gov/medlineplus/druginformation.html

100) http://www.koreantk.com

적이지 않다고 생각합니다. 그러나 한의계에서도 신약을 개발하여 대박나는 것을 꿈꾸는 연구자들이 많고, 정부가 한방 산업화에 요구하는 것도 주로 그 방향입니다.

한의계에서 어떤 입장이 더 다수인지와 아무 상관없이 앞으로 생약 성분의 신약은 많이 개발될 것입니다. 한의사, 의사 중 누가 처방해야 하는지는 그것이 의약품으로 등록되는지 한의약품으로 등록되는지에 따라 다르겠지요. 의약품의 분류는 일반의약품과 전문의약품으로 나뉘고, 한약제제는 둘 다에 해당할 수 있습니다. 현재도 일부 사상의학 처방은 전문의약품으로 허가 받아 생산되고 있고, 우황청심원 등은 일반의약품으로 허가 받아 생산되고 있습니다. 한의사는 일반의약품이나 전문의약품을 가리지 않고 한약제제에 해당하는 것은 모두 사용가능합니다. 한방병의원에서 구비해놓고 환자에게 조제 투약할 수 있습니다. 단, 한방병의원에서 환자에게 판매할 수는 없습니다. 원외 처방전도 발행은 가능하지만 건강보험의 적용을 받을 수 없습니다.

한약제제에 대해 조금 더 부연 설명하겠습니다. 일반적으로 의약품의 품목허가를 받으려면 안전성 유효성에 관한 시험 자료를 만들어 심사를 받아야 합니다. 그러나 『동의보감』 등 기성 한약서 10종에 수록되어 있는 처방은 안전성 유효성에 관한 심사를 면제받습니다. 현재 국내에서 생산되는 거의 모든 한약 성분이 들어간 약품은 모두 이 방법으로 품목허가를 받았습니다. 그래서 이들을 한약제제라 부르는 것입니다. 한의원에서는 직접 환제나 산제를 예비 조제해 사용할 수도 있지만, 이제는 대부분 제약회사에서 생산된 환제, 산제, Ex제(엑기스제) 등 한약제제를 사용합니다.

한약 처방 내에서 약물 상호작용은 어떻게 파악하는가

Q 요즈음 양약은 많은 임상시험을 통해서 약물 상호작용, 유전자와 약물 대사와의 관계 등을 연구하고 있습니다.

저의 짧은 지식으로는 한약은 양약처럼 화학적 합성물이 아닌 천연물이기 때문에 여러 물질들이 혼합되어 있어 순수한 성분으로 분리하기 힘들고, 경우에 따라서는 함유물의 성분 차이가 꽤 있을 거라고 생각됩니다. 인체내 대사물도 여러 종류가 있고, 이로 인해 이를 측정하기도 힘들 것이라 생각됩니다. 또한 하나의 한약재 안에 여러 물질이 있으므로 양약보다 상호작용이 오히려 더 많을 것이라고 생각됩니다. 이런 상황에서 한약의 약물 상호작용을 파악하기가 상당히 힘들 것이라고 생각됩니다.

그래서 이런 질문을 드리는 건데요, 한의학계에서는 한약의 약물 상호작용을 알아보기 위해서 어떠한 연구 방법을 이용하여 연구하고 있는지 궁금합니다. 임상시험을 한다면 양약의 임상시험과는 어떻게 다르게 진행되는지를 알고 싶습니다.

A 한약은 기본적으로 개별 약재 단위가 아니라 방제학 원리에 따른

처방 단위로 투여되기 때문에 이미 약재간의 약물 상호작용을 고려해서 처방이 구성되었다고 볼 수 있습니다. 상승작용을 일으키는 약재, 효과를 상쇄하는 약재, 함께 사용하면 안 되는 약재들에 대한 지침은 상당히 정교하게 되어 있습니다.

질문하신 내용이 한약과 양약의 상호작용에 관한 것이나 임상시험에 대한 것이라면 관련된 다른 답변을 참조해 주십시오.

국내에서 한약 성분을 기초로 개발된 약이 있는가

Q 중국의 중의학에 대한 동영상이었던 것 같은데 중국의 한 제약회사가 뉴욕 등 세계 각지에서 꾸준히 성장하고 있고 앞으로의 제약산업에 큰 영향을 끼칠 것이라는 내용이 얼핏 기억이 납니다. 그처럼 우리나라에서도 한약 성분이나 한약재를 기초로 하여 개발된 약이 있는지, 외국에 판매되고 있는 약(혹은 건강보조식품)의 규모, 우리가 갖고 있는 특허권의 규모가 어느 정도인지 궁금합니다.

A 조인스정[101], 스티렌캅셀[102] 두 가지가 천연물 신약으로 개발되어 있습니다. 조인스 정은 2001년 허가된 관절염치료제로 2011년 1분기 매출액만 58억 원이 넘어 쎄레브렉스에 이어 관절염치료제 시장에서 매출 2위를 차지하고 있습니다. 스티렌은 쑥 추출물을 원료로 하여 2005년 위염치료제로 허가받은 천연물 신약인데, 2009년 매출액이 850억원으로 항궤양제 시장에서 점유율 1위를 차지하여 국내에서 개발된 천연물신약 중에서는 대박 상품으로 알려져 있습니다. 조인스나 스티렌은 안정성 유효성 심사를 기성 한약서에 의거하여 면제받지 않고 직접 시험 자료를 첨부하여

101) 위령선, 과루근, 하고초 추출물 복합제, SK 케미칼

102) 애엽 추출물 제제, 동아제약

품목허가를 받았습니다. 그래서 기존 한약제제와 구분하여 천연물 신약이라 부르는 것입니다. 두 가지 모두 성분 추출물이 아니라 한약재 전체를 그대로 추출한 제제임에도 불구하고, 전문의약품으로 분류되어 있어서 한의사는 처방할 수 없습니다.

식품의약품안전청 자료에 따르면 천연물 신약에 대한 임상시험은 매해 증가하여 2009년 13건, 2010년 12건의 임상시험이 허가되었습니다. 2011년에는 상반기에만 신바로캡슐(골관절염 치료제, 녹십자), 시네츄라시럽(기관지염 치료제, 안국약품), 모티리톤정(소화불량 치료제, 동아제약) 3건의 천연물 신약이 시판 허가를 받아 의약품시장에 나오게 되었습니다. 이중 신바로캡슐은 오가피, 우슬, 두충, 방풍, 구척, 흑두 6가지 한약의 열수추출물 건조엑스인데, 척추 디스크 치료로 유명한 자생한방병원에서 사용하는 청파양근탕이라는 처방을 기초로 개발되었다고 합니다. 이렇게 한약을 원료로 한 천연물 신약들이 늘어나면서 한의사들도 이 약에 대한 처방권을 요구하고 있습니다.

한약에 대해 약리학적으로 접근할 수 있는가

Q1 현재 서양의학에서 행해지고 있는 것과 같이 약의 약력학적, 약동학적 연구와 치료에 있어서 약리학적 모니터링이 이루어지고 있는지 궁금합니다. 또한 한약의 간독성 등 부작용이 우려되는 환자에서는 어떤 방식으로 약의 처방이 시행되고 있는지 알고 싶습니다. 마지막으로 한약에 대한 이러한 약리학적인 접근에 대한 교수님의 생각을 여쭙고 싶습니다.

A1 수십 가지 화학성분을 가지고 있는 천연물이라는 점에서 약리학적 모니터링 자체가 쉽지 않고, 복합 처방에서는 큰 의미를 지니기도 힘듭니다. 신약개발을 위해 특정 성분만을 추출하는 경우에는 당연히 첫 단계로 그런 실험들을 하겠지요.

바이러스성 간염, 알콜성 간질환, 지방간 등이 있는 환자에게 한약을 처방할 때는 더욱 조심하며 한약 복용 중이나 후에 간기능검사 등의 모니터링을 하는 곳이 많습니다. 한약 중에서 간보호 효과를 가지는 한약재를 사용하기도 하지만, 제 경험으로는 안전을 확보할 수 있는 대원칙은 그 환자의 증상에 맞게 한약을 쓰는 것이라고 생각됩니다. 최근 실험기법, 분석기법이 비약적으로 발전하면서 proteomics단백체학, metabolomics대사체학 등의 방법으로 한약의 인체 내에서의 대사 기전 연구가 활발하게 이루어지고 있습니다. 즉 특정 성분의 인체 내에서의 농도만을 추적하는 것이 아니라, 특정 약재 혹은 처방을 복용하였을 때 여러 가지 성분의 대사 과정 전체를 분석, 추적하는 것이 가능해진 것이지요.

그러나 약리학적 접근은 한약의 효과 연구나 안전성 연구 모두에 한계가 있는 방법이라고 생각됩니다. 임상 연구가 더 바람직하며 현실적이라 생각합니다.

Q2 저는 항상 한약의 약리 작용을 생각할 때 미지의(아직 밝혀지지 않은) 약리작용을 가진 순물질pure substance이 그 한약에 있기 때문이 아닌가 생각해왔습니다. 예를 들면 한방소화제에는 소화효소제 성분과 prokinetics위장관운동촉진제와 같은 성분들이 들어있지 않을까 싶구요. 그래서 한약 치료와 의사들의 약물 치료는 그 생화학적 기전의 레벨에서 보면 결국 크게 다르지 않다는 생각인데 선생님께서는 어떻게 생각하시나요? 만약 그렇다면 현재 한의학에서 사용되는 많은 한약들을 연구함으로써 신약 개발에도 이용할 수 있지 않을까요?

학생 답글 ....

학부에서의 전공 때문에 이 문제에 관심이 많은데, 하나 말씀 드리고 싶은 것이 있습니다.

약물-인체 상호작용drug human interaction을 최신 화학생물학계에서 보는 관점중 하나는 종래의 단일분자-단일수용체single molecule single receptor의 작용기전을 넘어서 복수의 다양한 상호작용multiple multi interaction으로 보는 경향이 있다는 것입니다. 한약의 경우는 개인적으로 들어본 적이 없지만 단일 물질로 정제되지 않은 천연물이 임상적으로 일관된 생리 작용을 나타낸다면 그것은 아마도 다양한 분자들이 다양한 인체 내 표적과 상호 작용한 후 각 반응들 간의 상호작용으로 발현된 결과일 수 있다는 것입니다.

한약의 신약화를 위해 순수 물질 정제화가 반드시 필요하긴 하지만 과학적 접근이 반드시 단일 순물질 정제에만 초점을 맞추면 한약의 약리 작용을 상실할 수 있음을 시사할 수 있다고 생각합니다.

A2 위에 답글 달아주신 학생의 말이 맞습니다. 서양의학의 약리학과 신약개발의 기본 개념은 single drug-single target 으로서 단일 물질이 인체 내의 단일 목표점에 작용하여 특정 증상이나 질병을 치료하는 효과를 나타내고자 하는 것입니다. 그에 반해 한약의 인체 내 작용은 multiple drug-multiple target 으로서 여러 가지 물질이 인체의 여러 장기 혹은 작용점에 동시에 작용한 결과 인체 내의 균형과 항상성을 다시 회복시키는 것이라고 볼 수 있습니다. 이러한 접근법은 최근 각광을 받고 있는 시스템 생물학(생명체를 장기, 조직, 세포로 분해해서 연구하는 것이 아니라, 하나의 시스템으로 보아 생리, 병리 현상을 설명하고자 하는 것)의 입장과도 연관됩니다.

찬 음식과 따뜻한 음식을 나누는 기준이 무엇인가

Q1 TV나 라디오 동의보감 등 한의학을 접할 수 있는 많은 프로그램에서 찬 음식과 따뜻한 음식을 구분합니다. 그리고 이런 병에는 이런 음식은 먹고, 이런 음식은 먹지 말라고 합니다. 한 예로 돼지고기는 찬 음식이니 언제 언제는 먹지 말라고 권유하고, 많은 사람들이 이에 따릅니다. 이런 것들이 맞는지 주위 사람들이 종종 물어보는데요. 차다와 따뜻하다를 나누는 정확한 기준이 무엇입니까? 혹시 문헌에 근거해서 그러했다면 그 문헌을 보완하거나 다시 한 번 그 기준을 재점검하기 위해 현대 한의학에서 진행된 연구가 무엇인지 궁금합니다.

A1 보편타당하려면 객관적인 평가가 무엇보다 중요합니다. 이런 부분도 연구되고 있습니다. 일종의 설문지 조사 방식으로, 음양, 한열을 점수화하는 연구가 진행되고 있습니다. 차고 더운 것은 상대적인 개념입니다. 다분히 환자중심의 개념이지요. 예를 들면 통증의 내성이라는 개념이 있습니다. 10대 맞아야 넘어지는 사람이 있고 한 대만 맞아도 넘어지는 사람이 있지 않습니까? 음식의 경우는 먹어서 열이 나거나 땀이 나거나 하면 더운 것이겠지요. 먹고 나서 설사 하기 쉬운 음식이면 차다고 볼 수 있지요. 돼지

고기는 차기 때문에 먹으면 설사하는 사람이 있습니다. 그러나 어떤 사람은 돼지고기를 먹어도 설사하지 않습니다. 왜? 자신의 몸이 차지 않기 때문입니다. 찬 음식인 돼지고기를 몸이 찬 사람이 먹으면 더욱 설사를 하겠지요.

Q2 의학을 배우는 입장의 정형화된 머리로는 잘 이해가 되지 않습니다. 사실 저도 이런 류의 개인적인 경험이 많아 이 문제에 대해 궁금한 점이 많은데요. 돼지고기를 먹으면 설사를 하는 이유는 지방분해효소에 문제가 있는 특이한 체질의 사람을 제외하고는 세균에 의한 설사일 가능성이 많을 것 같은데, 그럼 세균이 잘 번식해서 설사를 잘 일으키는 음식이 찬 음식인 건가요? 우유도 곧잘 설사를 일으키니까 아마 찬 음식으로 분류될 것으로 생각이 되는데, 아시다시피 유당 불내성을 가진 사람은 우유를 먹으면 설사를 합니다.

그러면 유당 불내성을 가진 사람이 한의학에서는 몸이 찬 사람으로 분류되는 건가요? 쉬운 설명을 위해 예를 드시다 보니 설사를 하는 것으로 분류를 하신 것 같은데.. 찬 사람과 따뜻한 사람을 분류하는 기준이 설사하는 것 말고 어떤 것이 있는지 궁금합니다.

A2 한약 치료 자체에 대한 이야기가 부족했다고 많은 분들이 지적했습니다. 저도 아쉽게 생각합니다. 슬라이드 중에 4기四氣 5미五味에 대한 것이 있습니다. 시고 쓰고 달고 맵고 짠 맛(담담한 맛까지 더해서 육미라고도 합니다)이 오미라면, 한열온량寒熱溫凉을 4기 혹은 약성藥性이라고 합니다. 모든 약재와 음식을 기미氣味=성미性味로 파악하여 치료와 섭생에 이용하는 것이 한의학에서의 본초학, 방제학입니다("사람이 성미가 고약하다"는 말에서의 성미도 아마 같은 한자로 생각됩니다).

차갑고 뜨겁고 따뜻하고 서늘한 네 가지 기운을 나누는 기준은 『신농본초경』에서 유래하고 그후 많은 본초학 서적들에서 기미를 함께 표현했는데, 모든 서적들이 일치하는 것은 아닙니다. 온도계로 잰 온도를 표현하는 것이 아니라 직접 맛을 보았을 때의 맛과 몸에 들어갔을 때의 기운 혹은 작용 등을 표현하는 것이므로 주관적일 수 있겠지요. 그러나 이런 구분 자체가 치료를 위한 개념임을 이해하셔야 합니다. 일반적으로는 음식을 섭취했을 때 그 반응이 평소보다 활동량이 증가할 때 즉 운동 중일 때의 상태와 유사한 모습으로 나타나면 그 음식의 성질이 덥다고 하고, 고요히 휴식할 때와 유사한 모습으로 나타나면 그 음식의 성질이 차다 합니다. 즉 대변이 굳어지고 열감을 느끼고 입이 마르고 소변이 노랗게 변하면 덥다 하고, 그 반대면 차다 합니다.

예를 들어 설명하겠습니다. 같은 매운 맛이 나더라도 생강은 신열辛熱 혹은 신온辛溫 하다고 하고, 박하는 신량辛涼하다고 합니다. 매운 맛은 주로 발산을 시키는데 사용하는데, 피부병표열(表熱) 등에서 가볍게 발산 시킬 때는 박하를 사용하고, 감기표한(表寒) 치료에서 발한을 시켜야 할 때는 생강을 사용합니다. 침입한 한사寒邪의 정도에 따라 생강을 넣는 양도 달라지겠지요. 또 외부의 한사가 아니라 장부 내부가 차다면 대열大熱한 부자를 사용하기도 합니다.

똑같은 음식을 먹고도 식중독 증상이 안 나타나는 사람도 있습니다. 반대로 탈이 더 잘 나는 사람은 한의학적으로 비위脾胃가 허하다(熱보다는 寒이 대부분입니다)고 봅니다. 또 당연히 음식의 성미뿐만 아니라 실제 온도도 중요합니다. 우유로 인한 설사는 유당 불내성의 문제도 있지만, 우유는 대부분 냉장온도로 마시게 되기 때문이기도 합니다. 그렇기 때문에 비위가 허한虛寒한 사람은 우유뿐 아니라 물, 다른 음료나 음식도 차지 않게 먹는 것이 중요합니다.

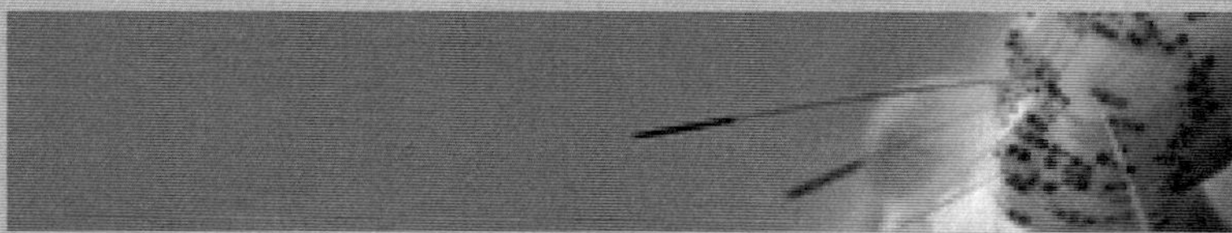

3 PART

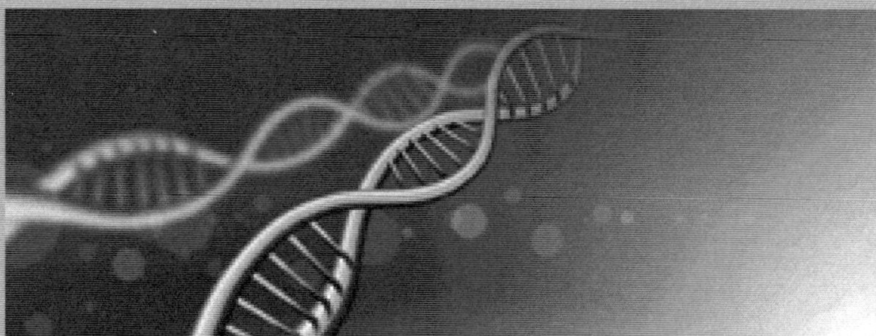

한국 의료제도 속의 한의학

한방의약분업에 대해 한의계는 어떤 입장을 가지고 있는가

Q1 한의약품 인정과 한방의약분업에 대한 질문입니다. 현재 한약재는 엄밀한 의미에서 약사법의 규제대상인 의약품에 해당되는 것이 없는 것으로 알고 있습니다. 그래서 민간요법과 시중에서 성분 모를 물질을 한약이라 속이고 판매하는 것이 횡행하여, 각종 부작용(간 독성, 중금속 중독 등)을 크게 일으키는 것으로 여겨집니다.

이에 대해서 한의사분들께서 적극적으로 대응하셔야 의사들이나 국민들이 한약에 대해 가지고 있는 불신을 씻을 수 있을 것입니다. 정부도 한의학을 의료의 한 체계로 인정한 이상 한약을 농산물이 아닌 한의약품[103)]으로 인정하고, 한약은 반드시 한의사의 처방에 의해 유통되어야 한다고 생각합니다.

이러한 시스템이 작동하기 위해서는 한방 의약분업이 반드시 실시되어야 한다고 생각합니다. 즉, 한방 의약분업을 받아들이는 것으로 국민들에게 한발 양보하면서 한약을 한의약품으로 규정하고 규제하여 독점적으로 처방할 수 있는 제도적 장치를 보장받는 것이 한약의 오남용을 막고 국민들의 불신을 씻는 계기가 되며 나아가 양한방 협진을 할 수 있는 토대가 될 것이라고 생각합니다. 실제로 저와 같은 입장을 가지신 한의사들이 많이 계신지요. 현재 어떠한 움직임과 목소리가 있습니까?

103) 엄밀한 의미에서의 의약품이 아닌 별도체계의 한의약품

Q2 한의원은 수술이 없지요. 내과랑 비슷하다고나 할까요. 침술은 의료보험이 되고요. 저수가 정책하에서 한약마저 내준다면 개원 한의원가에 큰 타격이 있을 것이라 생각됩니다. 사실상 수입원이 거의 없다 해도 과언이 아니죠. 현재 톡톡한 수입원이죠. 한약의 대부분이 의료보험 적용을 받지 않고 있으니까요. 이 점 무시할 수 없으리라 생각합니다. 그래서 내과계가 의약분업 당시 심하게 반발했던 것처럼. 만약 한의학 의약분업이 된다면, 지금 서양의학 개원가가 새로운 수입원 창출을 위해 조금은 소모적인 노력을 하고 있는 것처럼, 한의원가도 비슷한 양상이 될 것 같네요. 제가 질문 드리고 싶었던 점은 의약 분업과 한약 성분 표기에 대해서 한의사 분들께서는 어떻게 생각하고 계신지에 관한 것입니다. 또 현실적인 면에서 어려움이 있다고 하신다면 어떤 점에서 그런지 좀 더 자세히 알 수 있도록 설명해주셨으면 감사드리겠습니다.

A 한약 성분표기나 한약 처방전 문제에 관해서는 앞의 답변을 참고하십시오. 한방의약분업에 관해서는 아주 다양한 목소리가 존재하고, 그것을 다 정리해서 소개할 수 있는 자리는 아닌 것 같습니다.

현실적으로 우리나라의 의료수가 체계는 불합리한 점이 많다는 것은 여러분도 잘 아실 것입니다. 노련한 의사와 초보의사의 의료수가가 같고 상담에 대한 수가도 책정되어 있지 않고, 기술의 난이도에 따른 수가 차이도 적은 편입니다. 한의학은 개인의 기술에 의존하는 바가 더 커서 기술료 산정이 더 어렵습니다. 침구시술 외의 상담, 처방에 관한 수가가 전혀 책정되어 있지 않기 때문에 한약 값에 다 포함시키는 것도 현실입니다.

의약분업과 마찬가지로 한방의약분업도 한의사들의 기득권 문제라 반대하는 사람들이 물론 많습니다. 많은 한약재들을 시장에서 구입할 수 있고, 『동의보감』, 『방약합편』 등에 실려 있는 각종 처방들에 일반인들도 쉽게 접근할 수 있는 상황에서 독점 처방의 제도적 장치를 마련한다는 것도 쉽지 않습니다. 약재의 생산, 유통 등도 정부에서 관리해야 하는데, 너무나 일이 많고 이해관계가 얽혀 있는 일이라서 정부에서는 가능하면 골치 아픈 일을 만들고 싶어 하지 않는 듯합니다. 또 의약분업이 된다면 한약도 의료보험에 포함되어야 하는데, 보험공단은 재정상 난색을 표할 것이고, 의사협회는 의료일원화를 해야 하는 마당에 검증되지 않은 치료를 보험 대상에 넣는 것에 결사반대할 것으로 예상됩니다. 한의사 내부에서도 의료보험에 들어가는 것에 대해 찬반이 엇갈리고요. 너무나 복잡한 여러 가지 문제들이 얽혀 있는 것 같습니다. 2011년에 들어와 첩약 의료보험 실시를 추진하자는 목소리가 한의계에서 커지고 있고, 그것이 이루어지기는 쉽지 않기 때문에 좀 더 현실적으로 보험급여 대상이 되는 한약제재(현재 52종)의 종류와 숫자를 늘리려는 데에 노력을 집중하고 있습니다. 한약제제의 사용과 생산을 활성화하기 위해서는 한방의약분업을 받아들여야 한다는 주장도 좀 더 커지고 있습니다.

한약사 제도에 대한 한의사들의 입장은 무엇인가

현재 국민들이 '한약'을 접하는 경로는 한의원 외에도 매우 다양한데, 그 대표적인 경로가 약국이 아닌가 싶습니다. 선생님께서는 약국에서 '한약'을 구입하는 것에 대해 어떻게 생각하시는지 궁금하고, 또 그렇게 구입한 '한약'이 한의원을 통해 짓게 된 것과 큰 차이점이 있는지 알고 싶습니다.

현재 의약분업은 병·의원에서 진료 후 처방전을 발행하고 약국에서 처방전에 따라 약을 조제·판매하는 형태입니다. 애초에 의약분업의 실시목적이 병원 자체에서 약을 판매할 경우 예상되는 과도한 처방을 막기 위함이라고 알고 있습니다. 한의원의 경우에는 주요 수입원이 한약이므로 보약 등의 지나친 처방으로 '약장사'라는 다소 안 좋은 이미지를 풍기기도 합니다. 한의학의 전문화와 한약의 치료적 역할 강화를 위해서는 의약 분업처럼 한의사의 진료와 한약 조제를 분리하는 것은 어떻습니까? 한약학과도 따로 있는 것으로 알고 있습니다. 물론 한의사의 수입이 좀 줄어들 거 같지만…. 불필요한 한약 남용을 조금 줄일 수 있을 것 같은데….

A 이전에 한의사가 아니면서 한약방을 운영하던 사람들에게는 한약업사라는 자격이 주어졌고, 침구사와 마찬가지로 지속적인 배출구조는 없

었습니다. 그런데 한약분쟁의 결과 한약학과 출신의 한약사와, 약사 중에서 한약조제약사 자격을 가지게 된 사람들이 배출되었습니다. 한약조제약사는 약국에서 100여종 처방의 한약을 판매할 수 있습니다. 환자를 진찰, 진단해서 처방하는 것은 의료행위에 속하기 때문에 할 수 없도록 되어 있고 처방의 가감도 불가능하며, 정해진 처방의 한약을 판매만 할 수 있으니, 일반의약품 판매와 비슷하다고 볼 수 있지요. 한의사들은 약국에서 판매하는 한약보다는 한의사에 의한 진단, 처방에 의해 지어지는 한약이 더 좋다는 식의 홍보를 하는 정도입니다. 물론 약사 중에서도 한의학에 조예가 깊고, 실력이 뛰어난 사람도 있으며, 한의원에서 보다 훨씬 저렴한 가격으로 한약을 구입할 수는 있지만, 그래도 한약(특히 치료약)은 한의원에 가서 지어야 한다는 인식이 대중적으로 자리 잡고 있다고 보입니다. 시행 10여 년이 지났지만, 약국 한약은 저가 한약으로 차등화 되면서 한의계로서는 나름대로 선방을 했다고도 볼 수 있지요.

한약학과 출신의 한약사에게는 한방 병의원 내에서 한약의 수치[104]修治, 관리, 조제 등의 업무를 맡게 하는 것이 좋다고 개인적으로 생각하지만, 아직 법제화 되어 있지는 못합니다.

104) 한약재를 여러 가지 방법으로 가공하는 것

한약은 값이 너무 비싼 것 아닌가

Q 우리나라의 경우 한방을 포함한 보완요법에 지출하는 비용이 양의에 지출하는 비용보다 많은데, 전체적인 국민 건강에 이바지 하는 양에 비해 너무나 많은 비용을 지출하고 있는 것 아닙니까? (서양)의료 수가의 상승 시에 국민들이 반발하는 정도와 한약 값이 오를 때 반발하는 정도를 비교해 보면, 간접적으로 한의학에 비해 양의가 얼마나 국민들에게 많은 영향을 끼치고 있는지 알 수 있을 것입니다. 한의의 의료비(특히 한약 값) 적정화에 대해 어떻게 생각하십니까?

A 저는 사실 보완요법에 지출하는 비용이 양의에 지출하는 비용보다 많다는 통계가 어떻게 나온 것인지 알 수 없고, 한의에 지출하는 비용도 절대적으로는 그렇게 높지 않을 것이라고 생각합니다. 물론 상대적인 비율(국민 건강에 이바지하는 양에 비한 비용)의 의미라면 관점에 따라 다른 이야기가 되겠지만….

한약 값의 적정화 문제에 대해서는 이미 시장 논리에 의해 그렇게 되고 있다고 생각합니다. 지난 십여 년간 전체 한약 값은 물가에 비해 크게 오르지는 않았고, 소위 고가의 한약은 특화된 한의원 일부에 불과할 것입니다.

비슷한 재료와 디자인이라도 명품을 선호하는 사람들이 있고, 명품 산업이 호황을 누리는 것처럼, 한약 시장에서도 비싼 약을 먹어야 효과 있다고 생각하고, 또 그것을 과시하는 사람들이 있는 한 약값의 차등화라는 형식으로 고가 한약은 항상 존재할 수밖에 없을 것입니다. 한약이 치료에 꼭 필요한 사람들에게는 보다 저렴하게 공급될 수 있어야 하는데, 이것은 의료보험이 적용되어야 하는 사항이고, 한약 의료보험은 저 개인적으로는 원하지만, 워낙 복잡한 문제라서 쉽게 이루어지기 어렵다고 봅니다.

한방치료의 보험수가는 어떻게 정해지나

Q 한의원 역시 진료에 대한 보험 수가가 책정되어 있는데, 일반 의원에서는 본인부담 3,000원인데 왜 한의원에서는 초진인 경우 2,000원을 더해서 5,000원일까요? 그리고 한의원에 가면 여타 의료기기들이 있는데 한의사가 사용할 수 있는 기기의 범위나 제한이 따로 있나요?

A 의료법상 한의사가 사용할 수 있는 기기의 범위, 제한에 대해 명문화된 규정이 없습니다. 시행령이나 시행규칙도 별로 없어 보이고, 각 사안별로 관할 보건소나 보건복지부 등에 질의 회신을 받는 것으로 알고 있습니다.

3,000원, 5,000원으로 정해져 있는 것은 아니고(의원도 마찬가지입니다), 처치나 투약(보험 적용 한약) 등에 따라 얼마든지 더 올라갈 수 있는데, 건강보험심사평가원과의 마찰을 피하고, 주변 한의원과 맞추기 위해서 그런 것으로 보입니다. 초진에도 5,000원을 안 받고 3,000원만 받는 곳도 많아서 한의사들 사이에서 항상 문제가 됩니다(2007년도에 정액제에서 정률제로 바뀐 후 전체적으로 초진료는 상승하고 재진료는 하락했다고 합니

다). 침구치료와 각종 물리치료를 한 시간 가까이 해도 3,000원밖에 안 되는 보험수가가 한방치료 대중화에 공을 많이 세웠는데, 보험수가가 현실화된다면 한약을 팔려는 행태도 줄어들겠지요.

초진료가 사람마다 다르게 되는 것은 한의원에서는 진찰만이 아니라 대부분 한방요법이 더해지기 때문에 그렇습니다. 한방요법이란 경락이나 경혈에 자극을 주는 요법입니다. 자극은 물리적·전기적·화학적 자극, 온열 자극 등 다양합니다. 다양한 자극을 위해 고주파치료기, 적외선치료기 등 기계들을 사용하고 있습니다.

환자를 직접 보지 않고 약을 처방해도 되는가

Q 한의학의 치료에서 약을 처방하는 데 개별적인 차이가 있기 때문에 약의 효과 판정이나 비교가 어렵다는 말씀을 하셨습니다(같은 당뇨환자라도 그 질병의 발병 기전에 따라 다른 해석이 가능하고 따라서 다른 약을 쓴다는 말씀을 예로 들면서…). 이 이야기를 들으면서 소위 주변에서 행해지는 '행태'에 대한 궁금증이 생겼습니다. 예를 들어 어떤 사람이 임신을 해 '보약'이 필요하다고 한다면, 많은 경우 한의사 선생님들은 환자를 보지 않고 각자 개인이 가지고 있는 처방에 따라 약을 지어주고 있습니다. 비록 이러한 경우가 아니더라도 보약을 만드는데 환자가 직접 가지 않고 부모님, 남편 등이 '선물'로 보약을 주기 위해 한의사를 만나 고가의 약을 처방받는 경우도 많이 보아왔고, 그게 크게 잘못되었다고 생각하는 사람은 많지 않을 것 같습니다. 하지만 이는 선생님께서 말씀하신 '개별화 처방'과는 근본적으로 다른 경우가 아닙니까? 그리고 '보약'은 왜 그리 비싼가요?

A 한의사들의 '행태'에 관해 비판할 수 있지만, 서양의학계의 개원가에서 벌어지는 많은 일들과 마찬가지로 개별 한의사들의 영업 행태에 문제

가 많다고 해서 그것이 한의학 자체를 부정하는 근거로는 될 수 없겠지요.

환자를 직접 보지 않고 약을 지어주는 것은 명백히 잘못된 행태입니다. 대부분의 한의사들은 그렇게 하지 않으려고 노력하지만 저부터도 이런 저런 사정으로 보호자가 환자의 상태를 전해주는 것에 따라서 약 처방을 해준 경험은 있습니다. 사진을 보거나 환자와 통화라도 해서 그것을 보충하려고는 하지만 아무래도 무난한 처방, 주소증에 흔히 쓰이는 처방으로 가게 되지요.

한약재 중에는 녹용 외에도 사향, 웅담, 서각(모두 동물보호 차원에서 사용금지 된 품목이긴 하지만) 등 몹시 비싼 약재도 있기는 하나 흔히 사용되는 것은 아닙니다. 비싼 한약 값의 주된 이유는 비싼 약이라야 '효험'이 있다고 생각하는 명품 선호 환자와 '상술'(경영이라고 표현해야겠지요)에 능한 한의사들의 '운명적 만남' 때문이라고 생각됩니다. 일반적으로 고가의 한약은 많지 않습니다. 대개 1일당 10,000~15,000원 수준인데, 이것도 종류에 따라 다르기는 하겠지만 양약에 비해서는 비싸다고 할 수 있지요.

한의원의 신뢰성을 판단할 수 있는 기준은 무엇인가

Q 한약 처방에 대해 잘 알지 못하고 어떤 한의원을 신뢰할 수 있는지 확신할 수 없는 의사 입장에서 이런 경우 무엇으로 판단의 근거를 삼을 수 있을까요?

A '한의원을 신뢰할 수 있는 근거 기준'이 무엇인지? 참 어려운 질문입니다.

일단 무면허자이거나 중의사보다는 한국 한의사 면허를 가진 사람이 낫겠지요. 출신학교나 학위소지 여부는 크게 고려하지 않으셔도 될 것 같고요.

그냥 '소문'난 한의원이 아니라 특정 질환 전문 한의원을 표방하고 광고도 그렇게 하고 있다면, 양방 지식이나 나름대로의 데이터 축적, 노하우를 가지고 있고, 책임성도 더 있을 것이라고 보시면 됩니다(이런 한의원일수록 배제기준[105] exclusion criteria을 확실히 적용하는 듯 보입니다). '무조건' '100%' '완치' 등과 같은 말을 남발하는 사람은 당연히 경계대상 1호입니다.

어떤 분이 "환자가 다니는 한의원에 전화를 걸면 복용 한약에 대해 알 수 있을까요?"라는 질문도 하셨던데, 전화를 걸었을 때 화를 내거나 대화 자체

105) 치료의 대상에서 배제하는 기준

를 안 하려고 하는 것이 아니라 성실하고 진지하게 답변을 하는 사람이라면 점수를 아주 많이 줄 수 있을 것 같습니다.

그러나 여러분이 가족의 진료의, 수술의를 정하실 때의 방식을 생각해 보시면, 친구나 친지 중에서 믿을 만한 한의사를 한 명 만들어 놓고, 그 사람에게 자문을 구하는 것이 가장 현실적인 방법일 것 같습니다.

한방 개원가의 실정은 어떤가

Q 처음으로 이런 한의학 기초강좌가 생겨 기쁘지만, 그 뜻을 이해하기에 아직 부족함이 많고, 좀 더 이른 학년에서 접했더라면 하는 아쉬움이 큽니다. 그동안 대다수 선배의사들의 관행을 비판 없이 수용하여, 타 의학에 대해 고의적인 무관심을 보였던 것은 사실입니다. 개인적으로 한의원에 갔던 경험이 적을 뿐더러, 주위 지인들이 한약 처방에 대해 의견을 물으면 알지도 못하면서 무조건적으로 반대했던 것 같습니다. 의학에 관해서는 모르는 것이 더 위험한데도 말입니다. 특히, 우리가 보는 환자들의 한의학과 보완대체의학에 대한 수요는 증가하는데, 환자보다 대체의학에 대한 지식과 경험이 부족하다는 데 동의합니다.

환자들의 건강과 안녕에 대한 요구와 현대 의학적 접근과의 괴리에서 보완대체의학과 한의학에 대한 수요가 증가할 것이라는 전망에 관해서 질문을 드립니다.

1990년대 이후로 한의학이 위기 극복 차원에서 공격적인 마케팅을 시작했다는 얘기를 들은 적이 있습니다. 현재 어떤 검색창이든 '두통', '부비동염' 등을 치게 되면 연결되는 각종 스폰서링크에 한의원이 많은데, 이런 적극적인 시장전략을 펼치게 된 경위와 10년간 어떤 효과를 보았는지 알고 싶습니다. 그런 홍보전략이 환자들의 수요와 잘 맞물리는지, 환자가 어느 정도 만족하는지 한의원 개업가의 실정을 알고 싶습니다. 온라인 마케팅 홍보 면에서, 서양의학의 개업가는 성형외과나 피부과를 제외하고는 오히려 뒤처지고 있다는 느낌을 많이 받았습니다. 병의원의 숫자가 늘어나면서 서양의학계가 인터넷 광고까지는 불필요하다고 판단하는 반면에 한의학 및 대체의학은 틈새시장을 노리며 치료영역의 확대를 기대하는 것인지요?

A 10여 년 전만 해도 대부분의 한의원은 모든 종류의 환자를 치료하는 일차 진료기관이었습니다. 그러다가 특정 질환의 환자를 잘 치료하게 되면 입소문으로 그런 환자들이 모이게 되어 "-를 잘 고치는 한의원"으로 소문이 나는 것이 보통의 과정이었습니다. 현재처럼 전문 한의원이 많이 생기게 된 것은, 한의계의 적극적인 생존전략이기도 하지만, 이런 과정에서 일정한 노하우가 쌓인 것도 일정 부분 작용했으리라 보입니다. 젊은 한의사들로 세대교체가 이루어지면서 경영 개념의 도입, 양한방 협진, 프랜차이즈 전략도 도움이 되었겠지요.

그 결과 '상업화'와 한의학의 '정체성' 문제도 제기되었지만, 그전까지는 한방 치료 영역이 아니라고 생각되었던 많은 질환들이 점차 치료 영역으로 여겨지는 성과가 있었습니다. 이런 한의계의 현실상 대학병원뿐만 아니라 오히려 전문 특화 한의원·한방병원에서 임상연구에 더 의욕을 보이기도 합니다.

한국에서의 한의학 연구는 얼마나 이루어지고 있나

Q 미국의 NIH 등에서는 비록 한의가 의료에서 차지하는 비중이 미미함에도 불구하고 집중적으로 연구가 이루어지고 있습니다. WHOWorld Health Organization에서 제시하는 '의료체계에 전통 의학이 완전히 통합되어 있는' 대표적 국가(중국, 북한, 한국, 베트남)중 하나로 우리나라에서는 얼마나 연구가 이루어지고 있습니까?

A 최근 통계를 보면, 한방 R&D에 배정되는 연구비가 양방의 5% 미만입니다. 이 정도도 옛날에 비해서는 엄청나게 증가한 것이라 합니다. 미국이 한의학 연구에서도 가장 많은 연구비를 쓰면서 연구를 하고 있다고 봅니다(물론 연구비에 비례한 성과가 있었는지는 모르겠지만). 북한, 베트남은 경제력 차원에서 비교할 수 없는 현실이고, 중국에 비해서는 경제력 대비로 보았을 때 훨씬 떨어질 것입니다. 무엇보다 중국에서는 연구가 국가주도로 이뤄지거나 혹은 국가의 막강한 지원을 받는다는 점이 차이가 있지요. 그런데도 한의학 발전육성 계획 등을 정부에서 입안 추진하는 것에 대해서는 의사협회를 필두로 한 반대가 극심한 것이 현실입니다.

한국 한의학이 중의학이나 일본 전통의학보다 우월한가

Q 서양의학적 기본 위에 한의학을 받아들이려니 수업 듣는 중에 힘든 점이 많습니다. 하지만 "환자가 원하고 그것이 하나의 치료법으로 환자에게 도움을 줄 수 있다면 여러 가지 점들을 고려한 뒤 적용 할 수 있다"는 말씀을 들었을 때는 와 닿는 점이 있었습니다.

하지만 OOO 선생님은 대체의학 중의 하나로 한의학을 보시는 견해이던데, 다른 한의학 교수님들은 대체의학과 한의학을 같이 보지 않고 또 한의학은 중의학이나 일본 전통의학보다 훨씬 우월하다고 말씀을 하시는데 구체적으로 어떤 점에서 그런 건지 궁금합니다.

A 한의학과 보완대체의학의 관계에 대해서는 다른 답변을 참조하시기 바랍니다.

과연 한국의 한의학이 중의학이나 일본 한방의학Kampo medicine보다 우월한지에 대해서는 사람마다 생각이 다를 것입니다. 모든 면에서 우월하다기보다는 어떤 측면에서는 우월하고, 어떤 측면에서는 열등한 점도 있을 것입니다(중국이나 일본에서도 같은 주장을 하겠지요?).

일본은 일단 한의사제도가 따로 없고, 중의학의 일부(주로 중국의 고대 한의학)가 전래되어 그것 위주로 발전했고, 약제도 제형화된 산제 위주로 사용한다는 점에서 한국이나 중국에 비해 영역이 좁습니다. 하지만 제형화된 약제를 사용하므로 임상연구에서는 오히려 앞서 있습니다.

한국은 오히려 중국본토보다도 한의학의 기본 철학이 잘 계승되어 왔다는 점에서 중의학보다 낫다고 할 수 있고, 조선시대 이후에는 한국에만 고유한 한의학이 많이 발전했습니다. 그러나 국가적 지원, 물량공세에서는 당연히 중국과 상대가 안 되겠지요.

중의사 면허자가 한국에서 진료할 수 없는 이유는 무엇인가

Q 현재의 발전 상황이나 제도의 관점이 아닌, 의학 이론이나 경혈의 위치, 사용하는 약재나 처방 등의 학문적 관점에서 중의학과 일본 전통의학과 한의학이 어떤 공통점과 차이점이 있는지 알고 싶습니다. 계속 수업을 듣다 보면, (서양인들이 대개 그러한 것처럼) 하나의 '동양의학oriental medicine'이라는 개념 안에서 뭉뚱그려 논의하는 것처럼 느껴지기도 하거든요. 또한, 중국에서 중의대를 졸업하고 돌아와 국내에서 의원을 열고 진료하는 예를 종종 보게 되는데요, 이러한 중의사들이 한국인들을 진료하는 것이 법적, 임상적인 측면에서 문제가 없는 것인지도 궁금합니다.

댓글

제가 읽은 자료에 따르면 법적으로는 불법이라고 하네요. 중의와 한의의 기본 사상이 다르고 체계가 다른 학문이라는 것, 또 그에 따라 교육 과정이 다르다는 것이 근거였습니다.

A 바로 앞의 답변을 참조하시기 바랍니다. 삼국에서 사용하는 경혈

의 위치도 조금씩 달랐는데, 그것은 표준화 회의를 거치면서 통일안을 만든 것으로 알고 있습니다. 많이 사용하는 침법도 매우 다릅니다. 기본 의학 이론은 같다고 볼 수 있지만, 중의학은 좀더 실용주의적인 접근을 하고, 병명별로 새로 만든 처방을 활용하는 경우가 많습니다. 유물론적 사고방식도 영향을 많이 주었으리라고 봅니다. 사용하는 약재의 종류나 양도 한국과는 많이 다릅니다.

일본 한의학은 『상한론』위주의 고방古方을 많이 사용하고, 독특한 기혈수 이론을 가지고 있으며, 복진을 강조합니다. 이에 비해 한국에서는 고방보다는 고방 이후에 만들어진 처방인 후세방이 더 많이 사용되고 있습니다. 또 일본에서는 탕약보다는 산제 투여가 더 많구요.

중의사는 한국에서 진료할 수 없습니다. 머지 않은 장래에 한중 FTA가 체결된다면 중의사(특히 한국 유학생 출신)의 한국 내에서의 진료가 허용될 가능성이 있다고 보기도 합니다. 하지만 질병과 치료에 대한 정보를 독점하고 있는 전문직인 의료인의 과다한 수요 창출을 막기 위해 대부분의 국가는 의과대학의 정원을 국가가 통제하고 있습니다. 중국과 한국 모두 자국의 계획된 의료인력 외의 공급을 불허하는 정책을 펴고 있습니다. 중국은 중국 내에서 중의과대학을 졸업한 외국인에게 중국내 개업까지도 불허하고 있습니다.

한의학에도 기초 전공자가 존재하는가

Q 한의과 대학에도 임상을 전공하시는 분 말고 기초를 전공하는 분이 계신가요?

A 한의대에도 물론 기초를 전공하는 분이 있습니다. 한방 생리학, 병리학, 진단학, 본초학, 방제학, 경혈학, 예방의학 등이 기초에 속합니다. 강의를 해주신 OOO, OOO 교수님은 모두 기초교실에 소속된 분들이십니다. 그런데 한의계 일각에서는 한의학의 특성상 기초와 임상을 구분해서는 안 되고, 기초 과목을 가르치는 교수님들도 환자 진료를 병행해야만 한다는 주장이 있습니다. 기초 연구가 전문성을 가지기 위해서는 현재대로 해야 한다는 반론도 있고요.

한의대의 교육과정과 전문의 과정은 어떠한가

Q1 서양의학과 한의학의 공동 연구가 꽤 이루어지고 있다고 하는데, 한의과대학에서 서양의학적 지식을 교육과정 상 어느 정도 배우고 있는지 궁금하네요. 어느 정도 서로에 대한 배경지식이 있어야 공동 연구도 가능할 것 같다는 생각이 듭니다.

Q2 강의를 듣고 보니까 한의학도 무척 과학적이고, 제가 갖고 있는 한의학에 대한 부정적인 생각이 일부 능력이 없는 한의사들에 의해 행해지는 의료 때문이라는 생각이 듭니다. 그래서 드리는 질문인데 한의사를 육성하는 과정은 객관적으로 판단할 때 어느 정도 평준화된 코스를 갖는다고 생각하시는지요?

Q3 한의과에서도 인턴, 레지던트가 있는 것 같던데 과가 어떻게 구성되는지요? 침을 서양의학의 외과적인 파트로 보고 별개의 과가 있는지 궁금합니다. 그리고 소아과를 따로 두고 있습니까? 만약에 따로 있다면 소아이므로 한약을 적용하는 적응증이나 치료 용량이 다른지 궁금합니다.

A 다른 분들도 이것에 대해 많이 질문하셨는데, 앞에서도 답변했고, 지인들과 인터넷을 활용하면 구체적 정보는 충분히 수집하실 수 있을 것입니다. 한의대 졸업 후에는 한방병원에서 인턴 1년, 레지던트 3년, 합 4년의 수련과정을 거쳐 한방 전문의가 되는 과정도 있는데, 수련 한방병원이 많지 않기 때문에 의사들과 달리 15~20% 정도만 전문의 과정을 거치고, 나머지 대부분은 졸업 후 곧바로 임상을 하게 된다는 점이 큰 차이입니다.

형식적으로는 의대와 큰 차이가 없지만 문제는 이 과정의 질을 어떻게 평가하느냐 이겠지요. 결론부터 말씀드리면 많은 문제가 있어서 한의학 교육 개혁이 계속 논의가 되는 상황이지만 아직 만족스럽지 않다는 것입니다.

한의대 6년 과정의 50% 이상은 의대 교과과정의 과목과 일치합니다(의사협회에서는 이런 것을 이유로 의료일원화 주장의 근거를 삼기도 했습니다). 교과목 명이 아니라 실제 수업이나 실습내용으로 판단한다면 서양의학 교육 비중이 훨씬 높아집니다. 서양의학의 기본 지식이 없이는 한의사로 임상을 하기도 어려운 의료현실 때문이지만, 학생들도 이런 점에 불만을 많이 가지고 있습니다. 의대도 마찬가지이지만 한의대도 6년간의 학교교육이나 실습만으로 환자를 바로 진료하는 데는 어려움이 많기 때문이지요. 그래서 방학 중이나 학기 중에도 개인적인 공부나 봉사활동 등을 많이 하는 편입니다. 사교육에 많이 의존하는 거지요.

반복적인 훈련과 상당한 시간의 축적이 임상에 필수적이기는 하지만, 의대, 한의대 모두 가장 효과적, 효율적인 의학교육이라는 면에서는 더 많은 변화가 필요하다고 보입니다.

한방 전문의 제도가 생기면서 한방 내과(간계, 심계, 비계, 폐계, 신계), 소아과, 부인과, 신경정신과, 안이비인후 피부과, 침구과(외과 파트로 보는 것은 아닙니다.), 재활의학과, 사상체질과로 분과가 이루어져 있습니다. 예방의학과, 가정의학과도 분과 설치의 필요성이 이야기되고 있는 상태입니다.

한의서에도 "열 명의 남자보다 한 명의 부인을 진료하는 것이 더 어렵고, 열 명의 부인보다 한 명의 소아를 진료하는 것이 더 어렵다"는 유명한 말이 있습니다. 소아 진찰법, 맥법, 처방, 약용량 등은 당연히 다르고, 소아과 전문 의서들도 많이 있습니다.

한의학 교육제도의 개편 방안이 있는가

Q 한의학 학제를 개편하는 것에 대해서는 어떻게 생각하십니까? 방학 때 한의대를 택한 친구들을 계속 만나긴 하는데, 한번은 학제 문제를 가지고 밤새 토론을 나눈 적이 있습니다. 한의 입장에서도 우리가 한의를 이해하지 못해 생기는 답답함 같은 게 있었나 봅니다. 그러면서 자연스레 의료일원화, 양한방 협진 등의 이야기가 나왔습니다. 서울대 한의과대학 유치 필요성 등등의 이야기도 나왔습니다. 몇 년 전 이슈였죠.

친구 이야기를 들어보니 본과 1학년까지는 기초과목은 비슷하게 배우는 것 같았습니다. 순식간에 합친다거나 협진을 한다는 것은 이미 두 의사집단의 수가 팽창할 만큼 팽창해서 서로 전혀 이해하지 못하고 잡아먹으려고 하는 지금 같은 상황에서 너무나 먼 이야기인 것 같습니다.

의사는 본과 4년과 인턴, 전문의 3~4년의 과정을 밟습니다. 지금 같이 한의가 독립적인 상황에서 현대적 연구를 할 수 있는 연구자를 찾지도 못하고 계속 의료 시장의 약자로 남기보다는 차라리 의과대학을 마치고 의사자격증을 획득한 사람이 대학원과정으로 한의과정을 추가로 2~3년 공부해서 한의사 국가고시를 볼 수 있게 한다면 좀 더 발전적인 미래가 되지 않을까요?

주류의학이라고 여겨지는 서양의학과의 화해와 한의학의 발전을 위해 교육

제도의 개편에 대한 한의학계의 의견이 없는지 궁금합니다. 의대에서는 점차적으로 여러 학교가 한의학에 대한 강의를 만들려고 노력한다고 강의 시간에 듣고, 한의계의 노력이 궁금해졌습니다.

A 전체적인 학제 개편은 아주 큰 문제이므로 좀 더 많은 논의가 필요합니다. 그러나 말씀하신 것과 비슷한 모델인 국립 한의학 전문대학원이 부산대에 설치가 되어 2008년부터 학생을 받고 있습니다. 의사만이 입학할 수 있게 한 것은 아니지만요. 몇몇 한의대에서는 정책적으로 편입 시에 의사 출신을 우대하여, 복수면허자들을 지속적으로 배출하고 있습니다. 의대 중에서도 한의사 편입을 많이 받아들이는 곳이 있구요.

그러나 이런 식으로 배출된 사람들이 현실 의료에서 뿌리내릴 수 있는 제도적 뒷받침이 먼저 되지 않고서는, 인력을 아무리 많이 배출해도 한의학과 서양의학의 화해, 공동연구와 발전에 이들이 기여하기란 힘든 것 같습니다.

보완대체의학도 포함하는 바람직한 진료체계는 무엇인가

Q 의사들이 한의학을 알아야하는 이유 등을 설명하시면서 의사가 병을 치료, 진료하는 과정에서 환자의 심신, 만성질환 등을 관리하기 위해 심신의학 병행을 권유할 수 있을 거란 의미의 말씀을 전해주신 것으로 기억합니다. 그러나 제 짧은 생각으로는 현 의료체제에서 이런 시스템의 의료에 한의사들이 반발하지 않을까 하는 생각이 들어서, 실제 생각은 어떠하신지 궁금합니다.

한의사들이 "보완대체의학이 서양의학의 한계를 치료할 수 있다"는 생각에는 동의할 것으로 보이나, ○○○ 선생님께서 의료의 일원화 예로 드신 대로 "서양의학 쪽에서 환자를 진료하고 그 한계가 되는 측면을 심신의학 쪽이나 만성질환을 효과적으로 치료한다고 검증된 보완대체의학 쪽으로 의뢰한다"는 생각이 서양의학 중심의 '우리만의 생각'이 아닌지, 아니면 한의사들도 그런 진료체계를 좋다고 생각할지 궁금합니다.

A 현재 서양의학 쪽에서 한계가 있는 환자를 보완대체의학 쪽으로 의뢰하는 일은 거의 없지만, 환자들이 스스로 그렇게 판단해서 한의학이나 보완대체요법을 찾고 있습니다. 그러니까 그런 진료체계는 좋다 나쁘다 평

가하기 이전에, 이미 왜곡된 형태로나마 현실로 존재하는 것이고, 한의사들도 그런 현실은 받아들이고 있습니다. 불만족스럽다고 해도 한의학의 치료 영역을 넓히고, 그것을 과학적으로 입증하는 것 외에는 특별한 방법이 없기 때문이기도 합니다.

한의사들이 좋다, 바람직하다고 생각하는 진료체계가 무엇인지 한 마디로 말하기도 어려울 것 같습니다. 의사들보다는 훨씬 다양한 내부 이견이 존재하니까요.

한의학에서도 보완대체요법이 사용되는가

Q 한국에서 한의학은 정식으로 의료보험에 의해 보장 되는 등 제도권 의료의 범주에서 이루어지고 있지만, 다른 보완대체의학은 어느 정도 시술되고 있는지 정확하게 파악하기 힘들다고 알고 있습니다. 예를 들면 카이로프랙틱이라든가 수지침같이 정통 한의학으로 분류가 되지 않는 것들 말입니다.

서양의학 쪽에서는 사실 한의학이나 다른 보완대체의학이나 뭉뚱그려서 생각하게 되는 경향이 있는데 한의학 쪽에서는 아무래도 다르게 보고 있을 것 같습니다. 한의학에서 한의학 이외의 보완대체의학에 대해서 갖고 있는 시각은 어떤 것인지 알고 싶습니다. 한의학 쪽에서도 서양의학과의 공동 연구 등을 많이 한다고 수업시간에 들었는데 다른 보완대체의학과의 공동 연구는 없는지, 한의학 쪽에서 그러한 의학을 새로운 한의학의 범주로 편입하고자 하는 것은 없는지 알고 싶습니다.

A 한의학은 한국에서는 하나의 독립된 의학입니다. 그렇기 때문에 보완대체의학이라고 할 수 없습니다. 그러나 이런 제도가 없는 서구에서는 보완대체의학에 포함시켜 설명하고 있습니다(미국 국립보건원의 보완대

체의학 분류표 참고).

한의학에서는 다른 보완대체의학들을 '한의학적으로 활용될 수 있는 요법'으로 보는 시각이 많습니다. 이미 아주 많은 부분들이 한의원에서 시술되고 있고, 최근에는 점점 그 종류가 다양해지고 있습니다. 이런 움직임을 못마땅하게 생각하는 한의사도 물론 있구요.

한의학 원리에 기초를 둔 기공, 태극권은 물론이겠지만, 카이로프랙틱, 테이핑, 향기치료는 아주 대중적으로 사용됩니다. 그 외에도 자석치료, 파동치료, 해독요법, 뉴로피드백을 사용하는 곳도 많고, 최면요법, NLP[106], 음악치료까지 도입한 곳도 보았습니다.

특징적인 것이 있다면 요법을 단순 도입하여 부가적으로 사용하기보다는 그것을 한의학 이론으로 재해석, 재구성하여 사용하는 경우가 많다는 것입니다. 보완대체요법들의 입장에서 보면 변질 혹은 한의학화 하는 것이라고도 볼 수 있지요.

2008년 들어서는 한의대 정규 교육과정에 보완대체의학 강의를 포함시키려는 시도들도 이루어지고 있습니다.

미국 국립보건원의 보완대체의학의 분류

1. 대안(완전)의료 체계 Alternative medical systems (Whole medical systems)	중의학(Traditional Chinese Medicine)
	동종요법(Homeopathy)
	아유르베다(Ayurvedic Medicine)
	자연의학(Naturopathic Medicine)
2. 심신상관 요법 Mind body interactions	바이오피드백(Biofeedback)
	명상(Meditation)
	유도영상 요법(Guided Imaginary)
	신경언어 프로그램 요법 (Neuro Linguistic Programming)

106) Neuro – linguistic program, 신경언어 프로그램 요법

2. 심신상관 요법 Mind body interactions	인지행동치료(Cognitive-Behavioral therapy)
	스트레스 관리 요법(Stress Management)
	예술치료(Art Therapy)
	음악치료(Music Therapy)
	이완요법(Relaxation Techniques)
	호흡요법(Breathing Exercises)
	최면치료(Hypnosis)
	태극권(Tai Chi)
	요가(Yoga)
3. 생물학적 요법 Biologically based therapies	생약요법(Phytotherapy : Western Herb 중심)
	영양요법(Nutritional Therapies)
	건강식품보조제(Dietary Supplement)
	식이요법(Diet based Therapy)
	정형분자 교정의학(Orthomolecular Medicine)
	비타민 C 요법(Vitamin C therapy)
	효소요법(Enzyme Therapy)
	킬레이션(Chelation)
	세포요법(Cell Therapy)
	산소요법(Oxygen Therapy)
	해독요법(Detoxification)
4. 수기조작요법 Manipulative and body based methods	카이로프랙틱(Chiropractic)
	정골요법(Osteopathy)
	지압요법(Acupressure)
	응용운동학(Applied Kinesiology)
	프로로테라피(Prololotherapy)
	신경치료(Neural Therapy)
	수치료(Hydrotherapy)
	치료마사지(Therapeutic Massage)
	발반사요법(Reflexoogy)
	시아추(Shiatsu)
	테이핑요법(Taping Therapy)
5. 에너지 요법 (Energy therapies)	기공(Gi Gong)
	자장요법(Magnetic Field Therapy)
	광선치료(Light Therapy)

정통의학 - 보완대체의학 - 한의학의 관계는 향후 어떻게 될까

Q 의사도 환자만큼은 한의학에 대해서 알아야 한다는 교수님의 의견에 깊이 동감하고 있습니다. 수업을 들으면서도 해결되지 못한, 평소 한의학에 대한 저의 개인 의견을 올리고자 합니다. 학문으로써 한의학이 체계적이라는 데는 개인적으로 동의합니다. 그리고 한의학이 현재서양의학이 해결하지 못하고 있는 부분에 대해서 많은 해결책을 제시해 줄 수 있다는 데 대해서도 동감합니다.

하지만 아쉽게도 현시점에서 한의학의 역할은 거기까지라는 것이 제 개인적 의견입니다. 학문으로서 서양의학이 한의학보다 우월하다고, 더 옳다고 생각해서가 아닙니다. 의료행위로서 근거가 확립된, 안정성과 효용성이 입증된 방법이 있다면, 근거가 확립되지 못한 의료행위는 절대로 그것을 대신할 수 없다고 생각하는 것입니다.

수업시간 중 어떤 교수님이 연구를 소개하시면서 "하도 evidence, evidence … 하길래 연구를 수행했다"라는 말씀을 하시는 것을 들었습니다. 물론 그냥 별 의미 없이 하신 말씀이실 수 있지만, 그 말을 듣고 꽤 놀랐습니다. 어떠한 의료행위가 정당화되기 위해서는 안정성과 효용성에 대한 객관적인 뒷받침이 당연히 요구되는 것 아니겠습니까? 특히 그것이 법적 테두리 안에서 용인되는 현실이라면 말입니다. 그리고 한의학이 보완대체의학이 아닌, 정통의학으로서 자리

매김하기 위해서라도 'evidence'는 필수불가결한 것 아니겠습니까?

물론 교수님들께서 말씀하신 대로 한의학에서 연구 수행이 어렵다는 것은 십분 이해합니다. 하지만 어떻게 증명할 것인가는 한의학이 앞으로 풀어야 할 숙제이고, 그 숙제를 풀기 전까지 한의학에서 행하고 있는 많은 의료 행위는 보완대체의학의 범주를 벗어날 수 없다고 생각합니다.

사실 제가 여쭙고 싶은 것은 하나입니다. 한의사들이 생각하는, 현재 우리나라에서 한의학의 위치는 어디쯤입니까? 보완대체의학입니까?

댓글

한국에서 한의학은 실정법상 하나의 의학 위치를 차지하고 있습니다. 그러나 앞으로 치료 결과의 근거를 제시하지 못하는 한 보완대체의학에 불과하게 될 것입니다. 정통의학/보완대체의학은 효과가 증명이 되었는가 아닌가로 가를 뿐이라 생각합니다. 보완대체의학도 언제든 정통의학이 될 수 있고, 그 반대 상황도 가능하죠. 속히 한의학의 정통의학화가 이루어지길 바랍니다.

A 현재 우리나라에서는 실정법상으로도, 한의사들의 생각으로도 한의학은 보완대체의학의 일부가 아닌 독자적인 제도권 의학입니다. 문제는 미래이겠지요.

통합의학으로의 발전은 세계적으로 필연적인 추세로 보입니다. 그러나 두 원의 벤다이어그램으로 상황이 표현될 수 있는 서구와는 달리, 한국의 상황은 좀 복잡합니다. 원이 두개가 아니라 세 개일뿐더러, 통합의 과정을 거쳐 CAM보완대체의학이 자연스럽게 정통의학의 부분집합으로 될 거라고 예측되는 서구와는 여러 가지 점에서 다르기 때문입니다. 법적, 제도적으로 정통의학과 대등한 위치를 인정받고 있으며, 엘리트 집단으로 일정한 세력을 가지고 있다는 것만이 문제가 아닙니다. 보완대체의학은 대부분 이론체계가 없거나 단순한 '요법'들이라면 한의학은 완결된 그리고 정교화된 철학과 이론체계와 용어들을 가지고 있기 때문에 정통의학의 부분집합으로 되기 힘들 거라고 예상됩니다.

결국 한국에서는 의학이 통합의학으로 발전할 때 담을 수 있는 내용은 풍부하지만, 그 과정은 매우 복잡하고 힘들고 많은 고민을 필요로 하겠지요. 이런 한국적 특수상황 때문에 한국에서는 오히려 보완대체의학이 주도적으로 정통의학과 한의학의 완충지대를 자임하고 가교 역할을 해야 한다, 그럼으로써 통합과정을 주도해야 한다고 생각하시는 분들도 있는 것 같습니다. 한의학 안으로 나머지를 통합시켜야 한다고 생각하는 사람은 한의계 내에서도 별로 없고, 정통의학에서는 대부분 당연히 보완대체의학과 한의학을 정통의학 안으로 통합해야 한다고 생각하고 있기 때문에 위의 움직임들이 중요 변수로 작용할 수도 있을 것 같습니다.

그러나 통합의 과정은 단순한 당위적 명제나 현재의 역관계에 의해 그림이 그려지기보다는 누구도 예측할 수 없는 역동적인 모습을 띨 것이라고 생각됩니다. 실제로 대중의 이익을 대변하면서 대중의 여론을 만들어내고 지지를 얻어내는 집단이 결국 통합의 과정과 내용을 주도하리라고 생각됩니다.

한의사들은 이른바 '의료일원화'를 어떻게 받아들이나

Q1 한의사분들을 만나보면 환자를 치료하면 되었지 굳이 의사를 설득시킬 필요가 뭐가 있냐는 생각을 가지신 분들도 많았던 것 같습니다만, 그것도 틀린 말이라고 생각은 안 합니다. 단지 서양과학 중심의 패러다임이 지배하는 세계이고, 주류의학이 서양의학이기 때문에 의사들을 설득시키는 작업들이 필요하리라 생각됩니다.

그런 의미에서 제 생각에는 지금 의료일원화가 되면, 의학적으로 이해되는 한의학의 부분만 의학으로 흡수되는 형태가 될 것으로 생각됩니다. 미래의 과학에서는 이해할 수 있을 것을 지금 생각으로 이해할 수 없다고 해서 사라져 버릴 가능성도 있을 것 같습니다. 뿐만 아니라 학문외적인 영향에 의해서도 지금은 의료일원화가 어려운 것으로 알고 있습니다. 그렇다면 선생님께서는 언제쯤 의료일원화가 가능하리라 생각하시는지요?

Q2 궁극적으로 왜 꼭 의료 일원화가 실행되어야 합니까? 오히려 두 학문의 차이점을 더욱 명확하게 해서 확연한 구분을 지어나가면 안 되는 것인가요?

Q3 한의학계에도 일부에서는, 강의 중에 나왔던 일본 모델처럼 의료 일원화가 되는 것이 오히려 한의학이 발전하는 길이라고 생각하시는 분들이 있다고 하고, 교수님께서 수업 자료에 올려주신 논문에서와 같이 현재의 의료 일원화 노력은 주로 한의사가 주도하는 협진 병원의 형태로 이루어지고 있는 것도 사실입니다.

사실 의학계에서는 한의학을 거부하고 배척하는 분위기가 주류임을 부인할 수 없고, 의료 일원화가 이루어진다 해도 당연히 한방이 서양의학에 흡수되는 방식을 취할 것으로 기대하고 있는데, 한의학계에서 의료 일원화에 대한 전반적인 입장은 어떠한지, 만약 의료 일원화가 결국 한국 의료계가 나아가야 할 길이라는 입장이라면 그 구체적인 방식과 청사진은 어떠한 모습인지 궁금합니다.

예를 들어 한방과 양방이 더 우수하고 효과적일 수 있는 질환군을 구분하여 진료와 치료에 있어서 서로의 기본 철학은 유지한 채 대등한 양상을 취할지, 아니면 서양의학적 진단과 치료 방법이 기본이 되고(사실 현재 세계적 의료 패러다임인 서양의학적 질병 분류나 치료 체계 전체를 부인하기는 힘들다고 봅니다.) 한의학에서 특정 질환에 있어 효과가 인정된 한약이나 침 요법 등을 보완적으로 적용하는 양상이 될지 하는 것 등입니다.

A 한의사들 대부분은 의료일원화라는 말을 아주 싫어하고 반대합니다. 의료일원화=한의학의 흡수통합=한의학 말살로 받아들이기 때문이지요.

'의료일원화'는 주로 의사들이 주장하고 또 추진하고 싶어 하는 내용입니다. 의사협회의 공식 정책방향이기도 하구요. 의사들이 생각하는 의료일원화의 개념과 추진방식은 의료정책연구소 의료정책포럼에서 이 문제를 다룬 자료[107]를 참고하시면 도움이 많이 될 것입니다. 이제까지는 실제

107) 『한국 의료 일원화의 쟁점과 정책 방안』, 2005년 4월 16일 제13차 의료정책포럼 자료집

'의료일원화'하겠다는 것 보다는 한의계를 공격, 압박하는 정치적 구호 비슷하게 사용되었는데, 근래에는 점차 실제적으로 추진하려는 움직임이 많아진 것 같습니다.

그러나 최근에는 한의사들 중에서도 '의료일원화 되는 것이 차라리 낫다'라는 생각을 하는 사람들이 늘고 있는 것은 사실입니다. 그런데, 이런 한의사들이 생각하는 의료일원화는 의사, 한의사의 면허 구분 없이 의사로 면허가 통합되어 현재 한의사인 사람들도 양방 의료기기와 검사를 마음대로 사용할 수 있는 것을 주요한 내용으로 삼고 있습니다. 의사가 한의학 공부를 한다 해도 웬만큼 해서는 침구와 한약을 제대로 사용하기는 힘들 거라고 계산하는 거지요. 과연 의사들이 허용할 수 있는 방식일까요?

이렇듯 의료일원화라는 말을 가지고도 서로 다른 내용으로 정의하고 있기에, 쉽게 이루어지기는 더욱 힘들다고 생각됩니다. 또 저 개인적으로는 의사들이 주장하는 흡수통합 식의 의료일원화가 꼭 한국의료와 의학 발전에 바람직한 형태라고도 생각하지 않습니다. 설사 그런 방식으로 추진하려 한다 해도, 단기적으로 급격하게 이루어질 수 없으며, 아주 장기적으로 이루어져야 할 것입니다.

그 과정을 통해 의료통합이 어떤 양상을 띠게 될지는 알 수 없습니다. 한의계의 노력, 대중환자의 요구, 정부의 정책 방향, 양방-한방의 역관계 등 여러 요소가 작용하는 아주 역동적인 과정에 의해 그 모습이 결정될 것은 분명합니다. 그러나 제도적으로 면허가 통일되는 형식의 의료일원화까지 가기에는 오랜 시간이 걸리겠지만, 내용적으로는 개원가에서 한의사와 의사의 진료형태가 점점 비슷해지거나 융합되는 형태로 나가고 있는 것이 또한 부인할 수 없는 추세입니다.

동서의학의 접목을 위한 노력이 어떤 식으로 이루어지고 있나

Q1 이번 수업의 의도와 목적이 서양의학을 배움에 있어, 동양 의학을 소개하여 서로 이해하고, 임상과 연구에 있어 접목하고자 하는 노력인 것 같은데, 이 외에 특별히 한·양의학의 접목을 위해 현재 어떤 식으로 노력을 기울이고 있는지 궁금합니다.

Q2 동서의학 공동 연구는 주로 어떤 연구를 진행하고 있는지 궁금합니다. 공동 연구라면 쌍방의 좋은 점을 살려서 연구하는 것으로 느껴지는데, 구체적인 그림을 그리기가 힘들거든요. 한의학의 과학화라든지, 서양의학의 불치병에 대한 한의학적 해석 같은 것은 아무래도 공동 연구라고 하기에는 어려울 것 같아서요.

A 한의학, 서양의학의 접목은 결국 현실적으로는 교육, 연구, 임상, 제도와 정책 분야에서 이루어져야 하는데, 아직은 이런 노력을 기울여야 한다고 주장하는 사람이 소수인 것 같습니다. 의대들에서 한의학을 소개

하는 교과과정이 생기는 것, 공동 임상연구, 협진, 또 이런 것들을 뒷받침할 수 있는 정책 개발 등이 지속적으로 이루어져야 하리라고 생각합니다.

연구의 대부분은 한의학 기초연구나 임상연구에 한의계의 요청으로 의사가 관여되는 형태의 공동연구이지, 의사가 공동연구를 먼저 제안하는 경우는 거의 없는 것 같습니다. 신약개발과 관련해서는 제약회사도 관심이 많기 때문에, 제약회사, 약대 교수님들이 연구를 하면서 한의사와 공동연구하는 경우는 많이 있습니다.

양한방 협진의 현황은 어떠한가

Q1 양방으로 진단하고, 한방으로 치료하는 양한방 협진 형태를 반영한 병원을 경희대 의대와 한의대가 협력하여 설립했다고 하는데 아이디어는 이상적이지만 그에 못지않게 현실적 어려움이 많았으리라 생각합니다. 처음에 이런 생각을 추진시키기에 고초가 많았을 것으로 보이는데, 어떻게 서로의 입장을 조율했는지 알고 싶습니다.

Q2 양한방 협진이라고 적힌 병원들을 많이 볼 수 있는데 실제 임상에서 어떠한 형태로 진료가 이루어지는지 궁금합니다. 질병 하나를 예로 들어서 설명해주시면 좋겠습니다. 양한방 협진이라고 하지만, 아무래도 견해가 충돌하는 경우가 많을 것이고, 양방과 한방에서 중복 처방을 하는 형태처럼 되어 버리면 오히려 환자한테 안 좋은 경우도 있을 수 있다고 생각합니다.

A 양한방 협진에서의 조율은 경희대를 비롯한 모든 곳에서 아직도 부족한 상태입니다. 연구 보고서나 논문들[108]을 보면 의사와 한의사의 인식의 괴리는 여전히 큽니다. 협진 의료기관에 근무한다 해도 한의학에 대해

108) 「한방병원과 협진하는 의사실태 조사」, 의료정책연구소 연구보고서 2004-1-05 ; 권영규 외, 「한양방협진에 대한 의료전문직의 태도」, 『동의생리병리학회지』 2006;20(1)

긍정적인 의식이 크지 않고, 원활한 협력이 이루어지는 데 많은 어려움이 있음을 보여주고 있습니다.

협진의 역사는 오래되었지만, 실제로는 '무늬만' 협진인 곳이 많고, 최근에는 상업화된 협진도 많습니다. 그래도 더 나은 형태의 협진을 위해서 노력하는 사람도 많기 때문에 전망을 어둡게만 생각하는 것은 아닙니다. 물론 의사·한의사가 환자를 동시에 함께 진료하는 것이 바람직하겠지만, 현실적으로는 단독진료와 협진 중 환자가 어느 것을 원하는지 선택하게 하여 순차적으로 협진 진료가 이루어집니다.

필요한 검사가 있다면 의사가 시행하고, 약 처방은 반드시 중복 처방을 하는 것이 아니고, 필요나 환자의 요구에 따라 한 가지만 처방하거나 두 가지를 병용하기도 합니다. 급성기로 증상이 심할 때는 양약이 많이 사용되기도 하지만, 만성화 되거나 재발을 반복하는 경우는 한방치료만 하는 경우가 많습니다. 치료율을 높이면서도 치료비용은 낮추어야 하는데, 개원가에서는 경영문제가 더 크기 때문에 비용을 낮추기 보다는 반대의 길을 걷는 경우가 많지요. 그 문제를 현명하게 해결해야 협진이 발전적으로 확대될 거라고 생각됩니다.

동서의학 협진의 발전 방향은 무엇인가

Q 중국에서는 양진한치洋診漢治라는 것을 한다는데 그것이 우리나라에서는 지금 어느 정도로 어떻게 적용되고 있고, 수업시간에 양한방 협진을 강조하셨는데 어떤 질환이나 방향으로 이루어질 수 있는지 궁금합니다.

A 양진한치, 즉 서양의학으로 진단하고, 한의학으로 치료한다는 것은 중의학의 실제 임상 양상과 관련이 깊다고 추측됩니다. 한의학의 관점에서는 한진한치韓診韓治, 즉 서양의학의 병명과는 무관하게 한의학적 관점으로 진단하고 치료하는 것이 옳다는 것이 대부분 한의사의 생각입니다. 그러나 현실적으로 한의원에 내원하는 환자들은 양방 병명과 검사결과를 가지고 내원하는 경우가 많기 때문에, 서양의학의 진단에서 완전히 자유로울 수 없다는 것을 고민하기도 합니다.

한양방협진은 우선 현재까지 서양의학에서 치료방법이 없다고 하는 난치병을 한의학적으로 치료하면서 양방검사 등으로 경과를 추적하는 것을 생각해 볼 수 있겠지요. 대증치료나 응급상황, 급성기에는 서양의학 치료법을 병행하면서 각종 만성병을 돌보고 관리하는 데도 유용할 것 같습니다. 꼭 만성병에만 한의학이 장점을 가진다고 보기는 힘들고, 침구치료의 경우, 다른 관점에서도 결합될 수 있습니다. 제가 개인적으로 해보고 싶은 것들은 복부 수술후 침 치료로 장내 가스가 배출되기까지의 시간을 줄이고 입원기간도 단축하는 것, 심근경색증 치료에서 'door to needle time' 사이에 침치료를 병용하고 예후를 비교해 보는 것, 수술 전후 혹은 수술 도중에 침 치료를 병용하여 수술 후 구역질이나 구토, 통증을 줄일 수 있는지 보는 것 등입니다. 저는 생각만 바꾸면 쉽게 도입할 수 있는 치료라고 생각하지만, 현재의 병원 시스템, 의사들의 인식을 고려하면 결코 쉽지 않은 일이겠지요.

이제까지 협진이 오랫동안 이야기 되었어도 왜 모범적인 사례를 찾기 힘든 것일까라는 것이 늘 저의 고민거리였습니다. 1차 의료만이 아니라 3차 의료, 난치병에서 양쪽의 최고의 고수들이 만날 수 있는 협진이어야 한다는 것, 협진 주체들간의 신뢰와 소통의 토대가 확고해야 한다는 것(의학 외적 부분과 상호의학에 대한 이해 모두)이 중요하다고 생각합니다. 또 하나가 다른 하나를 대체하는 것 보다는 서로 이익을 줄 수 있는 영역부터 시작되어야 하고, 고비용 의료로 상업화 될 수 있는 위험을 극복하는 것도 중요한 문제입니다. 법적, 제도적으로 협진에 유리한 환경이 조성되는 것도 물론 필요하겠습니다.

2010년 2월 1일 의료법의 개정으로 병원급 의료기관의 상호 과목 설치와 의료인 고용이 허가되었습니다. 즉 이전까지는 양한방 협진 병원, 한방병원들이라도 법적으로는 두 개의 의료기관으로 분리 개설할 수밖에 없었지만, 법이 개정되어 병원에서 한의사를 고용하여 한방내과, 침구과 등의 한의과 과목을 개설할 수 있고, 한방병원에서는 의사를 고용하여 내과, 신경과 등의 의과 과목을 개설할 수 있게 된 것입니다. 그러나 실제 양한방 협진 진료에 대해서는 아직 제도적인 제약이 많습니다. 대표적인 것이 한 환자에게 같은 날, 같은 병명으로 양쪽 진료가 이루어지면 두 번째 받은 진료에 대해서는 보험 급여가 인정되지 않는 보험 수가 문제입니다. 실제로 협진을 하지 않으면서 부당 청구하는 것을 막기 위함이라는 것이 보건복지부나 건강보험심사평가원의 논리이지만, 같은 병에 대해 양쪽이 협력하여 진료하는 것이 협진의 본래 의미임을 생각해보면 모순이 많은 제도이지요. 환자 입장에서는 두 곳을 각각 방문하는 것 보다 비용 부담이 늘어나게 되고, 병원 입장에서도 실익이 없기 때문에 협진 활성화의 주된 장애 요인으로 지적되고 있습니다.

협진의 바람직한 발전 방향

저는 2005년 대한동서의학회에서 발표한 「동서의학 협진과 복수면허자의 역할」이란 논문에서 바람직한 협진 모델과 그 발전방향을 다음과 같이 제시해 보았습니다.

1) 협진영역의 확대

우선 뇌졸중 환자의 재활치료, 만성 통증성 질환의 치료 등에 주로 국한되어 있는 협진 영역이 확대되어야 할 것이다. 이것은 단순한 양적인 확대가 아니라 질적인 발전을 추구한다는 것을 의미한다. 처음에는 환자에게도, 양방에도 한방에도 모두 도움이 되는 영역부터 협진과 공동연구가 시작되는 것이 바람직하며 현실적이기도 하다. 몇 가지를 예시해보면 다음과 같다.

① 난치병에의 도전

- 암 치료 : 이제까지 주로 항암제, 방사선 치료의 부작용을 줄이거나 수술 후 회복을 보조하는 데 머물렀다면 암의 재발 방지, 조기암의 한방 치료 등으로 나가야 한다.

- 난치성 자가면역질환 : 스테로이드 등 면역억제제 사용 or/and 한방치료
- 항균제 내성 감염병, 다제 내성 결핵 등

② 외과 영역(약 복용에서 중복되는 내과계보다 의외로 협진이 쉽고 분야도 다양할 수 있다)
- 복부 수술 후의 자침으로 장폐색 예방, 한약 투여로 수술부위 유합 촉진, 감염 예방
- 습관성 유산 예방, 난산 시 분만을 돕기 위한 침구 시술 및 한약 투여

③ 응급치료(침을 활용하면 오히려 병원 시스템에서의 응급처치보다 훨씬 빠를 수 있다)
- 심근경색 응급치료 : door to needle time 사이에 자침
- 급성 고혈압증 : 자침, 사혈로 혈압 강하(이에 관해서는 이미 몇 가지 연구가 발표되었다)

④ 만성병의 치료 관리(제약회사의 이해관계와는 배치됨)
- 고혈압, 당뇨 : 현실적으로 평생 복용해야 하는 양약을 한방치료를 통해서 약의 용량을 서서히 줄이거나 중단시킬 수 있도록
- 편두통, 불면증, 우울증 : 양약 의존에서 벗어날 수 있도록

⑤ 근로자 정기 건강진단 : 한방 검진을 공식적으로 포함하는 것(일부 시행되고 있고, 직업병과 관련하여 이에 대한 연구도 있다.)

2) 임상연구를 통한 협진프로토콜 개발

이제까지는 주로 협진에서 한약을 병용투여해도 부작용이나 위험성이 없다는 것을 증명하는 연구들이 주로 시행되어 왔었다. 또 「한약과 양약의 복합투여시 안전성, 유효성 연구」는 정부의 정책 사업이기도 했다. 협진의 효과를 검증하기 위한 임상연구는 대조군에 양방적 치료(또는 한방적 치료)만을 시행하고, 협진치료군과 비교하는 연구들이 있어 왔다.

진정한 협진이라면 상호 협의하여 서로의 진료 내용까지 변화를 줄 수 있어야 한다. 약물 상호작용을 고려할 뿐 아니라, 같은 작용을 하는 약물의 경우 용량을

줄이거나 빼는 것, 환자의 증상별로 분야를 나누어(갑작스런 고열은 양약, 소화기계의 문제는 한약 식으로) 투약하는 방식 등 다양한 프로토콜의 개발이 필요하다. 뇌경색 환자의 경우, 응급실에서부터 실질적인 협진이 이루어져야 하는데, 양의사의 입장에서는 중환자(생체징후가 불안정한 환자나 급성기)는 혈전 용해제 투여나 응급처치를 양방에서 먼저 시행해 환자가 안정화 된 후 한방으로의 협진의뢰가 이루어지도록 하고, 경환자나 비급성기의 경우 환자가 원하는 쪽(주로 한방)으로 입원 치료하도록 해야 한다는 결론을 내릴 수밖에 없게 된다. 이것은 실제 중풍환자 중심으로 운영되는 한방병원의 현실이기도 하다. 응급실에서의 초기 처치를 포함하여 한의학적 치료를 극대화 할 수 있는 프로토콜이 개발되어야 한다.

3) 진료단계별 협진모델

협진 형태에 대한 기존의 사고는 협진을 크게 몇 단계로 나누는 것이다. 첫째, 각자의 진료실에서 consult 개념으로 이루어지는 초보단계의 협진(검사의뢰, 자문), 둘째, 환자가 의사와 한의사를 차례로 방문하게 한 뒤 진단을 내리고 필요한 치료를 선택하거나 두 가지 치료를 병행하는 방법, 셋째, 의사와 한의사가 동시에 앉아서 진료하는 방법, 넷째, 가장 진보된 방법으로 클리닉별로 환자를 가장 잘 가이드 할 수 있는 양한방 협진 검사와 진단 그리고 치료에 있어서 한방과 양방이 조화를 이루어 치료할 수 있는 가장 효과적인 시스템을 만든 다음 이 시스템을 거쳐서 완벽한 진료가 이루어지도록 하는 것이다. 즉 협진을 낮은 형태에서 높은 형태로 단계적으로 발전시켜 나가는 것으로 본다. 물론 협진 자체로만 보면 네 번째가 가장 이상적이겠지만, 전체 의료를 놓고 보면 일직선적으로 발전시켜 나간다는 사고보다는 진료단계별로 다양한 형태, 다양한 층차의 협진 모델이 동시적으로 공존하는 것이 더 타당하다.

'동일한 시간과 공간'이 협진의 필수요소라고 생각할 필요도 없을 것이다. 이제까지의 협진이 시간적, 공간적 동일성과 편리성을 제공(실제 절차는 그다지 편리하지 않았고, 비용도 오히려 높아졌다.)하는 것뿐이라면, 시간적, 공간적으로 분리되더라도 내용상의 협진을 확보하는 것이 더 중요하다. 병원, 의원의 공식적인 결합이 아니더라도 상호 신뢰만 있다면, 구체적인 환자를 매개로 하여 의사/한의사

개인-개인의 차원에서도 훌륭한 협진이 이루어질 수 있다.

'단계적 발전', '시공간적 동일성'의 전제조건들을 벗어버리면 1차 진료단계의 광범위한 자원을 협진에 끌어들일 수 있다. 현실적으로 협진이 가능한 방식은 로컬 의원급에서 개인 대 개인의 모델이 가장 이상적이라는 주장도 있고, 한 논문의 면접조사에서 "죽마고우가 한 사람은 한의학을 공부하고 한 사람은 서양의학을 공부해서 나중에 함께 협진을 한다면 잘 되지 않을까요?"라고 말한 경우도 있었다. 이런 이야기들이 나오는 것은 협진이 성공하기 위해서 무엇보다 중요한 것이 열린 마음이기 때문이다. 학문의 출발이 다르고 경험해보지 않은 의학에 대해서 서로 판단하기보다는 받아들이려는 기본적인 마음이 필요하다. 아무리 좋은 시스템이 있어도 진료하는 의사와 한의사 당사자들의 마음이 열려 있지 않으면 결코 성공할 수 없고, 오히려 불신의 골이 더 깊어지는 경우도 많다.

구체적인 형식으로는 환자치료에 대한 자문의 확대나 전공과 관심분야가 같은 의사/한의사의 공동개원 등을 생각해 볼 수 있고, 종교가 같거나(기독교인 의사/한의사의 단체인 누가회는 협진을 단체의 중요한 과제로 설정하고 많은 시도를 하고 있다.) 같은 정치적 지향을 가진 경우(인도주의실천 의사협의회, 건강사회를 위한 치과의사회, 참의료실현을 위한 청년한의사회 등의 단체에서 활동하던 의료인들이 모인 녹색병원) 조금 더 유리하게 출발할 수 있을 것이다.

그러나 이것만으로는 충분하지 않다. 3차 진료단계에서의 협진이 실현되어야만 명실상부한 협진이 될 수 있다. 그동안 협진이 위력을 발휘하지 못하고 지지부진했던 중요한 이유 중 한 가지는 최고-최고의 만남이 되지 못했다는 것이다. 특히 우리나라 환자들은 의료시스템의 문제이기도 하지만, 최고의 명의, 최고의 병원(비록 그것이 허상일지라도)을 찾는 경향이 있고, 난치병일수록 그런 요구는 더 커진다. 중소형 한방병원과 거기 고용된 경력이 짧고 비자발적인 pay doctor의 결합으로는 결코 환자의 요구를 만족시킬 수 없다. 환자들은 실제 뛰어난 실력을 가지고 있더라도 복수면허 보유자 한 사람에게서 양쪽 진료를 받는 것이 아니라 보다 전문성을 가진 두 사람의 진료를 협진의 형태로 받기 원한다. 그러므로 각 분야에서 자타가 공인하는 일류 병원의 명의 - 한의계의 명의(재야의 고수들까지 포함하여)의 결합이 필요하다. 특히 양방 쪽의 최고 인력들을 협진으로 끌어내기 위해서는 경제적인 인센티브가 아니라, 연구 업적, 명예 등의 동기유발도 설득에 중요하고, 병원 경영자를 움직이는 것, 사회적 압력(분위기 형성) 등이 중요하다고 생각된다.

1,2차 진료단계의 협진이 잘 이루어진 후에야 3차 진료단계의 협진이 가능하다고 생각할 수 있지만, 오히려 적은 숫자라도 3차 진료단계에서 모범적인 협진이 실현되면 큰 파급효과를 가지면서 전체 협진의 질을 높일 수 있을 것이다.

단기적으로는 단일 과제를 위한 프로젝트 팀(임상연구를 겸한 협진 팀)을 구성할 수 있고, 장기적으로 분야별, 질병별로 특화된 협진센터를 만들 수 있다. 기존 협진 병원들에는 반드시 협진위원회를 두도록 하고, 협진 시범병원을 선정하여 재정적 지원, 인적 자원 등을 집중하는 것도 필요하다.

의사, 한의사 면허를 모두 취득한 사람들의 현실은 어떠한가

Q 오늘 의료법을 공부했는데 두 면허를 다 가지고 있어도 의원과 한의원을 동시에 개원할 수 없다는 사실을 알고 조금 놀랐습니다.

제가 처음에 선생님 소개에서 의사와 한의사 면허를 모두 가지고 계시다고 들었는데, 실제 환자의 주소를 듣고 진료를 할 때, 한의학적 접근이 나은가요, 양의학적 접근이 나은가요? 환자에게 설명할 때 두 가지 중 어떤 식으로 하는지 궁금합니다.

그리고 두번째, 지금 한의원에 계시니까 양약 처방은 못 하시는 거죠?

A 저는 의학 지식이나 경험이 그리 많지 않습니다. 또 한의원에서 한의사로 진료를 하고 있기 때문에 현실적인 제한도 많습니다. 복수면허자 중에서도 의원으로 개원을 하시거나, 협진을 하는 경우에는 진료 양상이 좀 다를 거라고 생각됩니다.

저의 경우에는 진찰과 문진 과정에서 제가 가진 양방적 지식을 동원해 주소증과 관련해 가장 안 좋은 질병이나 심각한 질병들을 하나씩 배제해 나갑니다. 조그만 가능성이라도 있어 보이면 병원 진료를 권하거나 제가 소개를 하기도 합니다. 환자가 치료를 원하는 주소증에 관한 설명과 치료 계획 등에 관해서는 주로 한방적으로 설명합니다.

의원으로 의료기관 개설을 한 것이 아니므로 양약 처방은 불가능합니다. 제가 하는 진료에서 환자에게 처방하고 싶은 생각은 별로 없지만, 제가 약이 필요할 때조차 병원에 가서 처방을 받아와야만 하는 것은 상당히 불편하더군요.

2007년 말에 헌법재판소에서 복수면허자들의 헌법소원에 대한 판결이 내려져, 이제는 복수면허자들의 복수의료기관 개설이 가능하게 되었고, 2008년까지 의료법이 개정되어, 2009년 1월 1일부터 복수면허자의 의원 한의원 동시 개설이 허용되었습니다. 현재 70여 개 이상의 동시개설 의료기관이 존재하고, 그 숫자가 계속 늘어나고 있습니다. 그러나 의원급 의료기관에만 해당되고 병원급 의료기관에는 적용 되지 않기 때문에, 병원에 근무하는 복수면허자는 여전히 두 가지 중 한 가지 면허만을 사용하여 진료하는 것이 현실입니다.

복수면허자의 복수의료기관 개설 금지에 대한 위헌 판결

2007년 12월 헌법재판소는 의사와 한의사 복수면허자에게 하나의 면허에 따른 의료기관만을 개설할 수 있도록 하는 의료법 관련 조항이 위헌이라고 결정하였다. 그리고 "새로운 법조항을 마련하기까지 법적 공백을 우려해 현행 의료법 제33조 제2항에 대해 2008년 12월 31일까지 한시적으로 적용한다"고 판결해서 2008년 말까지 의료법을 개정하도록 했다.

이 재판과 관련해서 이해관계인으로 의견을 제출한 대한한의사협회와 보건복지부는 복수면허자의 복수의료기관 개설에 대해서 부정적인 입장을 표명하였다.

"동일한 환자에게 한약과 양약이, 그리고 한방의료와 양방의료가 동시에 투여 또는 시술되었을 경우 인체 내의 반응에 대한 연구결과가 전무하다는 사실, 협진을 위한 기초연구대상으로서의 질환(질병)조차 정하여지지 않은 현실, 양한방결합의를 양성하는 대학 또한 없는 점 등과 복수면허자라도 어느 한쪽의 의료인으로 활동할 수 있는 점에 비추어" 정당한 제한이라는 입장(대한한의사협회), "양방과 한방을 결합한 동서결합의학이라는 형태의 의학 분야는 국가에 의하여 확인되고 검증되지 아니한 의료행위를 다루는 것으로서 상황에 따라 국민보건에 위해를 발생시킬 수 있는 가능성을 배제할 수 없다고 할 것이므로 허용되지 않는다"는 입장(보건복지부)이었다.

그러나 헌법재판소는 이런 의견을 배척하고 판결문을 통해서 '협진' 현실에 대한 인정과 협진의 의의를 상당히 긍정적으로 판단하였다. 다음은 그 이유의 일부다.

"현재 양방과 한방의 의료기관을 엄격하게 분리하여 개설하도록 되어 있다고 하여도, 환자가 그 치료기간 동안 양쪽에서 순차 또는 교차로 의료서비스를 받는 것이 금지되어 있지 않고, 의료수요자인 국민들도 한 장소에 개설된 의료기관에서 양·한방의 통합적인 의료서비스를 받고자 하는 욕구가 현실적으로 존재한다. 현재 양방과 한방의 각 의료기관에서 순차 또는 교차로 의료서비스를 받는 사례가 허다할 뿐만 아니라 증가하는 추세에 있고, 양·한방 의료의 병행이 치료에 보다 효과적이었다는 임상사례도 발표되고 있다.

이러한 경우 하나의 면허를 소지한 의사나 한의사는 환자가 받고 있는 한방 또는 양방 의료행위에 대한 지식이나 정보가 상대적으로 미흡하게 되고, 결국 실제 행해진 쌍방의 의료행위의 내용에 대한 정보도 없이 각자의 양방 또는 한방 의료행위를 계속하게 되고 만다.

청구인들과 같은 복수면허 의료인은 양방 및 한방 의료행위 양쪽에 대하여 상대적으로 지식이 많거나 능력이 뛰어나고, 그가 행하는 양방 및 한방 의료행위의 내용과 그것이 인체에 미치는 영향 등에 대하여 더 유용한 정보를 취득하고 이를 분석하여 적절하게 대처할 수 있다고 평가될 수 있다.그런데 청구인들과 같이 상대적으로 쌍방 의료행위에 대한 지식과 능력이 우수한 사람들에 대하여 어느 한쪽의 의료기관의 개설만을 허용하고 나머지를 금지하는 이 사건 법률 조항은 그

제한의 목적과 수단이 정당하고 적절하다고 보기도 어렵다.

같은 환자에 대하여 동일한 질병의 치료를 위하여 양방과 한방의 의료행위가 결합되는 것이 과학적으로 검증되지 않아 위험성이 있다고 한다면 그러한 위험영역을 한정하고, 어떠한 요건 하에서 어떠한 질병에 대하여 어떠한 절차를 통하여 결합을 금지할 것인지 등을 규제하면 그것으로 족하다. 양방과 한방 의료행위가 진단 단계에서 함께 이루어진다고 하여 국민의 건강이나 생명에 아무런 영향이 없음은 명백하다. 그럼에도 동일인에 의해서 양쪽의 의료행위가 처음부터 시작될 수도 없도록 하는 것은 지나치다고 할 수 있다. (중략) 한방과 양방의 병(의)원의 교차적 또는 순차적 진료 등은 제한하지 않으면서, 청구인들과 같이 오히려 상대적으로 쌍방 의료행위에 대한 지식과 능력이 우수하다고 평가될 수 있는 사람들에 대하여 쌍방 의료행위를 제한함으로써 얻는 공익이 사익의 침해보다 더 크다고 단정하기 어렵다."

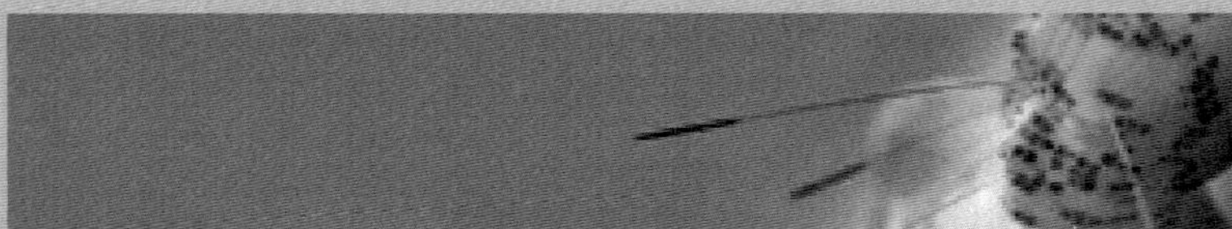

4 PART

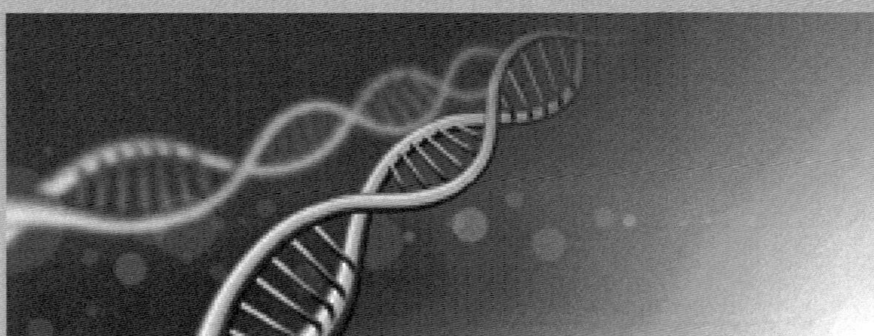

한의학을 이해할 때
의사들이 얻을 수 있는 것

한의학을 선택한 개인적 이유는 무엇인가

Q 선생님께서는 의대에 먼저 진학한 후에 한의대에서 공부하시고 다시 의대로 오셨는데, 한의학을 선택하게 되신 이유가 무엇인지 궁금합니다. 보통 의대에 있게 되면 한의학의 과학성에 의문을 많이 갖게 될 터인데 한의학을 선택하게 된 매력이 무엇인지도 궁금하고요.

A 저는 아주 어렸을 때부터 의사가 되고 싶어서 당연하게 의대 진학을 했지만, 이과형이라기보다는 문과형의 사람이었던 것 같습니다. 본과 1학년까지 학교를 다닐 때는 한의학에 관해서는 전혀 몰랐지만, "이건 아닌데…"라는 생각도 종종 했었습니다(그 때는 주로 전체 사회 경제적 상황 속에서 개인의 질병과 건강 문제를 해결하는 한계에 대한 고민이었지만요.).

개인적으로 아주 힘든 시간을 보내면서 불교, 동양철학에 관심을 가지게 되었고, 그 연장선상에서 한의학도 만나게 되었습니다. 한의학을 공부하면서는 이것을 단지 의술이나 의학으로서보다는 바람직한 삶의 방식, 생각의 방식으로 받아들여 개인적인 가치관에도 큰 변화가 있었습니다. 그러니까 원래의 제 스타일에 서양의학보다는 한의학이 더 맞았던 것 같고, 제가 직접 환자를 치료하기 전이었지만, 뛰어난 실력으로 난치병을 치료하는 한의사 분들 옆에서 보고 공부하면서 더 확신을 갖게 되었다고 할 수 있습니다. 그렇게 한의학으로 무장(?)되어 있어서였는지, 재입학해서 3년간 임상의학을 배우고 실습하는 과정 중에도 흔들리기보다는 오히려 서양의학의 한계와 문제점이 더 눈에 들어오기도 했고, 제가 할 수 있는 일, 해야 할 일에 대해 고민을 많이 하게 되었던 것 같습니다.

보완대체의학에 대해 어떤 태도를 취할 것인가

Q 1 ○○○ 선생님의 수업 시간에 의료인이 한의학 등의 보완대체의학을 이해하고 '자가교육'을 함으로써 환자들의 요구를 만족시켜줘야 한다는 내용이 있었습니다. 그러나 의사가 자가교육을 하려고 하더라도 그 연구의 재료들이 제대로 마련되어 있지 않은 현실이지 않은가 궁금합니다. 전통 의학은 정량의 개념도 개개인마다 다르며 환자마다 이롭고 해로운 처방이 다른 점 등의 이유로 인해 그 연구 설계 면에서 안전성, 유효성을 입증하기 힘든 측면이 있음은 주지의 사실입니다.

그런데 의사가 아무리 자가교육 하려는 자세를 갖춘다고 하더라도 어떤 약재나 식품의 어떤 성분이 그 환자에게 도움이 될지 정확하게 판단할 수 있을까요? 현 서양의학체계에서도 각 과별로 서로 자문을 구하듯 한의학 등에 자문을 구하지 않는 이상 의사가 자가교육만으로 그 위해성을 따지는 것은 오히려 위험하지 않을까 하는 생각이 들어서 질문 드립니다.

환자마다 이롭고 해로운 처방이 다르다는 것이 애매하다고 생각합니다. 진짜 한의들이 이를 다 알고 따로 처방하고 있다면, 연구를 못할 이유가 없습니다. 이 부분에 있어서 우리 쪽 의사들이 참여해 제대로 잘 짜여진 모델을 가지고 연구해서 효과 있음을 또는 없음을 밝혀내야 한다고 봅니다. ○○○ 선생님도 협진이 꼭 필요하다고 말씀하셨지만 이게 우리나라 의료체계를 바로 잡는데 도움이 될 것 같습니다.

A1 자가교육에 대한 언급 전에 우선 강조하고 싶은 것은 열려 있는 마음을 가지고 CAM을 보라고 말씀 드리고 싶습니다. 무조건적인 비난이나 수용이 아닌 과학적이고 객관적인 시각으로 CAM을 판단하는 것이 중요합니다. CAM에 관한 자가교육의 의미도 이런 맥락으로 이어집니다. 내가 관심 있어서 환자들에게 시도해보고 싶은 CAM이 있다면 그에 대한 근거를 찾아야 합니다. 학생들이 상상하는 것보다 훨씬 많은 연구들이 이미 되어 있습니다. 10년 전의 CAM의 근거와 현재의 CAM의 근거에는 엄연히 많은 차이가 있습니다. 그리고 현재에도 계속 추가가 되고 있습니다. 물론 부족한 것들도 있고 잘못된 정보들도 많습니다.

그런 수많은 정보의 홍수 속에서 올바른 정보를 추려내는 것은 우리의 숙제입니다. CAM은 자가교육으로 공부해야 할 것도 많지만, 앞으로 해야 할 일들도 많습니다. 현재는 많은 의료인들이 CAM을 자가교육을 통해 접하며 많은 시행착오를 겪고, 올바른 지식에 접근하기 위해 많은 시간적 노력을 필요로 하지만, 우리의 후배들에게는 자가교육보다는 올바른 교육을 해 줘야 하지 않겠습니까? 되도록이면 더 많은 의료인들이 관심을 가지고, 좀 더 많은 공부와 연구를 통해 올바른 CAM의 근거를 만들어 내고 그것을 통한 통합의학을 적용하여 환자들을 진료하고 치료cure해 주는 것이 우리의 숙제입니다.

CAM은 과거보다는 미래에 할 일이 더 많습니다. 그렇기 때문에 자가교육의 의미에는 현재에서의 만족을 넘어선 미래의 연구에 대한 숙제까지 포함됩니다.

Q2 CAM과 의학과의 상호작용에 의한 부작용에 대한 언급을 하셨는데요, 언뜻 생각하기에 화학약품과 생약 사이에 발생 가능한 약물간 교호작용이 떠오르는데 그 밖에 임상에서 흔히 발생할 수 있는 부작용의 실례로는 어떤 것이 있을까요?

A2 모든 시술과 치료에는 부작용이 있을 수 있습니다. 그것은 전통적인 서양의학도 마찬가지 이지요. CAM의 종류가 너무 방대하여 일일이 문제점을 제시하기는 어렵고, 내가 관심 있는 CAM에 대해서는 자료를 찾아 확인하여야 합니다. 그리고 CAM은 단일의 시술과 치료에 대한 문제를 넘어서서 향후 통합의학으로 연결되어야 한다고 개인적으로 생각합니다. 그래서 각각의 CAM이 가지고 있는 문제를 넘어선 기존의 서양의학 conventional western medicine과의 상호작용도 고려해야 합니다. CAM에 관한 한 여태까지 온 여정보다는 앞으로 가야 할 여정이 길다는 사실을 늘 생각하십시오. 또 그래서 CAM이 매력적인 분야가 아닐까요?

환자에게 해가 없다면 보완대체의학은 허용돼야 하는가

Q1 CAM에 의한 직접적인 부작용이 없으면 굳이 못하게 말리지 말라고 하신 코멘트에 대한 질문입니다. 앞의 질문들에 대한 답변에 따르면 환자와의 관계 유지에 도움이 되기 때문에 하신 말씀이라는 해석이 있었는데 맞는지요? 개개의 환자에 대한 치료에만 집중한다면 분명 타당한 말씀이지만 의사는 진료실에서 환자를 보는 이상의 사회적인 책무도 생각해야 할 것 같습니다. 특별한 유용성이 없는 CAM이 유행처럼 번지게 되는 데는 경제적 이익을 노린 기업이나 기업화한 개인에 의한 마케팅 때문인 경우가 많은데, 사회적으로 낭비되는 의료비를 생각해본다면 비용대비 효과가 미비한 CAM을 적극적으로 컨트롤하는 역할을 담당해야 하지 않을까요?

A1 대단히 중요한 질문입니다. 환자를 진료하다 보면 정말로 안타까운 상황들이 많이 벌어집니다. 의사들에 대한 불신의 문제들(마치 사기꾼들을 대하는 듯한 시선들이 있지요), 의료수가의 문제로 인한 획일화된 저가의 의료 질, 이런 문제들이 우리를 정말로 안타깝게 만듭니다. CAM을 찾는 환자들의 대다수가 주류 서구의학에 대한 불만족을 해결하기 위한 답으

로 CAM을 이용하는 면이 있고, 이것을 상업적인 기회로 활용하려는 사람들도 많습니다.

그런데, 직접적인 부작용이 없으면 군이 못하게 말리지 말라고 한 저의 코멘트는 환자에 관한 이해와 배려의 측면으로 이해해 주셨으면 합니다. 그런 배려가 향후 환자와의 라포[109]Rapport : 형성에 대단히 중요하며, 그런 배려가 없다면 환자들은 CAM에 대해 침묵과 회피라는 형태로 의사들을 대하며, 그 다음 단계에서는 의료인들이 아닌 비의료인들에게서 답을 찾고자 합니다. 우선 환자들과 신뢰와 대화의 창을 열어 놓고 그 다음에 교육과 인도를 해야 한다고 생각합니다.

Q2 1998년 봄 CSICOP[110]이 주도한 '과학적 의학협의회Council for Scientific Medicine'는 '「과학적 의학수호선언」A Statement in Defence of Scientific Medicine'을 발표하였습니다. 『대체의학 비평잡지』The Scientific Review of Alternative Medicine의 창간취지로 나온 이 선언에는 베나세라프Baruj Benacerraf, 크릭Francis Crick, 콘버그Arthur Kornberg, 레더만Leon Lederman, 작고한 시보그Glenn T. Seaborg 등 노벨상 수상자들의 서명이 담겨 있습니다. 그들의 선언의 내용은 다음과 같습니다.

"최근 주류의학에 대해 대체 또는 보충으로 제공되는 약초요법, 동종요법, 향기요법으로부터 침술, 치료안수, 먼 거리에서의 기도, 신앙요법, 킬레이션 요법, 그리고 기적적인 암치료까지 모든 것을 포함하는 비정통요법이 대중 장면에 나타나고 있다. 서명한 우리들은 대체 또는 비정통요법의 주장에 대한 객관적, 과학적 비평의 필요성이 더욱 중요한 적이 없다고 믿는다. 그러한 치료법의 효능성에 관한 쉽게 구할 수 있는, 믿을 만한 정보가 결핍되어 있으므로 자유로운 선택에 손상을 주며 건강의 위험성을 증가시킨다. 잠재적 위해는 계산할 수 없이 크며 더욱 증가하고 있다. 이런 경향은 증명되지 않은 치료법을 광고하는

109) 프랑스어로 의학적으로는 의사와 환자와의 사이의 조화관계나 신뢰관계의 의미

110) Committee for the Scientific Investigation of Claims of the Paranormal

사람, 특히 세상을 모르는, 탐욕적인 또는 비양심적인 사람들에 의해 선동되고 있다. 또한 대중매체는 자주 논란의 여지가 있는 그릇된 주장에 빠져들면서 불행히도 조심스러운 비평적 견해를 제공하지 않고 보통 흥미를 자극하며, 저속한 욕망에 영합하며, 단지 즐거움만 추구한다. 대중은 때때로 과학적 연구결과가 아니라 치료되었다고 근거 없이 주장하는 일화적逸話的 증언을 듣는다. 많은 베스트셀러 책들은 그러한 근거 없는 주장의 능력을 홍보하지만 그들은 대등한 지식의 소유자의 세심한 검토를 통과하지 못한다. 우리들은 대체의학의 과학적 평가Scientific Review of Alternative Medicine, 비정통 건강 주장에 대한 과학적, 합리적 평가만을 전담하는 최초의 대등한 자의 심사를 거친 잡지의 창간을 환영한다. 이 잡지는 가설의 유효성과 요법의 효능성을 결정하기 위해 과학과 이성의 최선의 도구를 적용한다. 사전에 근거가 없다거나 패러다임이 다르다고 해서 어떤 주장도 거절하는 일은 없을 것이다. 과학적 방법과 바람직한 판단기준을 사용하여 두 가지 질문, "사실인가?" 그리고 "이 요법은 효과가 있는가?"라는 질문에 정당한 답을 추구할 것이다. 대체요법에 이중맹검시험에 의한 통제된 시험을 요구할 것이다."

저는 이 선언이 그들의 과학적 의학의 수호를 위한 선언이었다고 생각하는데요. 과학과 근거중심 사고에 기본을 둔 의사라면 대체의학에 대한 과학적 입증을 위한 노력이 필수라고 생각합니다. 오늘 CAM에 대해 수업을 하신 OOO 선생님 말씀 중에 "환자에게 해가 되지 않으면 하게 놔둬라. 병의 치료에 플라세보 효과가 30%까지 있다는 보고가 있다"라는 말씀은 동의할 수가 없습니다. 환자가 쓸데없는 치료법에 연연한다면, 그 치료법이 보완의학이 아닌 주류가 되어 정작 치료할 수 있는 시기가 지나가 버렸다면, 그것을 바라보는 의사의 도덕성 심리는 어떻게 작용해야 하는 것입니까? 그리고 그에 대한 부가 치료비용은 누가 책임져야합니까? 단순히 CAM이 플라세보 효과나 바라보는 비과학적 의학이었다면, 병원에서 설 자리가 없다고 생각합니다. 따라서 제 질문은 CAM 및 한의학은 위에서 언급한 '독립적인 과학적 평가' independent scientific review가 있는 과학적 토론의 자리에서 연구결과 데이터로 지금 주장하고 있는 효과들을 입증할 계획이 있는지요? 만약 미국이나 다른 나라에서 시행된 침술에 대한 연구결과를 받아들일 수 없다면, 당연히 이를 번복하는 연구결과를 전 세계 과학인들이 받아드릴 수 있는 저널에서 그 효과를 보여줘야 한다고 생각합니다. 다른 과학자가 한 결과만을 비판하지 말고요.

댓글

개인적인 생각으로 선생님께서 "환자에게 해가 되지 않으면 하게 놔둬라. 병의 치료에 플라세보 효과가 30%까지 있다는 보고가 있다"라는 말씀하신 것은 환자를 존중하고, 환자와의 의사소통 장을 열어두기 위한 방법이라고 생각합니다. "증명 안 된 치료니 하지마!" 라고 해서 환자가 안 하는 게 아니니까요. 일단 존중하고 의사와도 이야기가 통할 수 있다는 것을 보여주어 후일을 도모할 기회를 남겨두는 게 아닐까요? 그래서 복용중인 약을 다 가져오라 해서 효과 있는 것과, 판단이 어려운 것은 내버려두고 부작용의 위험이 큰 것은 못 먹게 빼 버림으로써 일종의 환자와 타협을 하고 있는 것 같은데요.

댓글

저도 위의 지적처럼 어디까지나 환자를 의사의 관리 하에 두려는 일종의 요령이라고 판단됩니다. 그런 치료까지 적대시하다가 아예 환자가 의학의 테두리 밖으로 나가버리면 안되니까요. 그래서 OOO 선생님은 환자가 어떤 대체요법 치료를 하기에 앞서 주류의학에 의한 명확한 진단과 배제 진단이 필요함을 강조하셨던 것 같습니다.

댓글

저는 CAM에 대한 나쁜 감정은 없습니다. 하지만 그래도 의사가 환자에게 전달하는 내용은 적어도 어느 정도의 과학적 토대가 있어야 한다고 생각합니다. 제가 이런 선입견으로 수업을 들어서 그런지 몰라도 수업시간에 교수님이 말씀하신 '대화의 장'이 단순히 환자를 존중하고 환자의 말을 들어주는 수준으로 들리지는 않았습니다(저 역시 환자가 CAM을 고려하는 것을 무조건 나무라는 방식은 옳지 않다고 생각합니다). 하지만 저희는 의학이라는 '과학'을 공부한 사람이기에 어느 정도 과학적으로 판단을 해서 환자에게 가이드라인을 제시해 줘야 한다고 생각합니다. 물론 CAM에 대한 공부를 더 해서 말이죠. 하지만 플라세보 효과가 30%이니 환자가 해도 상관없다는 태도는 과학을 공부한 사람으로서는 옳은 태도로 볼 수 없다고 생각합니다.

그리고 환자와의 타협은 의사 개개인 수준에서 이미 충분히 그리고 많이 이루어지고 있다고 봅니다. 하지만 요즘 의료관리학을 공부하면서 의료자원 소비가 이런 수준에서 남용되고 있지 않을까 한번 생각해 봅니다. 우리나라 의료보험과 같은 중앙의료보험 시스템은, 한 사람의 질병에 대해 여러 사람이 분담하여 지불하는 방법이기 때문에 환자 한 사람 한 사람이 직접 내는 돈은 실제 비용보다 훨씬 적게 느껴져 불필요한 의료 사용이 늘어날 수 있다고 봅니다(이런 현상을 무임승차증후군이라고 하죠.). 따라서 이러한 시스템에서는 의료자원의 효과적인 이용이 매우 중요합니다. 그러기에 의료의 효과성이 더 절실히 중요한 것이지요.

환자와의 좋은 라포를 유지하는 것만이 우리가 CAM을 이해해야 하는 유일한 목적은 아니라고 생각합니다. CAM의 효과가 과학의 장에서 하루 빨리 입증되어 '주류 의학'에서 활용되는 날이 빨리 오길 바랍니다.

A2 ○○○ 선생님의 발언 취지에 대해서는 리플을 단 앞의 두 학생의 생각이 올바르고, 저도 여기에 동의합니다. 환자가 쓸데없는 치료에 연연해서 정작 치료할 수 있는 시기를 놓치는 것을 막기 위해서라도 그 환자와 좋은 관계를 유지하면서 환자의 상태를 파악하고 환자를 관리하기 위한 것이라면 그것은 무책임한 태도가 아니라 의사로서 가장 책임 있는 태도라고

생각합니다. CAM에 대한 공부도 하고, 힘을 들여 환자를 설득도 해야 하니 피곤하고 번거로운 일은 되겠지만요.

CAM의 효과가 과학의 장에서 하루 빨리 입증되길 바라고 있기만 할 것이 아니라, 이 문제가 의료 시스템에서 그토록 중요한 문제라면 의사가 주체가 되어 CAM의 효과 없음을 반증하는 연구를 하는 것이 더 낫지 않을까라는 생각도 해봅니다.

"임상의의 동료이지만 연구자의 적"이라는 플라세보 효과의 본질에 대해서 여러분은 어떻게 생각하시는지요? 저의 개인적인 생각은 생활습관 개선을 위한 환자의 동기를 유발시키고 환자가 가지고 있는 자연치유력을 최대로 고양시킴으로써 생기는 효과가 아닐까 생각합니다. 환자의 자존감을 높여주고 격려하는 것, 예후에 대한 긍정적 암시, 공감의 눈길과 배려의 손길…. 이 모든 것들이(효과 없는 요법을 포장하기 위한 사기술로 사용되지 않는다는 전제 하에서) 의사가 반드시 배워야만 하는 중요한 치료 기술이 아닐까요?

버나드 라운의 『치유의 예술을 찾아서』를 다시 한 번 추천하고 싶고, 덧붙여서 두 권의 책을 더 소개하겠습니다.

앤드류 와일의 『Spontaneous Healing』, 제임스 오쉬먼의 『Energy Medicine』입니다(두 권 다 한국어 번역본이 있고, 권말의 참고문헌에 소개하였습니다). 앞의 책은 자연치유에 관한 여러 측면을 고찰하고 있으며, 뒤의 책은 자연치유력을 보다 과학적으로(물리학·생화학·세포생물학적으로) 설명하려고 시도하고 있습니다. 이 책에 따르면 플라세보 효과는 단순히 심리적인 것이 아니라 치료자의 에너지장field이 환자의 에너지장을 바꿈으로써 일어난다고 합니다. 한의학에서 말하는 침술치료만이 아니라 기의 개념, 기공치료 효과 등도 모두 설명할 수 있는 방식이지요.

두 의학의 소통을 늘리는 방법은 무엇인가

Q 게시판이 폭주하고 있습니다. 수십 개의 질문들을 통해 동기들의 한의학에 대한 관심과 궁금증이 많다는 것을 느낄 수 있었습니다. '환자-의사-사회 6'의 한의학과 보완의학에 관한 개론적인 소개는 서울대 의대에서 처음으로 정식 커리큘럼에 포함된 것으로 알고 있습니다. 앞으로 발전적인 방향으로 정착할 수 있기를 기대합니다.

저는 이 질의응답게시판에 올라온 수십 개의 질문들과 그 답변들을 통하여 한의학에 관해 많은 것을 알 수 있고, 함께 고민해 볼 수 있는 좋은 기회가 된다고 생각합니다. 하지만 수십 개나 되는 질문들을 하나하나 교수님께서 답변을 달아 주시기에는 힘드실 것 같고, 중복되는 질문도 여럿 있는 것 같아서 안타깝습니다. 그 대안으로 내년부터라도 질의응답게시판을 경희대 본과 4학년 학생들과 공유할 수 있도록 바꾸어 보는 것은 어떨까요? 그렇게 된다면 서로 간에 이해를 이끌어내는 데에도 도움이 될 것 같고 학문에 관한 서로의 궁금증과 고민도 쉽게 나눌 수 있는 능동적인 게시판이 될 것 같습니다. 환자-의사-사회 과목이 진행되는 기간 중에 일주일 정도라도 그런 기회를 갖게 된다면 좋을 것 같습니다. 이 게시판에 쏟아지는 콘텐츠의 피드백이 원활하게 이루어진다면 의학과 한의학 사이에 존재하는 괴리감이 어느 정도 좁혀질 수 있지 않을까요?

A 게시판이 이렇게 활성화될 수 있었던 것은 주제 때문이기도 하겠지만, 그만큼 '소통'에 대한 여러분들의 욕구가 크기 때문이라고 생각됩니다.

한의대 학생들과의 게시판 교류에 대해서 결론부터 말씀드리면 불가능하다고 생각됩니다.

이 수업게시판이 소통의 장으로 긍정적인 기능을 할 수 있는 것은 두 가지 때문입니다. 첫째, 질문자의 실명이 밝혀지고, 학점과 관계 있는 수업게시판이기 때문에, 감정적·원색적인 표현들이 일차로 걸러지기 때문입니다. 둘째, 답변자들도 "무슨 질문이든지 다 해도 좋다"라는 입장에서, 또 논쟁에서 상대를 제압하겠다는 식이 아니라 어떤 식으로든 여러분들을 돕고 싶다는 입장에서 답변을 쓰기 때문입니다. 인터넷 상에서 의사-한의사들이 부딪치는 많은 공간들이 있는데, 어떤 상황인지는 여러분들이 잘 아실 것입니다.

그러나 건의사항의 기본취지인 의대-한의대 학생들의 교류는 아주 필요한 일이라고 생각합니다. 정규 교과과정뿐만 아니라 선택과정을 활용하는 것이 우선 현실적일 것 같습니다. 여러분들은 졸업을 하지만, 후배들은 6주 선택과정으로 한의학이나 보완대체의학의 이론, 혹은 더욱 구체화된 좁은 영역의 실습 등을 경험할 수 있는 기회가 늘어날 것 같습니다.

여러분들에게 권하고 싶은 것은 익명의 다수와 게시판에서 의견 교환을 하기보다는 이미 알고 있는 친구, 친지와 깊이 있는 대화를 나누어 보시라는 것입니다. 저부터도 의사 친구들과 만나서 제가 먼저 한의학 이야기를 꺼내지는 않지만, 누군가가 여러분만큼 진지하고 개방적인 자세로 한의학에 대해 알고자 하면 얼마든지 도우려 할 것 같습니다. 공격이나 비난하려는 것이 아니라는 점을 분명히 하고, 한 사람의 의견이나 한 사람을 통해 얻은 정보를 일반화하지 않고, 두루 두루 알아보는 입장만 견지하신다면 주위의 한의대생, 한의사들로부터 많은 것을 얻으실 수 있을 것입니다.

더 좋은 것은 이런 노력이 일대일 개인의 차원이 아니라, 집단적으로 이루어지는 것입니다. 제가 시간상 양한방 협진의 모범 사례 같은 것들은 소개할 기회가 없었는데, 비교적 잘 이루어지고 있는 경우는 의료 이외의 무언가 다른 것을 공유하고 있을 때입니다. 기독교 의료인 모임인 CMF누가회 등이 좋은 예입니다. 녹색병원, 의료생협 등에서도 협진이 상대적으로 잘 이루어지고 있습니다. 종교든 정치적 입장이든 뭔가 의견이 대립될 때 갈등을 완충시켜 줄 수 있는 공통분모와 기반을 가지는 소집단의 경우 토론뿐만 아니라 실천도 훨씬 쉬워집니다. 한의대생, 한의사들과 함께 할 수 있는 많은 소모임들에서 여러분들이 태도를 조금 바꾸고 좀 더 노력하신다면 많은 '소통'과 '상호이해'의 좋은 일들이 일어나리라고 생각됩니다.

서양의학도가 한의학을 공부해서 무엇을 얻을 수 있나

Q 강좌가 의미 있다고 하는 친구들도 있지만, 솔직히 저는 그렇게 느끼지 못합니다. 정통의학의 내용을 다 배우기에도 시간이 벅찬데, 검증되지 않은 한의학이나 보완대체의학을 선전하는 데 강의 시간을 배정하는 것은 낭비라고 생각됩니다. 이렇게 몇 시간을 배운다고 해서 무엇이 달라지나요?

A 짧은 시간 동안 수박겉핥기 식으로 공부하는 것은 분명 한계가 있습니다. 본 강좌의 목표는 구체적인 지식이나 기술의 전달이 아니라, 평생 동안 의사의 업을 하게 될 여러분이 좀 더 개방적인 태도로 한의학과 보완대체의학을 바라보기를 원하는 것입니다. 연구나 진료에 활용하기 위해서는 보다 깊이 있는 공부가 나중에 필요하겠지요. 바쁜 가운데서도 여러분이 그런 기회를 가지게 된다면 분명히 얻을 수 있는 것이 많습니다.

우선, 특정 보완 요법을 진료에 직접 사용하지는 않더라도, 한의학이나 보완대체의학의 사고방식을 이해하는 것은 환자의 질병, 병소만이 아니라 환자를 전일적 존재로 볼 수 있게 하는 데 도움을 줍니다. 이것은 진료의 질, 의사-환자 관계의 질도 높이겠지요. 환자에게 해가 되는 요법들을 금지시키고자 해도 환자만큼은 잘 알아야 설득력이 있습니다. 질병이나 치료에 대한 다른 관점은 또한 수많은 연구 아이디어의 보고라고 생각됩니다.

서양의학 내부에서는 서양의학을 어떻게 비판하고 있는가

Q 서양의학 쪽에서 한의학에 부정적인 생각을 많이 가지고 있는 것은 사실이지만, 개인적으로 한의학에 대해 긍정적인 생각을 하고 있는 입장에서 약간은 방어적인 강의가 아니었나 하는 느낌도 듭니다.

서양의학이 "살려낸 환자를 다시 건강하게 하는 데서는 많은 한계를 가진다"고 이야기해 주셨는데요. 최근엔 서양의학에서도 재활의학과나 가정의학과 뿐 아니라 많은 과들에서 관심을 가지는 대목이란 생각도 듭니다. 그러한 측면 이외에 한의학에서 서양의학을 보완한다거나 비판할 수 있는 것에는 어떤 것이 있을지 궁금합니다.

A 질문이 포괄적이기도 하고, 다른 답변들과 중복되는 듯해서 서양의학 내부에서 서양의학을 어떻게 비판하고 있는가 하는 논의들을 찾아보시길 권해드립니다. 참고도서 목록의 '서양의학 내부에서의 서양의학 비판' 부분에 책이 소개되어 있습니다. 목록을 보시면 제목들이 꽤 선정적이라는 느낌을 가질 법한데, 대부분 의사에 의해 씌어진 책들입니다. 제가 추천하고 싶은 책은 번호 순서대로입니다. 의료윤리나 의료관리 등에서 많이 배

운다고 생각했는데, 많은 학생들이 이런 책들을 아직까지 모르고 있었다는 것을 알게 되고 놀랐습니다. 특히 『치유의 예술을 찾아서』는 한의학의 입장에서 서양의학을 비판할 필요조차 없이 이미 제가 하고 싶은 이야기를 다 쓴 것 같아서 제가 책을 써보겠다는 의욕을 꺾기도 한 책입니다. 개인적으로는 이런 책을(서점에는 이런 종류의 책이 아주 많습니다) 의사나 의대생들은 얼마나 읽는지, 또 제기된 의문과 비판에 대해서 어떤 대답과 반응을 할지가 항상 궁금하기도 합니다.

수많은 부속품들로 이루어진 기계처럼 몸을 인식하여 몸을 다루는 기술을 발전시켜 나가는 현대 의학의 기본 태도, 불필요한 투약과 과잉 처치, 신약 판촉을 위해 새로운 질병 개념을 만들고 홍보하는 것, 의사가 환자의 고통을 치유하고 돌보기 어렵게 만드는 의료 시스템, 새로운 도그마가 되어버린 '과학적 의학'…. 이런 비판들에 대해 모든 해결책을 가지고 있다고는 말할 수 없지만, 한의학이나 보완대체의학이 '정통의학'을 보완해줄 수 있는 측면은 바로 이 지점-질병과 환자를 전인적 관점에서 보고 접근하는 것이라고 생각됩니다.

한의학 관련 논문을 검색할 수 있는 사이트가 있는가

Q 한의학에서 발표한 논문들을 찾아볼 수 있는 인터넷 사이트가 있는지 궁금합니다. 예를 들면, 환절기마다 대한의사협회에서 감기에 한약 먹지 말라는 포스터를 붙이곤 하는데, 한약이 감기에 효과가 있는지에 대한 논문이 보고 싶습니다.

A 해외논문들은 Pubmed에서 동일한 방식으로 검색하실 수 있습니다. 중국 논문들은 중국지망[111]에서 감모[112]感冒로 찾으면 수천 건을 찾을 수 있습니다. 현대 중국어인 백화문白話文을 읽을 수 없으면 자료를 보기 힘들다는 문제는 있습니다. 침구치료에 대한 임상연구가 매해 기하급수적으로 늘어나고 있기 때문에 가장 대표적인 의학논문 사이트인 Pubmed를 통해 검색하는 것만으로도 원하는 내용을 충분히 찾으실 수 있습니다. 검색어를 'acupuncture침 AND headache두통' 등으로 'acupuncture 혹은 moxibustion뜨과 AND 질환명 혹은 증상'으로 검색하시면 많은 논문을 찾을 수 있습니다. 최근에는 기존 임상연구에 대한 체계적 고찰systematic review과 메타분석[113]meta analysis 논문도 많이 발표되어 Cochrane Library 사이트에서 찾아보실 수

111) 中國知网 http://www.cnki.net/index.htm

112) 일반 감기의 한의학적 병명

113) 주제와 관련된 RCT들을 체계적으로 검색, 고찰하여 연구결과를 통계학적으로 비교 분석해서 치료효과 유무에 대한 결론을 내리는 연구방법론으로 EBM 중에서도 가장 높은 단계의 근거로 인정된다

있습니다. 연구방법론에 관한 고민과 여러 시도들에 대해서는 참고문헌에 소개한 책들을 참조하십시오.

한약에 대한 임상연구도 한약재의 주요 성분, 학명 등으로 검색하시면 됩니다. 처방명은 한국, 중국, 일본에서 사용하는 명칭과 영어 표기가 다르기 때문에, herbal medicine 혹은 Chinese herbal medicine으로 검색하시면 됩니다. 한글로 쓰인 논문들은 특허청에서 2007년 말에 개발한 전통지식 데이터베이스인 한국전통지식포탈http://www.Koreantk.com에서 찾아보기 쉽습니다.

국내 한의학 논문들을 총망라하는 독자적인 데이터베이스는 아직 없고, 대학도서관과 계약해서 학술지 원문을 제공하는 사이트에 들어가서 찾을 수 있습니다. 그런데 아직 상당수의 한의학 학술지들이 온라인 원문 제공이 미흡한 실정입니다.

한약이 감기에 효과가 있는지에 대한 논문은 어디에서도 찾기 힘들 것 같습니다. 개별 한약재나 한약 성분이 해열, 소염, 진통 효과가 있다는 동물실험 논문은 쉽게 찾을 수 있습니다. 그러나 감기라는 질병의 특성상 임상연구의 대상이 되기 힘들고 양약 임상연구도 그런 것은 없을 것 같습니다. 아스피린이 감기 증상 완화에 효과가 있다는 임상연구가 있는지요? 정식 논문의 형태는 아니지만, 한의학 관련 자료나 연구현황, 한의사들의 생각 등을 알고 싶을 때 찾아 볼 수 있는 사이트를 몇 가지 더 소개합니다. 한의학연구원www.kiom.re.kr, 한의신문www.akomnews.com[114], 민족의학신문www.mjmedi.com 등입니다.

114) 한의사 협회의 공식 기관지

보완대체의학 관련 학회나 교육은 어떤 것이 있나

Q ○○○선생님께서 보완대체의학에 대해 끊임없이 업데이트되는 논문 등을 통해 정보를 파악하고 환자 진료에 이용하신다는 말씀이 인상적이었는데요. 스스로 논문 등을 찾아서 공부하는 것 외에 의사협회 차원의 제도적 교육이라든지 보완대체의학을 환자 진료에 이용할 때의 지침 같은 것은 없는지, 혹시 그러한 것들을 준비 중에 있는지 궁금합니다.

A 의사협회에는 보완의학 관련 위원회는 있지만, 협회 차원의 교육은 아직 없는 것 같습니다. 대한보완통합의학회[115)]가 몇 년 전부터 학술대회, 연수강좌 등을 통해 활동하고 있습니다(관련 학회 중에서는 가장 규모가 크고, 의사만 회원 가입 가능합니다). 한국통합의학학회가 얼마 전에 출범했는데, 이곳은 의사만이 아니라 한의사, 임상 심리사, 영양학자, 운동치료사 등도 함께 활동하는 학회입니다. 의사협회에서는 연구용역과제로 각종 보완대체요법의 근거를 평가하는 연구를 진행하고 있는 것으로 알고 있습니다. 복수면허자들의 학회인 대한 동서의학회는 양한방 협진 모델을 만들기 위한 노력을 하고 있습니다.

115) http://www.kscam.org, 대한보완대체의학회에서 얼마전 이름이 바뀜

한의학 관련 참고자료 소개

한의학에 관한 기본서

1) 어윤형, 전창선, 『음양이 뭐지』, 와이겔리, 2010
2) 어윤형, 전창선, 『오행은 뭘까』, 와이겔리, 2010
3) 어윤형, 전창선, 『음양오행으로 가는 길』, 세기, 2005
4) 주춘재, 『한의학입문』, 청홍, 2007
5) 주춘재, 『황제내경 소문편』, 청홍, 2007

1), 2), 3)은 재미있고 쉽게 읽히면서도 깊이가 있는 책입니다. 1994년에 처음 출간되어 한의대생들의 필독서였는데, 절판되었다가 최근에 출판사를 바꿔서 다시 출판이 되었습니다. 4), 5)의 만화로 읽는 중국전통문화총서는 만화라서 부담이 덜하긴 하지만 그렇게 쉽지는 않습니다. 내용은 충실하게 요약되어 있지만, 개념이나 용어 설명은 다른 책들의 도움을 받아야 할 부분도 많습니다.

한의학 개설서(한의사 저술)

6) 김홍경, 『동의에의 초대』, 신농본초, 1994
7) 최승훈, 『최승훈 교수의 한의학 이야기』, 푸른 나무, 1997
8) 지정옥, 『한의학 에세이』, 동녘, 2000
9) 박찬국, 『한의학 특강(증보판)』, 집문당, 2000
10)안세영, 조정래, 『몸, 한의학으로 다시 태어나다』, 와이겔리, 2010

한의학 개설서(의사 저술)

11) 조헌영, 『통속한의학 원론』, 학원사, 2007
12) 테드 J 캡척, 『벽안의 의사가 본 동양의학』, 가서원, 1992
13) 이리에 요시후미, 『의학계열 학생을 위한 한방의학 강좌』, 퍼시픽출판사, 2007
14) 하나와 토시히코, 『한방진료의 Lesson (증보판)』, 고려의학, 2006
15) 제21회 삶의 질 심포지엄 논문집, 『동서의학의 만남과 삶의 질』, 아산사회복지사업재단, 2000

11)은 의사가 아니라 1930년대 동서의학 논쟁에서 한의사가 쓴 책입니다. 그러나 서양의학적 개념과 한의학 이론을 연결시켜 설명하거나 서양의학과의 비교 기술이 많기 때문에, 이쪽으로 분류했습니다.

12)는 서양에서는 꽤 알려진 중의학 개론서입니다. 원제는 『The web that has no weaver』이고, 캡척은 나중에 이 책의 개정판을 발간했습니다.(『Chinese Medicine－The web that has no weaver』, Rider, 2000.)

13), 14)는 모두 일본에서 한약을 처방하는 의사가 자신의 공부 과정, 진료 경험 등을 쓴 책입니다. 의사입장에서의 고민이나 관심이 잘 드러나 있습니다.

15)는 개설서라기보다는 의학계, 한의학계의 여러 사람이 참가하여 방대한 주제에 관해 토론한 내용입니다. 그때나 지금이나 고민의 내용이 크게 변하지 않았음을 알 수 있으며 풍부하고 생생한 내용들이 많습니다.

한의학 각론

16) 주춘재, 『황제내경 영추편』, 청홍, 2007
17) 주춘재, 『경락경혈 십사경』, 청홍, 2007
18) 둥원지 외, 『경락의 대발견』, 일월서각, 2001
19) 주춘재, 『한의약식 약식동원』, 청홍, 2007
20) 튼튼마디 한의원, 『먹으면서 고치는 관절염』, 와이겔리, 2008
21) 송일병, 『알기 쉬운 사상의학』, 사상사, 1993
22) 임진석, 『추상한의학』, 가서원, 2004
23) 장동민, 『사상의학 바로알기』, 살림, 2007

16),17),18)은 경락, 침구에 관한 내용이고, 18)에는 북한의 봉한학설도 잘 소개되어 있습니다.

19)는 한약에 대한 기본서로 읽을 만합니다. 20)은 제목만 보면 관절염에 대한 책 같지만, 관절염 치료 한약을 중심으로 한약에 대한 한의학의 접근법, 한의사들의 사고 방식을 잘 설명해 주고 있는 책입니다.

21), 22)은 사상의학에 대한 이해를 도울 수 있는 책 들입니다. 23)은 책의 분량은 짧지만, 분량에 비해 내용이 아주 잘 정리가 되어 있습니다.

한의학 임상연구

24) Adrian White 외, 『침의 서양의학적 접근과 임상』, 엘스비어코리아, 2010
25) Hugh Macpherson 외, 『침연구 – 근거기반 구축을 위한 전략』, 엘스비어코리아, 2009
26) 일본 동양의학회 EBM특별위원회, 『근거중심의 한약처방』, 군자출판사, 2011

모두 외국 저자들의 책이라는 것이 아쉽지만, 좀 더 객관적일 수 있고, 의사 입장에서는 오히려 더 이해가 쉬울 듯도 합니다. 24, 25)는 현재 서양에서의 침 임상과 연구방법론에 대한 고민들을 잘 정리해 놓았기 때문에 추천합니다. 26)은 일본에서 의사들이 한약을 사용하여 수행한 임상연구들을 정리한 책으로 한약 임상연구가 쉽지 않은 조건에서 나온 결과물들이라는 데 의의가 있을 것 같고, 앞으로 연구 방향과 연구방법론을 고민하는 데도 큰 도움이 될 것 같습니다.

의철학 일반

27) 하야시 이지메/ 한철연 기철학 분과, 동의과학연구소 역,
『동양의학은 서양과학을 뒤엎을 것인가』, 보광재, 1996
28) 김용옥, 『東洋學 어떻게 할 것인가』, 통나무, 1993
29) 장회익, 『삶과 온 생명』, 솔, 1998

한의학의 과학화 논쟁과 한의학 연구 현황

30) 최종덕, 「한의학의 과학화」, 『계간 과학사상』, 47호, 2003
31) 강신익, 「동서의학의 지적전통과 세계관」, 『계간 과학사상』, 47호, 2003
32) 김선영 외, 「특집 한의학과 현대과학」, 『월간 과학과 기술』, 2007년 3월호
33) 강석기, 고호관, 「시사기획 한의학 맞짱 논쟁 – 1부 한의학은 과학이다, 2부 한의학은 과학이 아니다」, 『월간 과학동아』, 2010년 12월호

모두 인터넷 전자도서관의 학술지 DB를 통해서 전문을 볼 수 있습니다.

氣의학

34) 윤성철, 『의학에서 기의 세계 들여보기』, 단국대학교출판부, 2008
35) 제임스 오쉬먼, 『놀라운 에너지 의학의 세계』, 노보컨설팅, 2005
36) 제임스 오쉬먼, 『에너지 의학』, 군자출판사, 2007
37) 김훈기, 『물리학자와 함께 떠나는 몸속 기 여행』, 동아일보사, 2008
38) 앤드류 와일, 『자연치유』, 정신세계사, 2005
39) 아보 도오루, 『면역혁명』, 부광, 2009

34)는 현직 내과의사가 쓴 책이므로, 더 공감가는 내용이 많을 것입니다. 37)은 과학담당 기자가 소광섭 교수님의 봉한관 연구의 경과를 정리해 놓은 책입니다. 35), 36), 38), 39)는 서양의학 이론의 틀 안에서도 건강과 질병, 치료에 관해 어떤 다른 접근과 연구들이 시도되고 있는지 인식을 넓혀 줄 수 있는 책입니다.

서양의학 내부에서의 서양의학 비판

40) 버나드 라운, 『치유의 예술을 찾아서』, 몸과 마음, 2003
41) 멜빈 코너, 『현대 의학의 위기』, 사이언스 북스, 2001
42) 아툴 가완디, 『나는 고백한다. 현대 의학을』, 소소, 2003
43) 와르크 블레흐, 『없는 병도 만든다』, 생각의 나무, 2004
44) 로버트 S 멘델존, 『나는 현대 의학을 믿지 않는다』, 문예출판사, 2000
45) 로버트 S 멘델존, 『여자들이 의사의 부당 의료에 속고 있다』, 문예출판사, 2003
46) 강신익, 『몸의 역사』, 살림출판사, 2007
47) 에릭 J 카셀, 『고통 받는 환자와 인간에게서 멀어진 의사를 위하여』, 코기토, 2002
48) 에드워드 골럽, 『의학의 과학적 한계』, 몸과 마음, 2001

추천 동영상

1) KBS 「다큐멘터리 마음」 6부작 (2006.1.15~2006.2.19일 방영)
(전체 내용이 책으로도 출판되어 있습니다).
2) KBS 「과학카페」 2007년 5.5, 5.12, 5.19, 5.26일 방영분의 첫 번째 코너(10분 분량)에서 연속으로 침, 뜸, 부항의 과학에 대해 소개하고 있습니다.
3) KBS 「취재파일 4321 : 명상, 비움의 치료법 (편)」 (2007.4.22 방영)
4) KBS 「동서양 과학의 만남 제3부 : 치유-통합의학의 재발견」 (2007.12.29 방영)
5) KBS 「특집 동의보감 1,2편」 (2009.7.30, 2009.8.6 방영)
(전체 내용이 2권의 책으로도 출판되어 있습니다.)